卫生服务公平性理论与实践

主　　编　李晓梅　陈　莹

副 主 编　何利平　孟　琼　张晓磬

编委人员　（按姓氏笔画排序）

王　杰（山西省卫生健康委员会卫生监督所）

王丽丽（大理州第二人民医院）

邓　丽（保山市疾病预防控制中心）

付金翠（玉溪市疾病预防控制中心）

孙晓梅（昆明市五华区疾病预防控制中心）

杨　艳（昆明市第二人民医院）

李思颖（昆明市西山区金碧社区卫生服务中心）

李晓梅（昆明医科大学）

何　左（大理州疾病预防控制中心）

何利平（昆明医科大学）

张晓磬（昆明医科大学）

陈　莹（昆明医科大学）

欧玉英（怒江州人民医院）

周鹤娉（昆明机场海关）

孟　琼（昆明医科大学）

俞瑾淳（昆明医科大学）

姜黎黎（云南省疾病预防控制中心）

黄巧云（昆明医科大学）

韩晓宇（昆明医科大学）

秘　　书　黄巧云

科学出版社

北　京

内 容 简 介

本书为卫生服务公平性研究理论与应用实践相结合的专著。本书不仅对卫生服务公平性研究的概念、意义、方法、内容及研究现状等进行介绍,同时分别对卫生筹资公平性研究、卫生资源配置公平性研究、卫生服务利用公平性研究及卫生系统反应性研究四个方面进行了详细的介绍,每篇章包括相关概念、研究现状和理论方法,同时还有研究的具体实例,以及附有相关的配置数据和调查问卷。

本书集理论与实践于一体,既有理论广度和深度,又具有实践示范作用,适合于从事卫生事业管理和卫生经济等相关学科的研究者参考使用。

图书在版编目(CIP)数据

卫生服务公平性理论与实践 / 李晓梅,陈莹主编. —北京:科学出版社,2019.11

ISBN 978-7-03-062907-4

Ⅰ.①卫… Ⅱ.①李… ②陈… Ⅲ.①卫生服务-公平原则-高等学校-教材 Ⅳ.①R197.1

中国版本图书馆 CIP 数据核字(2019)第 244480 号

责任编辑:张天佐 朱 华 / 责任校对:郭瑞芝
责任印制:赵 博 / 封面设计:陈 敬

科 学 出 版 社 出版
北京东黄城根北街 16 号
邮政编码:100717
http://www.sciencep.com
固安县铭成印刷有限公司印刷
科学出版社发行 各地新华书店经销
*
2019 年 11 月第 一 版 开本:787×1092 1/16
2025 年 3 月第二次印刷 印张:10 3/4
字数:255 000
定价:98.00 元
(如有印装质量问题,我社负责调换)

前　言

　　世界卫生组织《2000 年世界卫生报告》出台之时，本人正在参与云南省卫生资源配置标准制定的研究工作，遂对卫生服务的研究产生了强烈的兴趣，特别是卫生服务公平性问题，更是深深吸引着我，无法释怀，但限于条件，只能在文献中学习、领会，一直希望可以进行实际研究。2003 年，云南省开展新型农村合作医疗（"新农合"）试点工作，本人有幸成为专家组成员，参与指导并实施试点县的基线调查工作，有了进行卫生服务公平性研究的机会，在工作中积累了一些研究经验，进一步提升了对卫生服务公平性研究的兴趣。随着区域卫生规划在云南省各地顺利展开，本人又参与了多个地区的实地调查及规划制订工作，对卫生服务公平性的研究也获得了更多的实践资料。2011 年，本人获得了国家自然科学基金的资助，在云南省开展了卫生服务公平性的理论与应用研究，本书的作者均为课题组成员，也参与了多地区域卫生规划的制订工作，在卫生服务公平性研究方面进行了大量的理论及实际研究工作。

　　本书结合卫生服务公平性研究的理论及应用，力求全面介绍卫生服务公平性研究的最新理论，同时列举应用实例，使读者能够通过理论与实际相结合，对卫生服务公平性研究有一个全面的认识。本书分为五篇共 15 章，第一篇为卫生服务公平性研究总论，对卫生服务公平性研究的概念、意义、内容、方法及研究现状进行了简要的介绍；第二篇至第五篇分别对卫生筹资公平性研究、卫生资源配置公平性研究、卫生服务利用公平性研究及卫生系统反应性研究 4 个方面进行了详细的介绍，每篇包括 3 章内容，首先，用一章内容介绍相关的概念、研究意义及研究现状；其次，用一章对评价方法进行详细介绍；最后，用一章介绍研究的具体实例。因水平有限，本书难免存在不足，敬请读者不吝赐教。

　　本书是多年卫生服务研究工作的结晶，是在云南省 6 个州市[①]、16 个市[②]县区的数十位卫生部门、疾病预防控制中心和乡镇卫生院、村级卫生人员的大力帮助下完成的，昆明医科大学祁秉先教授、孙承欢副教授、朱凤鸣老师对研究工作给予了大力支持，有数十位昆明医科大学的本科生、研究生参与了现场调查工作，在此表示最诚挚的感谢！

　　本书在研究中得到了国家科学技术部"云南省区域卫生规划与卫生资源配置标准研究"、云南省卫生健康委员会"云南省区域卫生规划试点研究"、国家自然科学基金"卫生服务公平性及其在云南省的应用研究"等项目的资助。在本书的编撰和出版过程中，得到了科学出版社的大力支持，原昆明医科大学公共卫生学院院长殷建忠教授对本书的撰写及出版提出了宝贵意见，本人谨代表全体编委表示衷心的感谢！

李晓梅

2019 年 3 月

------

①地级市；②县级市。

目　　录

第五篇　卫生系统反应性研究

第一篇　卫生服务公平性研究总论

第1章 卫生服务公平性研究的概念及意义

世界卫生组织（WHO）在《2000 年世界卫生报告》中提出，卫生系统不仅有责任提高人们的健康水平，而且还有责任减少患者的经费开支，并在对待患者时能够保证他们的尊严不受侵犯。在此报告中，再一次强调了卫生服务公平性的重要性，提出了评价卫生系统绩效及公平性的框架和具体指标，并且应用已有的信息对 191 个国家的卫生系统绩效及公平性进行了评价，在全球范围内掀起了卫生服务公平性研究的热潮。

一、卫生服务公平性的定义

公平性（equity）指公正、不偏不倚。诺贝尔经济学奖获得者印度学者阿马蒂亚·森认为，什么是公平？对这个基本概念可以有多种解释，但其核心要义必然是避免评价中可能产生的偏见，兼顾他人的利益与关注点，尤其要避免受到自身既得利益、偏好、习惯或偏见的干扰。这可以广义地理解为需要具有中立性。也就是说，公平是中性的，对任何人都不偏不倚，而公平需要一定的标准去判断。评价公平性的标准与社会历史发展现状密切相关。公平性体现在社会的方方面面，如财富分配、权利分配、报酬分配、尊敬分配等，这些又与人们在社会中的地位及身份息息相关。人类社会经历了原始社会的自由与平等的统一，即原始的"自由与平等"。随着资本的形成和积累，人们自由的身份被有差别的身份所替代，与之相关的平等也发生了相应的变化，如收入分配不再是平均，而是与能力大小成比例，社会主义阶段的"按劳分配"原则也是建立在人们能力差别基础上的分配原则。每个人拥有的地位、财富、权利等都与身份、能力息息相关。此时建立在人们身份差别基础上的公平，与能力大小成比例，违反比例则为不公平，即"差别的平等"。随着人类社会的发展，共产主义终将实现，而"按需所取""按需分配"原则才是体现真正公平的原则，因为需要是人的本性，因人而异，真正的公平是满足每个人的不同需要，是人类为之奋斗的最终理想。

健康是人的基本权利，"人人享有健康"是健康公平（equity in health）的真正体现，而要达到此公平，除了人们的衣、食、住、行等基本权利的保障外，很大一部分依赖于卫生系统提供的卫生服务，所以卫生服务的公平是实现健康公平的重要基础。

什么是卫生服务的公平性（equity in health care）？WHO 与瑞典国际开发合作署（Swedish International Development Cooperation Agency，SIDA）于 1996 年发表的倡议书《健康与卫生服务的公平性》（*Equity in Health and Health Care*）中提出，公平性意味着身心健康机会的分配是以人们的需要为导向，而不是社会特权。即每一个社会成员都能有相同的机会获得卫生服务，而不因为其所拥有的社会特权不同而出现差别，社会成员以需要为导向获得卫生服务，而不是取决于其社会地位、种族、文化程度、收入水平等因素。从该定义我们可以看出，这里要达到的公平是真正的"按需所取"的公平，是一种理想状态，也是我们追求的最终目标。在倡议书中也提到，当今社会，社会特权对健康机会的影响深重，因此，需要努力减少健康和卫生服务的不公平，填补健康和卫生服务中不必要的社会沟壑，以达到每个人都能接受的标准。倡议书给出的卫生服务公平性包括：①卫生资源配置的公平性；②实际接受卫生服务的公平性；③卫生服务支付的公平性。

公平性（equity）与平等性（equality）是不同的概念，公平强调的是机会均等，而平等则强调平均占有。卫生服务强调公平，是指对于卫生服务需求大的社会成员应该获得更多的卫生服务，而不是平等地分配卫生服务。严格说来，每个人的需要有着明显的差别，以需要为导向的卫生服务公平不是平均主义或均等化，而是满足不同个人的不同卫生服务需要。也就是说，卫生服务公平性在很多情况下是不平等地提供和利用卫生服务，以保证每个社会成员获得卫生服务的机会均等，从而使有限的卫生服务资源得到合理高效的利用。

二、卫生服务公平性研究的意义

公平性是和谐社会的基本条件和具体体现，卫生服务的公平性是评价卫生政策的重要指标之一，没有体现出公平性的卫生政策一定不是好政策。因此，卫生政策的制定者和研究者都应该对公平性的问题给予足够的重视。

第二次世界大战以后，各国的经济呈现了前所未有的发展状态，而伴随出现的是贫富差距加大，以及因此所产生的卫生服务不公平，最终导致的健康不公平现象也日益严重。为解决这一问题，许多国家都先后实施了致力于改善卫生服务的效率、公平、质量、选择权和反应性的卫生改革，由此引出了卫生服务公平性的研究，并引起各国政府的高度重视。特别是 20 世纪 80 年代，卫生服务公平性的研究如火如荼，研究方法也越来越多。纵观卫生服务公平性的研究，尽管各国政府都非常重视对公平性的改善，但不公平的现象仍然存在于卫生服务的各个环节，最终导致不同程度的健康不公平。

我国的卫生服务公平性研究开始得稍晚，《2000 年世界卫生报告》中的排名极大地促进了我国学者对卫生服务公平性的研究。不同的研究者对卫生服务公平性问题进行了一系列的探索性研究，如对卫生筹资公平性研究、卫生资源配置公平性研究、卫生服务利用公平性研究及卫生系统反应性研究等。这些研究为我国卫生服务公平性的研究提供了可以借鉴的方法学依据，也为卫生政策的制定提供了丰富的理论依据。大量的研究也表明，卫生服务不公平的现象在我国普遍存在，包括卫生资源配置的不合理与不公平、卫生服务利用的不公平、卫生筹资的不公平等，健康不公平现象也在不同区域、不同人群中广泛存在。

开展卫生服务公平性研究，可以了解特定区域、特定时间及不同人群中卫生服务公平性的现状，分析影响卫生服务公平性的因素，探索提高卫生服务公平性的途径，为卫生政策的制定、卫生资源配置及区域卫生规划提供理论依据。同时，探索卫生服务公平性研究的方法学，评价卫生服务公平性的原则、方法和标准，为更好地研究卫生服务公平性提供方法学依据，也为卫生服务公平性评价的应用提供理论及方法支持。

（李晓梅　王　杰）

第 2 章　卫生服务公平性的内容

卫生服务公平性的内容，因经济水平、文化水平、区域、生活习惯等的不同，导致其内容也有一定差异。不同学者与决策者对公平性有不同的理解。WHO 在《2000 年世界卫生报告》中提出了评价一个国家卫生系统绩效的主要内容，包括健康状况水平和分布、卫生系统反应性水平和分布及卫生费用分担公平性分布 3 个方面。笔者通过对相关卫生服务公平性研究文献的回顾，把公平性的内容归纳为 5 个方面：卫生服务需要的公平性、卫生服务提供的公平性、卫生服务利用的公平性、卫生服务筹资的公平性及健康公平性。

一、卫生服务需要的公平性

卫生服务的公平性应该以需要为导向，卫生服务需要（need）是依据人们的实际健康状况与"理想健康水平"之间存在的差距而提出的对卫生服务的客观需要，包括个人认识到的需要、由专业人员判定的需要及个人未认识到的需要。有了卫生服务的需要，就应该利用卫生服务，以便恢复或保持理想的健康水平，公平的卫生服务不仅要满足个人认识到的及专业人员判定的卫生服务需要，还应该采取主动措施去发现个人未认识到的卫生服务需要。但在现实社会中，由于卫生资源有限，不可能满足人们所有的卫生服务需要，只能以需求为导向，卫生服务需要只有转化为卫生服务需求，才有可能利用卫生服务。卫生服务需求（demand）是指在一定时期内、一定价格水平上人们愿意而且有能力购买的卫生服务。而卫生服务需要能否转化为卫生服务需求，不仅取决于个人是否认识到了卫生服务需要，还与个人的收入水平、卫生服务是否可及，以及卫生服务提供的类型、数量、结构、价格、质量、医疗保障制度等诸多因素密切相关，致使有的卫生服务需要不能或难以转化为需求，相反有的卫生服务需求却是不需要的。所以，以需求为导向的卫生服务终将导致卫生服务的不公平现象存在。

测量卫生服务需要的指标包括疾病指标和死亡指标。与疾病指标相比，死亡指标更为客观、稳定、可靠并容易获得，但用于反映人群健康状况有其局限性，因其只能反映疾病或损伤致死的情况，敏感性也较差，所以，疾病指标更多用于卫生服务需要的研究。常用的疾病指标包括如下两类。

（一）疾病频度指标

疾病频度指标用于表示疾病在人群中发生或存在的频率或强度。常用指标有两周患病率、慢性疾病患病率、传染病发病率等。

（二）疾病严重程度指标

疾病严重程度指标用于表示疾病的严重程度及对患者工作、学习等的影响。常用指标有人均卧床天数、人均患病休工（学）天数、人均患病天数等。

除了上述指标外，有的卫生服务需要与疾病无关，而是与人的特定生活阶段及需要有关，如孕产妇对保健服务的需要、不同年龄阶段的儿童对儿童保健服务的需要、疾病预防服务的需要、人们对卫生信息服务的需要等。

卫生服务需要的公平性研究即关注卫生服务需要指标在不同人群中的分布是否合理，更多用于对卫生服务公平性的评价。由于不同年龄、性别等生理因素不同的人群其卫生服务需要也不尽相同，所以在利用卫生服务需要指标进行卫生服务公平性分析时，应该对其进行标准化处理，以达到合理分析的目的。

二、卫生服务提供的公平性

为人们提供所需要的卫生服务，提高人群健康水平是卫生系统的主要任务。卫生服务提供的公平性可以从卫生服务的可及性（accessibility）、可得性（availability）、可接受性（acceptability）、可负担性（affordability）及服务质量（quality of services）等方面进行评价，主要包括卫生资源配置的公平性及卫生系统的反应性。

（一）卫生资源配置的公平性

卫生资源（health resources）是卫生系统提供卫生服务的物质基础，包括广义和狭义的卫生资源。（具体内容参见见第7章）

卫生资源配置（health resources allocation）是指卫生资源在卫生行业（或部门）内的分配和转移。分配指初配置，即计划投入的卫生资源增量配置；转移（流动）指再配置，即卫生资源的存量调整，通过对现有卫生资源的重新分配，改变不合理的配置现状，达到优化配置的目的。

1. 卫生人力资源配置的公平性 卫生人力资源（health human resources）是指经过卫生职业训练，能够根据人们的需要提供卫生服务的人员，包括各类卫生技术人员，以及非卫生技术人员，具体内容参见第7章。卫生人力资源的配置指标包括配置数量指标及配置结构指标。配置数量指标可以用绝对数和相对数表示，为便于比较，通常使用相对数；配置结构指标用于反映卫生人力资源的质量及合理性，包括年龄结构、专业结构、学历结构、职称结构等。

卫生人力资源是卫生服务提供的主体，是满足人们卫生服务需要的基本要素，卫生人力资源配置的公平性是指以卫生服务需要为导向，使卫生人力资源的数量和质量的分布合理，使所有人都能有相同的机会从中受益。所以，卫生人力资源配置的公平性研究从卫生人力资源配置的数量和质量出发，分析其在地理、人口、经济发展等方面的分布合理性，采用公平性评价指标对配置的公平性进行评价。

2. 卫生物力资源配置的公平性 卫生人力资源如果缺乏必要的卫生物力资源，也无法或难以为人们提供所需要的卫生服务，卫生物力资源是提供卫生服务的物质保障，主要包括房屋、床位、设备、药品、卫生材料等。卫生物力资源配置的公平性研究是分析各类卫生物力资源（如机构、床位、设备等）在人口及地理上分布的合理性，并对其配置的公平性进行评价。（具体内容参见第7章）

3. 卫生信息资源配置的公平性 卫生信息资源是在卫生信息活动领域内经过人类开发与组织的信息的集合。可以从狭义和广义两方面进行理解。（具体内容参见第7章）

4. 卫生财力资源配置的公平性 卫生财力资源即卫生费用，也有广义和狭义两个概念。广义的卫生费用是指一定时期内为保护人群健康直接或间接消耗的卫生资源，包括一切人力、财力、物力的消耗，用货币来计量；狭义的卫生费用是指在一定时期内为提供卫生服务而消耗的经济资源。卫生费用的来源包括政府、个人及社会对卫生系统的投资及付费。（具体内容参见第 7 章）

5. 卫生资源配置的公平性 卫生资源配置的公平性是指构成卫生资源的各要素在某一区域内为适应居民对不同层次卫生服务的需要和需求所达到的某种组合形式，即按需分配卫生资源，使得卫生资源既能充分有效地利用，又可使该地区的居民能得到应有的卫生服务（包括卫生服务的数量、种类及质量）。卫生资源配置的公平性包含水平公平性（horizontal equity）和垂直公平性（vertical equity）。（具体内容参见第 7 章）

（二）卫生系统的反应性

WHO 在《2000 年世界卫生报告》中提出了卫生系统的目标，初级或既定目标是促进人群健康水平，第二级目标为公平合理的卫生筹资，第三级目标为满足人们对非医学的期望，反映了卫生系统在提供服务的过程中，如何降低因为疾病及利用卫生服务导致的尊严、自主及隐私的损害，称为卫生系统反应性（responsiveness of health system）。

1. 卫生系统反应性的概念及构成 WHO 给出的定义：卫生系统反应性不是测量卫生系统对健康需要的反应，而是在非健康方面的运行情况，即是否满足了人们对预防、保健或非个体服务（群体服务）的提供者服务态度的期望。卫生系统反应性的构成及内容包括两个部分：第一个部分为对人的尊重（respect of persons），包括尊严、保密性、自主性、交流 4 个领域；第二个部分为以患者为中心（client orientation），包括及时关注、基本设施质量、社会支持网络及提供者选择 4 个领域。（具体内容参见第 13 章）

两部分内容在实际应用中不是同等重要的，不同国家、人群、经济发展等决定两部分的重要性，在实施时根据具体情况给予不同的权重进行评价。WHO 根据在不同国家的调查结果给出了参考权重：两个部分各占 50%，第一个部分的 50% 平摊到各个领域，第二个部分的 50% 则有不同的分配。

2. 卫生系统反应性的测量 为测量及评价卫生系统反应性，WHO 开发了不同的测量工具，其中关键知情人调查问卷（key informant questionnaire）是使用较多的调查工具，该问卷包括反应性两个部分 8 个领域的不同条目（问题），采用利克特量表 5 级测量法，即"很好、好、一般、差、很差"，依次赋以 10 分、8 分、6 分、4 分、2 分。评价时根据各领域的得分，以 WHO 给出的权重对平均值进行加权，得出的分值用于评价反应性高低；也可以计算每个选项的百分比，具体分析每个方面的反应性水平，两者结合分析，为改善反应性提供指导性依据。（具体内容参见第 14 章）

WHO 开发的其他反应性测量工具还有家庭调查问卷、信访及电话调查问卷、机构调查问卷，以及为提高不同人群间自评卫生服务反应性的可比性而采用的情景调查技术（technique of anchoring vignettes）等。使用多种测量方法的目的是对所获得信息进行相互验证，从而确定成本较低并且结果可靠的调查方法。

3. 卫生系统反应性及公平性评价 研究卫生系统反应性的主要目的是了解其反应性的平均水平，为改善卫生系统反应性提供依据；同时，也要了解卫生系统反应性的公平性，即关注其反应性分布的差异，即在不同社会、经济、人口及其他因素不同人群中的分布差异，从而对反应性的公平性进行评价，并且应用研究结果提出改善卫生系统绩效的具体措施。

WHO 提出了评价反应性及公平性的方法，即反应性分布及反应性平等指数（responsiveness equality index）。利用问卷调查资料，通过知情人强度分数和各类脆弱人群（经济困难人群、妇女、老年人等）在整个人群中所占的比例计算反应性不平等指数，进而计算反应性平等指数（1-反应性不平等指数）。其取值范围为 0～1，越接近 0 越不平等，越接近 1 越平等。结合各类脆弱人群的反应性分布对反应性的公平性做出评价。（具体内容参见第 14 章）

三、卫生服务利用的公平性

卫生服务利用是指人们实际接受卫生服务的数量及是否充分利用卫生服务的状况，其反映了卫生服务需要及卫生服务供给间相互制约的结果。

（一）测量卫生服务利用的指标

1. 定性指标 即是否利用卫生服务的指标，包括医疗服务利用指标，如两周就诊率、两周患病就诊率、两周患病未就诊率、住院率、未住院率等；疾病预防及妇幼保健服务利用指标，如预防接种率、产前检查率、住院分娩率、产后访视率等。

2. 定量指标 即利用卫生服务的数量，如两周就诊次数、两周患病就诊次数、住院天数、产前检查次数、产后访视次数等。

3. 卫生服务利用的费用 即利用卫生服务时产生的直接或间接费用，以货币的形式表示。

（二）卫生服务利用的公平性评价

卫生服务利用应以卫生服务需要为导向，其公平性同样也包括水平公平和垂直公平。（具体内容参见第 10 章）

卫生服务研究中，通过测量各类卫生服务利用指标的分布来反映卫生服务的公平性。分析时可将卫生服务分为门诊服务和住院服务，或全科医师服务和专科医师服务等。在卫生服务利用的水平公平性分析中，以卫生服务需要来衡量卫生服务利用公平性，一般采用对卫生服务需要进行标准化，以消除不同人群卫生服务需要的差异对卫生服务利用的影响，标准化的方法有直接法和间接法，可以通过回归模型进行标准化，常用的回归模型有线性回归模型、非线性回归模型，如 Probit 回归、Logistic 回归、负二项分布等。在对卫生服务需要的差异进行标准化后，再来分析卫生服务利用的分布情况，以分析卫生服务在不同人群中的分布。

四、卫生筹资的公平性

（一）卫生筹资的来源渠道

广义的卫生筹资（health financing）是指卫生资金的筹集、分配及支付的全过程，狭义的卫生筹资仅关注卫生资金的筹集过程。卫生筹资渠道按来源不同可分为政府税收、社会医疗保险、居民个人现金支付及商业健康保险 4 种；按支付方式不同可分为预付和现付两种。（具体内容参见第 4 章）

（二）卫生筹资的公平性分析

卫生筹资公平性是指社会成员按支付能力支付卫生服务费用，包括：①水平公平，即具有同等支付能力的社会成员为卫生服务支付同等的费用；②垂直公平，指支付应当与支付能力呈正相关，即支付能力高的人应当多支付。WHO 认为卫生筹资的公平性主要表现在两个层面：一是健康人群与非健康人群之间的风险分担，这样患病的人群可避免疾病和经济困难的双重打击；二是不同经济收入水平人群之间的风险分担，即每个人的贡献不一定相同，贡献的多少应根据经济状况或收入来确定，经济状况越好，其贡献应该越大。可以看出，筹资公平性的本质就在于避免因病致贫和因病返贫，同样也拓宽了卫生筹资公平性的内涵。（具体内容参见第 4 章）

WHO 在《2000 年世界卫生报告》中采用家庭卫生筹资贡献率（household's financial contribution，HFC）及卫生筹资公平性指数（index of fairness of financial contribution，IFFC）作为卫生筹资公平性的评价指标。在报告中，WHO 对 191 个国家的卫生筹资公平性进行了评价，中国排名倒数第四，即第 188 名。中国卫生筹资公平性差的问题得到了国内学者的广泛关注，产生了大量的研究成果，强力推动了国家"新农合"及后续城镇居民基本医疗保险政策的实施。（具体内容参见第 5 章）

五、健康公平性

健康是人的基本需要，卫生服务是为广大人民的健康提供服务的，卫生服务的最终目的是保持或提高人民群众的健康水平。

（一）人群健康测量指标

用于表示人群健康状况的指标不胜枚举，与研究的特定人群及研究目的息息相关。归纳起来，大致可以有以下几类。

1. 人口死亡相关指标 早期的健康公平性研究主要使用死亡相关指标作为人群健康相关指标。常用的有期望寿命、死亡率、婴儿死亡率、5 岁以下儿童死亡率、孕产妇死亡率、儿童成活率等。

2. 卫生服务需要指标 有卫生服务需要预示着健康出现了问题，包括：①自己认识的需要，如自报患病率、两周患病率等；②也有医务人员判断的需要，如需住院率、慢性疾病患病率等。

3. 疾病负担相关指标 疾病负担包含了疾病导致的死亡和失能对健康影响的总和。常用指标有失能调整寿命年（disability-adjusted life years，DALYs）、质量调整寿命年（quality-adjusted life years，QALYs）、失能调整期望寿命（disability-adjusted life expectancy，DALE）、健康期望寿命（healthy life expectancy，HALE）等。

4. 其他指标 与健康状态相关的指标也常用于评价健康水平，如低出生体重率、营养不良率、儿童发育迟缓率、计划免疫率、产前检查率、产后访视率等。

（二）健康公平性评价

人人享有健康，是健康公平的最佳诠释，也是卫生系统的终极目标。Whitehead 认为，健康不公平是可避免的、不必要的及不公正的健康差异，健康公平的定义是理论上每个人都享有公平的机会去获得完全健康的可能性；健康不公平如果可以避免，应该没有任何人在获取这个可能性的过程中处于不利地位。所以，促进健康公平是要减少或消除那些被认为可以避免又不公正的因素所导致的健康差异。影响健康的因素包括人口、社会经济、卫生服务等，国际上用 PROGRESS-Plus 表示影响健康的社会经济地位（SEP）等诸因素，即居住地（place of residence）、种族/民族（race/ethnicity）、职业（occupation）、性别（gender）、宗教背景（religion）、教育程度（education）、社会经济地位（socioeconomic position）、社会资本（social capital），以及年龄、性取向、残疾等附加条件（plus）。

自 20 世纪 70 年代开始的各国健康公平性研究，以及 1978 年 WHO 在《阿拉木图宣言》中提出的到 "2000 年人人享有卫生保健" 的战略口号，都表明世界各国及国际组织对健康公平性的关注。1996 年，来自超过 15 个国家的 100 多项研究组成了全球健康行动网络，使得全球社会对健康不公平的关注持续升温。1998 年关于健康不公平的艾奇逊报告在英国出版。同年，第 50 届世界卫生大会把国家间及国家内部促进健康公平作为 21 世纪人人享有卫生保健的总体目标之一，并且提出了在所有国家及国家内部的所有特定人群中 5 岁以下儿童发育不良的百分比低于 20%的具体目标。在国际社会关注的大背景下，世界各国、各地区都开展了健康不公平的研究，为相关政策制定提出了大量的建议，为促进健康公平性做出了巨大的贡献。

（李晓梅　王　杰）

第3章 卫生服务公平性研究实施策略

第一节 卫生服务公平性研究的数据来源

卫生服务公平性研究的数据主要来源于国家和有关组织发布的有关数据、国家卫生服务调查数据和各种专题调查的数据。

一、统 计 数 据

卫生服务公平性分析中有关人口、死亡、疾病等信息可以通过国家或国际组织公布的相关数据获得。

中华人民共和国成立后，国家非常重视统计工作，由国家统计局及各级统计机构，以及相关部门对统计数据进行收集、整理、汇编及发布，已经形成了统一的规范化体系。每年出版发行的《中国统计年鉴》及各地的统计年鉴、统计公报、简明统计资料、统计报告、统计研究参考资料等，为卫生服务研究提供了所需的人口、经济、卫生服务、卫生资源、疾病统计等全国性及地区性数据。卫生部门组织编写的《中国卫生统计年鉴》或各地的卫生统计年鉴（或卫生统计资料）则提供了更为详细的卫生系统及卫生服务相关信息。由国家统计局下辖的城市及农村社会经济调查队，对城市及农村社会经济发展进行了全方位的抽样调查，其中的居民收入与消费调查资料可以作为卫生筹资分析的部分数据来源。另外，死亡登记资料及疾病监测资料也是卫生服务研究的资料来源之一。

二、国家卫生服务调查资料

为了更好地进行卫生服务研究，许多国家开展了不同形式的家庭健康询问调查，从卫生服务的需方角度研究卫生服务的需要、需求、利用及费用等，为卫生服务研究提供了丰富的资料来源。美国自 1957 年就开始进行家庭健康询问调查（national household health interview survey），调查的内容中 70%为历年调查都必须包括的基本调查内容，另外的 30%为补充内容，具有较大的灵活性，可以根据实际需要进行增减，这种连续的动态调查资料便于分析比较，为美国卫生服务研究提供了重要的信息。英国的家庭健康询问调查称为家庭基本状况调查（general household survey），自 1971 年开始每年进行一次，以收集健康状况资料为主，重点在于收集各阶层人口有关健康状况及卫生服务利用的情况。1983 年起增加了有关精神卫生、避孕、人工流产、绝育及牙科服务的内容。调查员是经过培训的护士，调查对象为 16 岁及以上人口，英国的家庭基本状况调查与其他全国性调查互为补充，共同为国家提供社会卫生状况的基础数据。加拿大健康调查（Canada health survey）自 1974 年开始，其基本模式来自美国的家庭健康询问调查，但是又与其他国家的家庭健康调查有所不同，在调查内容上，除了其他国家共有的有关人群疾病、卫生服务利用及医疗费用资料以外，还包括与疾病发生、发展有关的危险因素，如人们的行为生活方式，通过病史及实验室检查测定集体及环境因素、有关生物致病因素及某些生理与生化指标，这样可以将人群健康状况、有关危险因素、卫生服务利用及影响等纳入一个整体加以研究、分析和评价，调查结果为改善社会卫生状况及改进卫生服务工作提供了重要信息。

中国的全国性国家卫生服务调查始于1993年，每5年进行1次抽样调查，到2018年已经进行了6次调查。国家卫生服务调查以户为单位，调查居民的人口与社会经济学特征、健康状况、卫生服务需要、需求与利用、健康危险因素、医疗保障等。同时还对卫生机构进行了卫生资源配置等情况的调查。每次调查的内容也会根据当时的卫生热点与潜在问题进行适当的调整。如2003年的第三次国家卫生服务调查增加了卫生服务反应性及健康评价指标、对卫生改革的看法及评价，以及贫困人群及流动人口等的卫生服务需要、利用及医疗保障等；2008年第四次国家卫生服务调查增加了居民对医疗服务提供过程的满意度及对医疗保障制度的满意度，同时增加了医务人员的调查，内容涉及执业环境与满意度等。调查方法也从最开始的定量调查，发展到定量、定性、社会学评估及专题调查相结合的多种调查方法。

三、专题调查资料

除了国家卫生服务调查以外，为了解特定人群如老年人口、农村人口、贫困人口、参保人群、流动人口等，以及特定区域的卫生服务需要、需求与利用情况，可以从卫生服务需方或供方对卫生服务进行专题调查，对卫生服务的公平性进行分析评价。由于专题调查的目的明确，可根据特定人群、特定区域从需方、供方开展调查，使调查结果更具有针对性，有利于促进当地卫生服务公平性及卫生事业的发展，提高特定人群的卫生服务公平性及健康公平性。

专题调查一般以一次性的横断面调查为主，以此得出的卫生服务需要及卫生服务利用资料结果具有一定的局限性，因为其只能说明某一时间点的情况，不能反映全年的卫生服务需要及利用特征。由于疾病存在季节性及卫生服务利用存在季节变动，除非有充分资料说明某几种疾病不存在季节变动时，才可以用某一时间点调查得出的结果，通过外延扩大的方式来判断全年的卫生服务需要及利用特征。

第二节　卫生服务公平性研究方法

卫生服务公平性研究方法主要为描述性研究，其他流行病学及社会学研究方法也可用于卫生服务公平性的研究。

一、描述性研究

卫生服务研究主要应用描述性研究（descriptive research）方法中的横断面研究（cross-sectional study），从调查方法可分为一次性横断面调查、重复性调查及连续性长期调查。一次性横断面调查也称现况调查，是指通过对特定时间和特定范围人群中的疾病或健康状况和有关因素的分布情况信息收集、描述及分析，从而提供病因线索的过程。重复性调查（repeated survey）是指一年内重复进行若干次的横断面调查，取得不同时间的卫生服务资料，用于估计全年的卫生服务需要、需求与利用，较一次性调查更为合理可靠。连续性长期调查（longitudinal survey）是指连续不断地进行横向调查，以获得全年及不同年份的卫生服务资料，供动态研究使用。前述的美国、英国、加拿大等国家及我国的卫生服务调查采用的即为连续性长期调查，其他大多数国家仍采用一次性调查。

横向研究多属回顾性研究，可以采用普查（overall survey）及抽样调查（sampling survey）的方式。对卫生服务供方的调查通常采用普查的方式，即对调查区域的所有卫生机构都进行调查。对卫生服务需方的调查一般则采用抽样调查的方式，抽样方法多为多阶段分层整群抽样，为提高调查资料的代表性，一般调查样本都较大，如美国的国家卫生服务调查样本为 4 万户约 12 万人，英国为 1.2 万户约 3.2 万人，加拿大为 1.2 万户约 4 万人，我国 2013 年第五次卫生服务调查为 21 万户约 65 万人。

二、分析性研究及实验研究

卫生服务研究中的影响因素分析，可以应用流行病学研究方法中的病例对照研究（case-control study）和队列研究（cohort study）等；还可以应用社区干预试验（community intervention study）等研究方法，以社会人群为研究对象，进行改善卫生服务的干预性研究。

三、定　性　研　究

与医学研究中用结构式问卷进行的定量研究（quantitative study）不同，定性研究（qualitative study）是社会学、人类学、历史学等社会科学广泛采用的研究方法及手段，用于对提出的问题寻找真实的答案。对于所研究的问题，定量研究侧重于回答"是什么"，而定性研究可以回答"为什么"。定性研究者需要深入实地，接触研究对象及环境，利用访谈、观察、阅读、亲身体验等手段收集所需要的资料，资料的形式通常不是枯燥的数字，而是文字、图像、声音等丰富多彩的形式。通过对收集信息的陈述、归纳、推理和演绎，对所研究事物进行全方位的、生动的解释，并产生新的理论。定性研究的方法灵活多样，开放式的研究可以随时提出新的研究问题和方向，但定性研究结果与研究者的经历、好奇心、世界观、性别、年龄、信仰等多种因素息息相关，可以说，研究者是定性研究最终结果最重要的决定因素，此外，虽然定性研究的样本通常比定量研究少得多，但费时费力，需要投入大量的精力收集、归纳资料。由于定性研究的对象选择有一定的目的性，所以不存在广泛的代表性，可能造成结果的偏倚（bias）。在卫生服务研究中，定性研究一般作为定量研究的补充，对所研究问题进行深入的了解；或者作为定量研究的前期研究，为定量研究的内容、方法、问卷设计等提供依据。

定性研究方法有访谈法、观察法及文献法等。访谈法包括个人深入访谈（in-depth interview）、集中小组讨论（focus group discussion）、家庭访谈（family interview）、案例调查（case study）等；观察法的方法更为多样，包括参与式观察（participate observation）、农村快速评估（rural rapid appraisal，RRA）、田野调查（field study）等；文献法即查阅文献资料，包括查阅信件、日记、地方志、报表、文件、总结等。

四、其他研究方法

卫生服务研究还可以应用数学模型等理论流行病学方法对卫生服务进行分析及发展

预测，应用系统分析法和综合评价法对卫生服务进行综合评价，应用成本效果分析（cost effectiveness analysis，CEA）、成本效益分析（cost benefits analysis，CBA）和成本效用分析（cost utility analysis，CUA）进行卫生服务的经济学评价等。

第三节　卫生服务公平性评价方法

不同区域间或同一区域不同社会人群间卫生服务的确存在明显的差异，这种差异通过统计学测量能够获得，但是，并不是所有的差异都表示不公平，只有那些可以避免和不应有的差异才被认为是不公平。卫生服务公平性的评价是用量化的方法对卫生服务的指标进行公平性的评价，可分为单因素法和多因素法。

一、卫生服务公平性评价的单因素指标

1. 极差法（range method）　极差法是最简单的测量公平性的指标，是将研究人群按社会经济状况分组，比较最高组与最低组卫生服务指标的差异，表示卫生服务在不同社会经济状况人群间分布的公平性。极差法简便易懂，可用于评价各类卫生服务的公平性，但其只考虑了最高与最低的差异，中间各组间的差异则无法分析，故较粗略，不全面。

2. 变异系数（coefficient of variation，CV）**法**　CV 为某指标的标准差占其均数的比例，统计学上常用于比较度量衡单位不同或均数相差较大的资料间变异程度的大小。用于公平性评价的理论依据为，资源分布公平则标准差较小，即分布越公平，CV 就越小。虽然 CV 的计算简单但极少有文献报道。主要可能是其没有上限，使得解释和比较变得困难，另外其对于非正态分布的资料不适合。

3. 十分位数比（decile ratios）　十分位数比是简单有效的公平性测量指标，如计算收入最高 10% 家庭的收入或健康指标与收入最低 10% 家庭收入或健康指标的比值，用于分析收入不公平或健康不公平。还可以进行敏感性分析，比较人群健康与不同十分位数比之间的相关性，以分析哪个收入范围是影响健康的最重要的社会决定因素。

4. 利用/需要（use/need）**法**　利用/需要法又称为 Le Grand 法，用于反映卫生服务需要者实际利用卫生服务的情况。其反映了不同社会经济特征人群中平均每个患病者按平均消费水平所利用的卫生服务资源，表示有相同卫生服务需要者的卫生服务利用费用。由于指标建立在所有患病者的需要相同及只有患病者接受卫生服务的前提之下，而没有考虑患病者间卫生服务需要的差异及各组间人口构成等对卫生服务需要的影响，可能造成可比性较差。改良的分项分析法可以对不同卫生服务的利用/需要进行分析，资料更容易获得，可以分析没有患病者接受卫生服务的费用、患不同疾病者接受不同的卫生服务费用的情况。但此法以不同收入人群的平均消费水平相同为前提，没有考虑收入水平对卫生服务公平性的影响。

5. 差别指数（index of dissimilarity，ID）　ID 也称不相似指数，ID 可用于分析社会经济因素对卫生服务（健康）不公平的影响，但 ID 是一个正值，不能反映影响是正面还是负面。

6. 不平等斜率指数（slope index of inequity，SII）　具体内容参见第 11 章。

7. 洛伦兹曲线和基尼系数（Lorenz curve and Gini index） 洛伦兹曲线是美国经济学家马克斯·奥托·洛伦兹（Max Otto Lorenz）于 1905 年提出的，基尼系数是意大利经济学家科拉多·基尼（Corrado Gini）提出的。（具体内容参见第 8 章）

值得注意的是，洛伦兹曲线与基尼系数并非对应关系，不同的洛伦兹曲线可能拥有相同的基尼系数，所以两者应该结合分析。另外，基尼系数反映经济差距的总体水平，但敏感性较差，变化微小，且不能反映分配结构是否合理。

洛伦兹曲线及基尼系数用于卫生服务公平性研究时，常用于评价健康公平及卫生资源配置，包括人力资源、物力资源等的公平性。按照健康（或卫生服务指标）进行排序，计算由低到高的人口比例，绘制洛伦兹曲线，计算基尼系数，分析健康（或卫生服务）指标在人口中的分布情况。其简单直观，并且可以直接比较，但由于横轴只是人口的累计百分比，不涉及分层变量，因此不能分析卫生服务公平性的影响因素。

8. 集中指数和集中曲线（concentration index and concentration curve） 集中曲线和集中指数可用于健康公平性、卫生资源配置公平性、卫生服务利用公平性及卫生筹资公平性等的分析评价。（具体内容参见第 8 章）

9. 阿特金森指数（Atkinson index） 阿特金森指数用于计算在收入完美分配的情况下达到目前的社会福利平等水平所需的总收入比例。理论上，阿特金森指数的取值范围在 0~1，0 表示最大平等，1 表示最大不平等，如阿特金森指数为 0.2 时，表示要达到目前的社会福利平等水平只需要 0.8（即 80%）的总收入。阿特金森指数被用于卫生资源配置的公平性、健康公平性等的研究。

10. 卡方值法（Chi-square value method） 卡方是著名统计学家卡尔·皮尔逊（Karl Pearson）提出的 χ^2 检验的统计量。卡方的意义为实际观察的频数与按照假设计算的理论频数（或期望频数）之间的差异，若差异较大，则表示实际分布与理论分布之间差异较大。可以用卡方值表示卫生资源的实际分布与理论分布（公平分布）间的差异，特别是当比较不同年限的卡方值时，可以分析卫生资源配置公平性的变化趋势。

11. 广义熵指数（generalised entropy index，GE index，GE 指数） GE 指数来源于信息理论（information theory），作为测量数据中冗余度（redundancy）的指标，具有平均信息量的含义（Shorrocks，1980），多用于测量收入不平等。采用敏感度参数 α 对经济水平不同组之间经济差距给予不同的权重，α 为正时，对收入分布顶端的不平等较敏感。理论上 GE 指数的取值为 0~+∞，0 表示平等分布，大于 0 则表示不平等增加的水平。一般计算 GE 指数时常用 $\alpha=0.1$。GE 指数的优势是可分解性，其可以分解为不同的人口亚组，用于分析组间及组内的影响。

当 $\alpha=0$ 时，GE 指数称为对数离差均数（mean log deviation，MLD），又称为泰尔第二指数或泰尔–L 指数；$\alpha=1$ 时称为泰尔指数、泰尔第一指数或泰尔–T 指数；$\alpha=2$ 时为变异系数平方的一半。

GE 指数常用于评价健康公平性，其中，泰尔指数的应用更广，用于评价健康公平性，以及卫生资源配置、卫生服务利用等的公平性。

12. 泰尔指数（Theil index，TI） TI 是经济学中基于信息理论的、用于衡量收入分布公平性的方法，由经济学家泰尔（Theil）提出。TI 是通过测算个体与均数的差异大小来计算的不公平系数，偏离均数越大，则不公平越明显，TI 越大。TI 具有可分解的性质，可以衡量组内差异和组间差异对总体差异的贡献率。TI 对健康不平等分布测量非常敏感，计算时用每组人群中健康变量人群比例进行加权处理，强调健康变量人群比例对不平等的影响。如果采用人口比例进行加权，所得为泰尔–L 指数（也称泰尔零阶指数或泰尔第二指数），强调各组人群比例对不平等的影响。

泰尔指数用于健康评估、卫生资源配置公平、卫生服务利用公平等卫生服务公平性研究。

13. 不平等指数（index of disparity）　不平等指数包括 3 个指数：不平等指数（IDisp）、*U* 指数和 *G* 指数。IDisp 表示各组健康水平相对于参照组绝对差异的平均值占参照组的百分比；*U* 指数表示加权的各组健康水平与参照组差异之和，一般以各组人群占总人群比例为权重；*G* 指数表示加权的各组健康水平与参照组差异之和占总体平均值的百分比。3 个指数都是绝对值越大，表示不平等程度越高。其中，IDisp 没有方向性，*U* 指数和 *G* 指数具有方向性，其方向性与参照组的选择有关。不同的参照组计算的不平等指数有不同的含义，一般可选择最优组、总体平均水平或特定目标值为参照。如选择最优组为参照，IDisp 表示各组所需改进的平均水平占最优组的百分比，*U* 指数表示各组距离最优组的差距之和，*G* 指数表示各组距离最优组的差距之和占目前水平的百分比。*U* 为人群归因危险度（population attributable risk，PAR），表示绝对差距，*G* 为人群归因危险度百分比（population attributable risk percent，PARP 或 PAR%），表示相对差距。

14. Kakwani 累进性指数（Kakwani progressivity index）　Kakwani 累进性指数（简称 Kakwani 指数）是以基尼系数为框架建立，最初用于测量税收系统累进性的指标，可用于卫生服务费用公平性分析。

15. 再分配效益（redistributive effect，RE）　RE 用于表示税收对收入分配的影响，用税前的基尼系数与税后的基尼系数之差表示，RE 为正表示税收降低了不公平性，反之，则表示税收增加了不公平性。RE 依赖于税收是如何渐进的及税收占收入的比例。将 RE 应用于卫生筹资，则用卫生服务筹资前的基尼系数和筹资后的基尼系数之差来表示，此时，RE 依赖于卫生筹资的累进及筹资占家庭收入的比例。在分析时一般将 RE 进行分解，分析卫生筹资的垂直不公平程度及水平不公平程度。RE 适用于对某地区的卫生筹资公平性进行全面评价，可以有效解释产生不公平的具体维度，并且能够推算筹资的累进和累退，但计算时对数据有较高的要求。

16. 前序不公平指数（preordered inequity index，PII）　PII 通过固定排序，比较同一人群在筹资前后收入集中性的变化，适用于研究筹资前后个体收入变化较大的卫生筹资系统的水平公平程度。由于相同收入的人群在卫生筹资过程中支付的额度可能大不相同，导致其筹资后的收入水平排序发生变化，因此比较筹资前后的洛伦兹曲线没有很大意义。PII 将总人口按照筹资前的平均收入排序，同时考虑筹资后的人均收入，形成定序的（ordered）洛伦兹曲线，计算筹资后的人均收入集中指数，其值在 0～100，0 意味着没有不公平，即筹资后的洛伦兹曲线与定序的洛伦兹曲线重合，即筹资前后的收入排序没有变化，100 意味着最大程度的不公平，即筹资前后的收入排序发生了颠覆性的变化。PII 指数可以跨过筹资比例而直接计算筹资方式的水平公平性，适合研究中国农村的医疗筹资公平性。

17. HFC 及 IFFC　HFC 及 IFFC 是 WHO 在《2000 年世界卫生报告》中提出的用于评价卫生筹资公平性的指标。

HFC 是指家庭用于医疗卫生方面的总支出占其家庭可支付能力的比例。这里使用的是家庭可支付能力而非家庭收入。按照垂直公平的原则,如果现行的卫生筹资体系是公平的,卫生支出对每个家庭的影响就是相同的,则每个家庭的 HFC 就是相同的,否则即为不公平。通过描述不同家庭的 HFC 之间的离散程度来评价卫生筹资的公平性,就是 IFFC,即 IFFC 是 HFC 的分布函数,HFC 离散程度越小,卫生筹资公平性越好,反之则越差。

自从 WHO 提出用 HFC 与 IFFC 评价卫生筹资公平性以来,世界各地已经出现了大量的用这两个指标进行的卫生筹资公平性研究,但很多学者认为,其可以用于评价卫生筹资的公平性,但如果出现筹资不公平的情况,不能判断是水平公平性存在问题还是垂直公平性存在问题,对卫生政策的制定不能起到参考作用。国内学者认为,计算 HFC 与 IFFC 所需要的资料及其估算方法不适合我国的具体国情,会导致较大的误差。

18. 家庭灾难性卫生支出(household catastrophic health expenditure) 家庭灾难性卫生支出是世界银行提出的用于评价卫生筹资公平性的指标之一,是指在一定时期内家庭需要削减基本生活支出来支付家庭成员的卫生支出,根据家庭卫生支出占家庭可支付能力的比例来确定。一般先确定一个阈值(如 40%),超出阈值则视为产生了家庭灾难性卫生支出,超过阈值的程度为发生家庭灾难性卫生支出的强度。评价时计算发生灾难性卫生支出的家庭占总家庭数的比重,即发生家庭灾难性卫生支出的频率。频率和强度结合,可以全面分析家庭发生灾难性卫生支出的情况。其分布的公平性可以用集中曲线及集中指数进行分析。

二、卫生服务公平性的多因素评价方法

前述的评价卫生服务公平性的单因素指标,都只考虑某个因素(如经济、人口、地理等)对卫生服务某一方面(如筹资资源配置、利用等)公平性的影响,而卫生服务的每个方面及健康状况都可以用多个指标表示,其影响因素也都是多方面的,有人口学变量、社会经济变量、卫生系统相关变量、卫生保障相关变量等。用单因素分析不能全面反映卫生服务公平性及影响因素,有学者提出多因素分析的思路,最早的多因素分析是用于对混杂因素(confounding factor)的影响进行校正,也用于对卫生服务需要进行人口学指标校正(即标准化)后的卫生服务利用公平性进行分析,常用的方法主要为回归分析,如线性回归分析、Logistic 回归、Probit 回归、负二项回归等,也有学者尝试多水平模型分析。

其他多因素分析方法也被用于探索卫生服务公平性,如 Zere 等使用主成分分析(principle component analysis, PCA),将资产相关变量及健康相关变量相结合构建资产指数,以此作为各区域人群卫生服务需要的替代值,对卫生资源配置的公平性进行分析。王艳用 Logistic 回归筛选影响结果变量的原因变量,计算每个原因变量与结果变量的集中指数,用 Logistic 回归分析结果中的 OR 值大小对各原因变量的重要程度进行排序,以原因变量秩次占秩和的比值作为权数,把各个集中指数加权,计算由多个因素影响的综合性健康不公平指数,用于评价健康不公平状况。高军等采用因子分析(factor analysis)及快速聚类分析(fast cluster analysis),应用健康状况、人口学等 20 个指标对区域卫生状况进行分类及综合评价，对健康公平进行定性分析及分类。

虽然目前尝试应用于卫生服务公平性分析的多因素分析方法不少，但只有回归分析用于卫生服务利用公平性评价形成了基本共识，得到广泛应用，其对影响卫生服务利用公平性的卫生服务需要进行了标准化处理，校正了卫生服务需要对结果变量的影响，然后对卫生服务利用的水平公平或垂直公平进行分析。其他多元分析方法则较少使用。

（李晓梅　王　杰）

第二篇　卫生筹资公平性研究

第4章 卫生筹资公平性研究概述

第一节 卫生筹资公平性研究的概念及意义

一、卫生筹资的定义

广义的卫生筹资涉及 3 个主要方面：①卫生资金的筹集；②卫生资金在不同地区、不同人群、不同机构和不同医疗卫生服务之间的分配；③医疗卫生服务系统的支付机制。也就是说，卫生筹资包括了从资金来源到分配，最后到受益方的全过程。但从狭义上看，卫生筹资只包括卫生资金的筹集，实质是为了获得卫生服务而筹集资金，也就是一个融资过程。卫生筹资是卫生服务利用的基础，因此其公平性也受到很大关注。在卫生服务利用的实际过程中存在不公平性，一方面，收入水平高、拥有较多财富和经济资源的家庭，没任何因素限制其对卫生服务的利用，而贫困家庭在患病时可能因为经济困难而支付不起卫生费用；另一方面，身体健康的人较少利用卫生服务，身体状况不好的人对卫生服务的利用则较多。卫生筹资在一定程度上与卫生服务利用有关，这就使得高收入与低收入家庭之间、健康者与非健康者之间在卫生筹资过程中存在不公平性。

二、卫生筹资公平性的定义

所谓"公平"是多维的，并与效率相关联，其意义在于机会平均、过程公平与结果均衡。筹资公平就是筹资力度与支付能力相对应，能力高者多出，能力低者则少出。WHO 对筹资公平性提出的观点是"所有家庭和个人按其支付能力，应该为卫生系统分担完全相等份额的卫生费用"。卫生筹资公平性研究取决于卫生筹资的定义，从广义上讲，卫生筹资公平性包括卫生资金筹集、分配和支付的全过程的公平，不仅包括筹资负担的公平，也包括受益方的公平。就狭义而言，卫生筹资公平性仅指卫生资金筹集过程中的公平性。卫生筹资公平包括垂直公平和水平公平。垂直公平指社会状态不同的个体获得不同的对待，从卫生筹资的角度来看，如果缴费是根据人们的支付能力确定的，垂直公平要求支付能力越大的个人或家庭为卫生保健所支付的金额占其支付能力的比例越高。水平公平指社会状态相同的个体应获得相同的对待，即相同支付能力的个人或家庭在为卫生保健缴费时做出相同水平的投入。

三、卫生资金筹集来源

按照国际分类，卫生经费主要有 4 种筹资来源，分别是政府税收、社会医疗保险、居民个人现金支付及商业健康保险。按照支付方式，卫生筹资主要包括预付和现付两部分。按卫生筹资渠道划分，预付表现为 3 种方式，包括税收、社会医疗保险和商业性医疗保险；现付主要表现为直接现金支出。①税收：是我国各级政府财政支出的重要组成部分，属于政府预算卫生支出，而财政支出主要来源于各种税收，归根到底可以将家庭看作是所有税收最终的承担者。在财政收入中，我国是以间接税为主，直接税所占份额很小。②社会医疗保险：是国家通过立法，具有强制性和法定性的，由劳动者、劳动者单位或社区（集体）、国家三方共同筹集资金，在劳动者及其直系亲属遇到年老、疾病、工伤、残疾等风险时给予物质补助，以保障其基本生活的一种制度。在我国社会医疗保险体系中，主要包括城镇地区的城镇职工基本医疗保险、城镇居民基本医疗保险，以及农村地区的"新农合"制度。③商业性医疗保险：是保险公司收取一定数额的保险金，同时拿一系列的收益作为交换的私人合同。商业性医疗保险是由非营利性或营利性保险公司经营，由顾客自主选择最符合其自身利益的一系列保险。商业性医疗保险的一个主要问题是消费者的逆向选择，也就是说，不健康的人比健康的人更愿意购买保险。④直接现金支出：指个体以现金方式直接支付的门诊、住院、护理及其他医疗保健费用的资金筹集方式。不同筹资方式与社会公平性的关系不同。有研究者认为，税收支付与社会公平呈正相关，社会医疗保险与社会公平呈负相关，个人直接现金支出与社会公平呈高度负相关性。

我国卫生筹资主要有4种筹资渠道，分别为政府税收、社会医疗保险、商业性医疗保险和个人现金卫生支出。前3者属于预付制，个人现金卫生支出属于现付制，其中政府筹资包括直接税和间接税，社会筹资包括社会医疗保险和商业性医疗保险，个人现金卫生支出为个人筹资。

四、卫生筹资公平性研究的意义

WHO发布的《2000年世界卫生报告》中，在卫生系统提出的3个内在目标（改善人群健康，满足人们除改善健康之外的普遍合理期望，为疾病费用负担提供财务保障）的基础上，形成了卫生绩效评估的完整框架，其中，卫生筹资公平性作为三大主要目标之一，也成为衡量卫生绩效的重要标准之一。可见，卫生筹资公平是卫生系统公平性的重要组成部分。从公平角度来看，卫生筹资不仅决定医疗卫生服务的可得性，同时，筹资机制也决定了对疾病带来的灾难性卫生支出的保障程度，并进一步影响人群健康的公平性。因此，卫生公平性在很大程度上取决于筹资公平。积极开展卫生筹资公平性研究能够发现卫生筹资公平性的差别并发现其形成的原因，以便针对形成的原因进行分析，改善不公平状况，发现产生不公平性的政策因素，从而在制定政策时有针对性地解决不公平问题，为建立正确的卫生政策决策提供客观依据。

第二节 卫生筹资公平性研究现状

一、国外研究现状

卫生筹资和资源分配公平的研究最早始于美、英等西方发达国家，1992年世界银行根据居民与筹资的联系程度和医疗服务费用的补偿机制两条标准进行划分，将卫生保健筹资模式划分为国家税收模式和社会医疗保险模式。随着时间推移，该系统结构也不断演化完善，增加了商业医疗保险模式和自费医疗模式。英国、澳大利亚、新西兰等国家的卫生筹资模式属于国家税收为主要筹资模式的集成式；德国、法国、日本属于社会医疗保险模式；其他还有以美国和瑞士为代表的商业医疗保险模式；也有极少数国家实行自费医疗模式。

全球至少有 140 个国家采用国家卫生服务体制来实现全民统一健康保障，明显多于实行社会健康保险体制国家的数量。

英国国王基金会下属"未来卫生和社会保险委员会"2014 年发布的《卫生与社会保险新议案一最终报告》给出的 12 条建议中有 7 条是与改善筹资与资源配置公平性相关的举措。英国国民健康服务体系进行改革时，主要侧重在筹资公平方向，主要是通过税收杠杆调节不同收入人群之间的垂直公平，以及健康人群与不健康人群之间救助的垂直公平。德国的医疗保险体制基本架构是采用社会保险筹资、各类医院或医师提供服务、非营利性保险机构管理基金，是市场与计划相结合的体制。筹资主要是由雇员、雇主以工资税的形式缴纳，资金由社会统筹，服务由市场调节，公共筹资向私人机构购买服务，由市场需求来调节服务供给，同时也鼓励部分的自愿保险。医疗服务有公共和私人提供者两种类型，也正由于公共和私人两部分同时共存，公共筹资能保证社会公平，私人医疗机构根据市场调节提供服务能够提高效率。在全世界范围内，美国是唯一医疗卫生支出大部分依靠个人自付和私人保险来解决的工业大国。在美国国内，各级政府大概只需要为其公民的医疗保障体系的构建支付总量的 1/4 的费用，获得卫生保健服务者需要为此支付约 50% 的费用，剩下的 1/4 通过各类基金筹集。美国的商业医疗保险模式的基本逻辑是：权利和义务完全成正比关系，高档的商业医疗保险满足有钱人的需要，而低端的商业医疗保险则覆盖普通人群，能够满足多个不同层次的需求。但是，这种医疗保险模式最大的问题在于它的公平性较差，一些经济状况较差的民众可能会因为经济原因而无法获得任何健康服务；同时，这一模式还容易导致卫生总费用增长失控。近年来，美国国内的卫生总费用占到了每年国内生产总值 GDP 的 14%。为了平衡新增医疗支出，美国的医疗改革需要扩大投保人群的基数，尤其是吸引更多年轻的、健康的群体来投保。有一项研究也证实了美国的卫生筹资体系是累退的。印度与中国都是人口大国，有相似的国情，其卫生资源缺乏并且分布极度不平衡。印度政府自 2005 年进行了医疗卫生改革，加大了卫生投入，政府公共卫生支出已经从不到 GDP 的 1% 提高到了 3%。

二、国内研究现状

我国卫生服务公平性研究起步稍晚，相比国外的研究，国内研究在数量和方法上都很有限。《2000 年世界卫生报告》中指出在 191 个成员中，我国在"卫生筹资的公平性"项目排名 188 位，我国卫生服务公平性的排名极大地促进了我国对卫生服务公平性的研究。卫生筹资活动中所有组织机构及资源不仅包括提供个人卫生服务和公共卫生服务的机构，而且包括对人类健康有影响的其他重要领域。所以，目前我国卫生筹资公平分为宏观和微观两个层面。

1. 宏观层面上的卫生筹资公平性评价研究　早在 1993 年，有研究者就对中华人民共和国成立后我国农村卫生资金筹集、利用现状进行了深入研究并提出了相应对策，建议必须在资金条件和各项政策上给予农村卫生工作切实保证。赵郁馨在其编译的《发展中国家的卫生筹资》一书中阐述了发展中国家卫生筹资问题，提出并研讨了四项可供选择的卫生筹资政策，即政府卫生机构实行医疗服务收费，不同地区不同收费标准，保护贫困人群；提供保险或其他风险互助，对灾难性的医疗服务费用进行补偿；有效地利用非政府部口的卫生资源，鼓励甚至投资社区经营和私人管理合作性质的卫生保健计划；分散式经营的政府卫生服务提高可及性等。魏颖总结了计划经济体制下的卫生筹资政策、渠道及其成就、不足，对市场经济环境下的卫生筹资政策进行讨论，认为市场机制在公共产品、准公共产品部分难以发挥作用，应由政府负责筹集和配置卫生资源。尹冬梅等通过对贫困地区的卫生服务进行研究，指出贫困地区的卫生筹资的公平性较差。于永红等对造成我国卫生筹资不公平的原因进行了比较全面的探讨。刘民权等通过对政府卫生支出的水平、结构及各级政府负担比例的历史比较来说明我国卫生服务公平性状况。张磊通过比较不同区域间及城乡之间公共卫生支出的差异，提出了我国地方公共卫生支出公平性的特点。黄小平等着重研究了我国三大经济带之间、经济带内部省之间财政卫生支出的差异性。张毓辉结合国内外研究结果，从筹资风险保护和资金筹集与分配公平两个维度分析我国卫生筹资公平状况与挑战，结果显示，当前我国卫生筹资公平的主要挑战是公平为导向的卫生政策设计仍比较缺乏，政府补助和医疗保险针对脆弱人群的政策设计还不够。王禄生等在《农村税费改革与卫生筹资政策调整研究总报告》中对中央建立公共财政和税费改革的政策取向对农村卫生筹资产生的影响进行了研究，认为取消乡统筹、改村提留为农业税附加，对农村卫生医疗事业逐步实行有偿服务、政府适当补助等，将对农村卫生筹资产生负面影响；明确提出各级政府对各类农村基本公共卫生服务的补偿及成本费用分担方式，以保障农民的基本卫生服务需求。赵郁馨等从基本卫生服务全民覆盖的政策目标出发，结合 WHO 关于"亚太地区卫生筹资战略（2010—2015）"的核心内容，利用卫生总费用政策分析工具，对我国卫生筹资及其变化趋势进行分析评价。

2. 微观层面上的卫生筹资公平性评价研究 微观层面应用较多的是 WHO 卫生筹资公平指数、卫生筹资渠道累进性分析、家庭灾难性卫生支出分析、个人现金支出致贫影响分析，以及结合多因素分析方法对我国各个地方的卫生筹资公平性进行评价和分析。

郭振友等利用比例法、累进性分析等方法分析 2000～2008 年广西壮族自治区城镇和农村各种卫生筹资渠道的公平性，分析广西壮族自治区城镇和农村各种卫生筹资渠道的公平程度。结果显示，广西壮族自治区卫生总费用中个人卫生支出的比例过高，广西壮族自治区城镇居民现金卫生支出筹资的公平性优于通过税收筹资的公平性，税收和现金卫生支出的 Kakwani 指数均为负值，表现为累退性，卫生筹资的公平性较差；广西壮族自治区农村通过税收进行筹资的公平性呈上升趋势，2008 年略显累进性（Kakwani 指数为 0.0076），直接现金卫生支出的 Kakwani 指数在−0.1 上下波动，筹资的公平性较差。

金春林等分析了上海市居民在卫生筹资中的负担，分析了其在医疗费用中的自付比例，并分析了不同人群医疗费用负担分布情况。发现上海市居民个人现金卫生支出占卫生总费用比例处于较低水平，医疗费用中医疗保险报销比例较高，医疗费用中医疗保险报销范围外自付费用高，且医疗费用负担在不同年龄组、不同医疗保险类型、城乡人群中分布不均衡，造成医疗费用负担重的情况仍然存在。

雷海潮等认为，国际上的全民健康保险就是强调每一个社会中的公民都应该得到国家统一的卫生服务覆盖，而不是差别化的卫生覆盖，民众应该有均等的机会来获得医疗卫生方面的服务。因此该团队开发了一个能够综合考虑"覆盖人群的比例，保障项目的宽度，费用补偿的水平（国际考核的 3 个维度），外加制度的唯一性及制度资金统筹的风险值大小"的更适用于发展中国家的数学模型，用于全民健康保险方面的测量。测量结果显示，中国在 2008～2012 年，虽然覆盖的比例单方面逐年上升，但 5 个方面综合得分一直处于

20 多分的低水平。姜垣等详细介绍了 HFC 和 IFFC 两种卫生筹资公平性的评价工具。沈曦等以我国卫生筹资结构为出发点，以泰尔指数为研究工具，具体分析了我国卫生筹资区域不公平的表现和产生的原因，并得出结论：政府投入过少是卫生筹资区域不公平的首要原因，经济发展差距是卫生筹资区域不公平的直接原因，只有提高财政在医疗卫生支出总量和卫生筹资结构中的比例，才能使其有效地发挥改善我国卫生筹资区域公平性的作用。席保玲等采用中国健康营养调查的数据，对农村家庭参加农村合作医疗前后的 Kakwani 指数进行了测算，发现从垂直公平的角度看，"新农合"的实施并没有给农民医疗筹资的公平性带来积极的影响。杨学来等根据卫生筹资理论及国际权威的卫生筹资公平性研究方法分析并提出卫生筹资公平性分析框架和维度，根据卫生筹资功能将卫生筹资公平划分为卫生资金筹集公平、卫生资金分配公平和筹资风险保护 3 个维度，并结合我国实际分别介绍了相应的卫生筹资累进性分析、受益归属分析、个人卫生支出致贫和灾难性卫生支出分析方法。

贺鹭等对山西省两个县参加"新农合"的农户的卫生筹资进行分析，结果显示，不同收入组灾难性卫生支出家庭的发生率有所不同，随着家庭收入水平的提高，家庭灾难性卫生支出的发生率逐渐降低。应晓华等对上海市四个县区（郊县）的卫生筹资公平性进行了研究，发现疾病是导致灾难性支出发生的主要原因。方豪等分析了安徽省灾难性卫生支出影响因素，结果显示，农村家庭现金卫生支出是影响灾难性卫生支出的主要因素。

李媛基于"创新支付制度，提高卫生效益"项目县（宁夏海原县和盐池县）的随访数据，采用计算卫生筹资公平指数，比较不同支付能力组的家庭卫生筹资负担贡献率，比较不同支付能力组间的家庭灾难性卫生支出发生率、计算不同筹资渠道的 Kakwani 指数、绘制卫生筹资累进或累退曲线等不同的卫生筹资公平性评价方法，对项目县卫生筹资公平性进行多维度的评价，分析了影响项目县卫生筹资不公平可能性原因。梁贵琪结合广西壮族自治区 2007～2012 年卫生总费用数据，在分析广西壮族自治区卫生总费用基本情况的基础上，采用洛伦兹曲线和基尼系数对广西壮族自治区卫生筹资及资源配置的公平程度进行分析和综合评价，结果发现：广西壮族自治区的卫生总费用增长较快但筹资总量偏低、筹资结构不合理、政府卫生支出所占比例不高、居民个人卫生支出费用所占比例偏高、社会卫生支出未充分发挥作用，卫生费用使用效率、卫生筹资公平性及效果等方面还有所欠缺。

费舒等利用 2013 年和 2015 年我国基层卫生综合改革西部典型地区的居民家庭健康询问调查数据，结合中国统计年鉴中相关年份各省份的各种消费性支出税率，计算各消费性支出的直接税、间接税，计算直接税、间接税、社会医疗保险、商业健康保险、个人现金卫生支出的集中指数和 Kakwani 指数，反映以上 5 种卫生筹资渠道的公平性。结果显示，2016 年西部典型地区直接税、间接税、社会医疗保险、商业健康保险和现金卫生支出的集中指数分别为 0.615、0.366、0.285、0423、0.262，Kakwani 指数分别为 0.256、-0.007、-0.074、0.064、-0.097，与 2014 年相比，直接税和商业健康保险集中指数分别增加 0.120 和 0.118，现金卫生支出降低 0.028；直接税和商业健康保险 Kakwani 指数分别增加 0.106 和 0.104，现金卫生支出减低 0.042，其他筹资渠道集中指数和 Kakwani 指数变化不大。从而认为：西部典型地区卫生筹资公平性有所改善，直接税和商业健康保险累进程度进一步增高，对贫困人群有利；现金卫生支出筹资公平性趋好。

第三节 存在的问题及应对策略

一、卫生筹资公平性研究数据质量有待提高

卫生筹资公平性的研究特别是调查研究，在很大程度上依赖于数据的可得性、可靠性，如何提高数据质量是最重要的问题。第一，随着我国制度的不断完善，将促进卫生筹资公平性研究的发展。2013年11月召开的十八届三中全会"关于深化财税体制改革"提出实施全面规范、公开透明的预算制度。这一制度对卫生筹资公平性评价数据的准确性和可获得性及对数据分析的具体化将起到很大的推进作用。第二，随着卫生筹资公平性研究的发展，需建立一套完善的、统一的卫生筹资公平性评价数据收集问卷。目前，筹资公平性研究数据收集，大多利用卫生服务公平性评价问卷中家庭经济状况的数据或将各项数据加以细化，为确保数据准确并且在不同地区的研究中能进行有效地比较，一套完善的能确保数据尽量可靠的问卷是必要的。

二、卫生筹资公平性评价具有复杂性

公平是相对的，卫生公平性的不公平是绝对的，人类健康的公平不可能完全实现，对公平的健康权的追求是永无止境的，在这个过程中的很多因素成为公平性的评价和测量的障碍，而且有的难以解决和不可避免，使得卫生公平性特别是卫生筹资公平性的评价很复杂。卫生公平性的实现途径是不平等的，表现在不健康者多利用，健康者少利用，而且这个过程是一个动态的，加大了公平性评价的复杂程度。此外，要进行公平性分析通常都需要把社会、经济、政治和健康的数据、因素联系起来。

综上所述，所有的评价指标均是为了分析某一地区卫生筹资是否公平，从不同的角度评价，发现不同的影响卫生筹资公平性的问题和原因，多种指标同时运用，也能更好地发现不同指标实际应用的优缺点。因此，为了较为全面地评价卫生筹资公平性，可以从不同角度出发，同时采用不同的方法来进行。

（孟 琼 陈 平）

第 5 章　卫生筹资公平性评价方法

卫生筹资公平性研究的第一个假设前提是所有的卫生支出，无论由谁支付，最终都将分摊到全社会的各个家庭。对于卫生筹资公平性研究，国际上有不同的理论体系，可划分为以下 3 个：①WHO 在 2000 年提出的以 HFC 为基础，IFFC 为指标，家庭为研究单位的研究；②欧盟主张的以 Kakwani 指数和洛伦兹曲线为指标，针对卫生筹资渠道先进性的研究；③世界银行的卫生筹资公平评价理论框架，包括家庭灾难性卫生支出、个人现金卫生支出致贫影响等。

一、WHO 的家庭卫生筹资公平指数

WHO 提出的 IFFC 通过样本家庭的 HFC 计算获得，用以评价一个国家或地区卫生筹资公平性大小。家庭卫生筹资负担贡献率指家庭卫生总支出（HE_h，h 代表每个家庭）占家庭可支付能力的比例。家庭的卫生筹资负担贡献率（HFC_h）计算公式如下：

$$HFC_h = \frac{HE_h}{ATP_h} \tag{5-1}$$

家庭卫生总支出（HE_h）包括下列筹资渠道：通过税收支付的卫生支出（GHE_h）（即政府卫生支出）、社会医疗保险费（SSH_h）、私人健康保险费（PRV_h）、获得卫生服务时的直接现金卫生支出（OOP_h）。（ATP：可支付能力）

家庭卫生总支出的计算公式：

$$HE_h = GHE_h + SSH_h + PRV_h + OOP_h \tag{5-2}$$

家庭可支付能力采用家庭总支出来衡量，包括家庭生活标准、家庭负担的直接税、家庭购买商业医疗保险支付的保费及家庭缴纳的"新农合"保费。其中家庭生活标准，包括了家庭日常生活开支、生产性资料支出、医药费、礼金、建筑支出、装修费、金银首饰支出、家电购买和维修费及其他支出等共 9 项。

家庭卫生支出包括政府为家庭支付的卫生费用、家庭"新农合"支付的保费、家庭购买商业医疗保险支付的保费、家庭现金卫生支出。其中，政府为家庭支付的卫生费用指以税金为基础的卫生事业费，通常以消费税来衡量税收在样本人群中的分布并且加上以"新农合"基金为基础的政府"新农合"补偿。家庭"新农合"支付的保费、家庭购买商业医疗保险支付的保费、家庭现金卫生支出的测算方法与家庭可支付能力的测算方法一致。我们可以在调查问卷中直接获得家庭负担的直接税、家庭购买商业医疗保险支付的保费；用家庭人口数和年"新农合"人均保费计算得到家庭缴纳的"新农合"保费。

如果卫生系统中某一给定家庭的家庭筹资贡献率为 HFC_h，而 HFC_0 为该系统中家庭筹资公平性的平均值，则可以用 $\dfrac{\sum\limits_{h=1}^{N} |HFC_h - HFC_0|}{N}$ 来反映 HFC 的离散程度，进而评价卫生筹资公平性。为了强调家庭间筹资贡献率的差距，将离均差 $|HFC_h - HFC_0|$ 取 3 次方。公式经过整理后可以写为：

$$IFFC = 1 - \sqrt[3]{\sum_{h=1}^{N} \frac{\left|HFC_h - HFC_0\right|^3}{N}} \qquad (5\text{-}3)$$

$$HFC_0 = \frac{\text{所有家庭卫生支出}}{\text{所有家庭可支付能力}} \qquad (5\text{-}4)$$

式中，IFFC 的取值在 0～1，IFFC 越趋近于 1，该地区的卫生筹资系统越公平，IFFC 等于 1 时为绝对公平。

利用 IFFC 这个指标，可以按不同的家庭经济状况、社会医疗保障制度、家庭地域、人口老龄化程度、患慢性疾病程度、户主教育水平、卫生费用的现金支付水平等因素进行分组，计算不同组的 IFFC 并进行比较分析，从而了解影响 IFFC 的因素。另外，还可以通过分析不同经济状况分组后的卫生筹资负担贡献率来分析不同组差异形成的原因。

二、世界银行的卫生筹资公平评价理论

1. 家庭灾难性卫生支出分析　评价卫生筹资公平性不但需要反映一个家庭在医疗卫生方面花费的金额，更重要的是要反映该医疗卫生支出对家庭的影响。当一个家庭的卫生医疗费用支出占其可支配收入的比例超过一定数值时，可被定义为发生了家庭灾难性卫生支出（catastrophic health Expenditure，CHE），其表示的是家庭卫生筹资负担的某种水平，可见此时家庭卫生筹资负担是基于"家庭可支付能力"进行测算的。WHO 建议，一个家庭的整个卫生支出占家庭可支付能力的比例达到 40% 即表示该家庭发生了灾难性卫生支出。家庭灾难性卫生支出分析通常被视作卫生筹资负担贡献率的深层次研究，也可单独研究某地发生家庭灾难性卫生支出的程度并分析影响因素。

分析时首先计算出每个家庭的卫生筹资贡献率，按照该值是否大于等于 40% 对每个家庭进行归类，分别归为发生或未发生灾难性卫生支出的家庭两类，再计算被调查家庭中发生了灾难性卫生支出的家庭的比例。

其次，按家庭人均支付能力排序，将所选样本的家庭 10 等分，对 10 等分组家庭的灾难性卫生支出发生率进行测算，并采用 χ^2 检验比较分析不同支付能力组间的家庭灾难性卫生支出发生率是否有显著性差异，以探讨家庭可支付能力与家庭灾难性卫生支出之间的关系。

最后，将家庭灾难性卫生支出的发生情况（是否发生）作为因变量，可能会影响家庭灾难性卫生支出发生的因素（如家庭的人口规模、有无 0～14 岁儿童、有无 60 岁以上老年人、有无慢性疾病患者、有无住院患者、有无医疗保险、年收入和现金卫生支出等）作为自变量，采用 Logistic 回归分析其影响因素。

2. 个人现金卫生支出致贫影响　个人现金卫生支出的研究，因为其数据易于收集、分析简便，成为世界银行研究体系中运用较多的一个指标，作为公平性评价的深层次研究。应用这一评价方法，首先需确定贫困标准，这一标准在不同地方、不同时间需依实际情况计算得到，并不是已有的标准；然后采用贫困发生率和贫困差距两类指标来反映贫困的水平和程度，绘制个人现金卫生支出发生前后家庭消费与贫困线图进行分析。个人现金卫生支出致贫影响分析属于社会因素贫困影响研究，可以结合卫生系统改革中的实际问题，根据不同的研究目标进一步开发和运用这种方法进行相关的分析。

三、欧盟的 Kakwani 指数及筹资渠道累进性评价分析

欧盟组织提出衡量累进性的方法有两种：①比例法，即将人群分为不同的收入组，将每一收入组的卫生支出占总卫生支出的比例与他们的收入占全社会收入的比例进行比较；②指数法，该法将不同收入人群的收入比例与卫生支出的比例相比较。通过这种方法测算出来的用于评价某种筹资机制的累进性的指数为 Kakwani 指数。与比例法相比较，利用指数法测量与分析卫生筹资累进性更为直观和全面。

1. Kakwani 指数的计算 累进性分析（progressivity）是定量评价卫生筹资公平程度的重要方法，其定义为：按照垂直公平性的标准，当家庭收入增加时，家庭医疗卫生支出也随之增加，并且，其增加幅度大于收入的增加幅度，该系统被认为是累进的；当家庭收入增加时，家庭医疗卫生支出可能减少或者医疗卫生支出增加的幅度小于收入的增长幅度，该系统被认为是累退的；如果随着收入的增加，卫生支出占家庭可支付能力的比例基本保持不变，可认为是等比例卫生筹资。

具体测算时，一般利用集中指数和 Kakwani 指数来判断卫生筹资的公平程度，它是将所有家庭按等值人均支付能力从低到高排序后，根据等值人均支付能力计算基尼系数，根据各种等值人均卫生支出计算各自的集中指数。各种卫生支出的 Kakwani 指数为其集中指数减去基尼系数。

基尼系数或集中指数的计算公式如下：

$$G = 1 - \sum_{i=1}^{n} P_i \times \left(2 \times \sum_{i=1}^{n} W_i - \frac{P_i Y_i}{\sum P_i Y_i} \right) \tag{5-5}$$

式中，Y_i 为第 i 组的人均支付能力（或卫生支出）；P_i 为第 i 组人口占总人口的比例；W_i 为第 i 组人均支付能力（或卫生支出）占总支付能力（或卫生支出）的比例。如果 Y_i 为人均支付能力，则所得值为基尼系数。如果 Y_i 为人均卫生支出，则所得值为某种卫生支出的集中指数（CI）。

Kakwani 指数的取值范围为 $-2 \sim +1$。如果 Kakwani 指数为正，表示卫生筹资是累进的；反之，卫生筹资则是累退的。如果卫生筹资是等比例的，则 Kawani 指数为 0。

先进的卫生筹资机制应该是累进制，即低收入人群承担的卫生筹资的比例要低于他们总收入占整个社会收入的比例，而高收入人群承担的卫生筹资的比例要高于他们总收入占全社会收入的比例。

2. 卫生筹资累进或累退曲线图法 利用 Kakwani 指数评价各种卫生筹资渠道的累进程度有一定局限性，如果卫生支出中，部分人群是累进的，部分人群是累退的，单纯采用 Kakwani 指数反映其累进性，累进和累退的部分会相互抵消，此时，同时运用曲线进行比较，可以更直观和准确地反映不同卫生筹资渠道的累进性。

将所有家庭按等值人均支付能力从低到高排序，横轴表示人口累计百分比，纵轴表示家庭可支付能力的累计百分比，绘制出洛伦兹曲线，即图 5-1 中的曲线 A，此时基尼系数等于曲线 A 与对角线之间面积的 2 倍，取值范围为 $0 \sim 1$。将所有家庭按等值人均支付能力从低到高排序后，横轴表示人口累计百分比，纵轴表示卫生支出的累计百分比，绘制出集中曲线，即图中的曲线 B，此时卫生支出的集中指数等于曲线 B 与对角线之间面积的 2 倍，取值范围为 $-1 \sim 1$。Kakwani 指数为曲线 A 与曲线 B 之间面积的 2 倍，其取值范围为 $-2 \sim 1$。曲线 A 是一条向下弯曲的曲线，一般不会超越对角线，但曲线 B 不一定

始终表现为向下弯曲的特性，可能会出现超过对角线的情况，而且曲线 A 和曲线 B 可能会出现交叉。

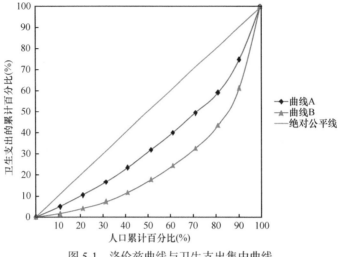

图 5-1　洛伦兹曲线与卫生支出集中曲线

如果收入增加，卫生支出占支付能力比例不变，曲线 A 与曲线 B 接近重合，表示卫生筹资是等比例的；如果曲线 A 位于曲线 B 的左上方，表示卫生筹资是累进的；如果曲线 A 位于曲线 B 的右下方，表示卫生筹资是累退的。

四、以上几种方法的比较

家庭灾难性卫生支出分析主要用于衡量卫生系统对就医风险的保护，其分析目的是筛选和分析造成家庭发生灾难性卫生支出的相关因素，从而确定哪些是可控因素，哪些是不可控因素。但该方法需要每个家庭的卫生支出及可支配收入数据，作为间接反映筹资公平性的指标，其测量结果仅能表明灾难性家庭对整个卫生筹资系统的影响，并不能完全反映卫生系统的筹资公平性。个人现金卫生支出致贫影响与家庭灾难性卫生支出分析相似，不能完全反映卫生系统的筹资公平性。

IFFC 与 Kakwani 指数相比，从现付制入手对公平性进行了评价，在计算消耗的卫生资源中，考虑到了政府对家庭和个人的财政补贴，使得卫生筹资研究不仅仅局限在考虑家庭实际支付的卫生费用上，但家庭实际支付的部分通常是被低估的，这就需要通过完善的问卷设计和严格的问卷调查过程来控制被低估的程度。

我国卫生筹资渠道主要有 4 种形式。政府税收、社会医疗保险是政府统一预算的，但不同城市、农民与城镇居民、职工标准又有所区别，不同经济状况的家庭对社会医疗保险和商业健康保险的选择也不同，所以每个地区筹资结构不同，要评价现行方式是否适宜通常就需要进行累进性研究。相对于收入和消费水平来说，评价某种筹资渠道究竟是累进还是累退，累进或累退的程度如何，通过这些分析可以量化一个地区的卫生筹资垂直公平性状况，但其不能深入地分析不公平性的影响因素。

　　在实际应用中累进性研究是对预付制的筹资渠道进行先进性评价；家庭卫生筹资公平指数是通过研究现付制中，家庭卫生筹资公平性及程度；家庭灾难性现金卫生支出分析探索的是家庭灾难性现金卫生支出发生的影响因素；个人现金支出致贫影响侧重于现金卫生支出对家庭致贫作用的研究。研究者可以根据资料收集情况和需要选择评价指标，也可以同时使用多种方法及指标。

（孟　琼）

第6章 云南省某地卫生筹资公平性评价

第一节 资料来源和收集方法

一、现场入户调查

（一）调查现场

调查现场为云南省×州A市、B县、C县，利用"居民健康及卫生服务利用调查表"收集家庭收入、支出明细、卫生经费支出等信息。

（二）样本量和抽样方法

1. 样本含量估计 本研究为观察性研究，采取抽样调查的方法，样本量计算公式如下：

$$n = \frac{z_{\alpha/2}^2(1-p)}{\varepsilon^2 p} \times 1.5 \qquad (6\text{-}1)$$

式中，$\alpha = 0.05$；$\varepsilon = 0.1$；p 可以用两周患病率、慢性疾病患病率或住院率进行样本量估算，本调查中以住院率估算出的样本量最大，所以样本量以住院率为 0.05 估算，1.5 为设计效应。计算得到样本量为 10 949 人，由于调查对象以家庭为单位，所以按平均每户 3 口人计算，以家庭为单位的样本量约为 3650 户。

2. 抽样方法 采用分层整群随机抽样的方法，将×州各市（县）按经济发展状况分为好、中、差 3 层，每层各抽取 1 个市（县）作为调查现场，分别为 A 市、B 县和 C 县。每个抽中的市（县）按照经济发展将乡镇分为好、差两层，每层各抽取 1 个乡镇，每个乡镇抽取 1 个行政村，调查 1～3 个自然村约 600 户农户，3 个县市共调查 3650 户。

（三）调查内容

1. 家庭基本情况 常住人口数、居住条件。

2. 家庭成员基本情况 家庭中每个常住人口的人口学特征（如性别、年龄、婚姻、教育、职业、民族等）、社会医疗保险类型及缴纳保险费用。

3. 家庭成员过去两周患病情况 每个常住家庭成员患病、就诊、未就诊、自己购药、休学（休工）天数、卧床天数等。

4. 过去一年慢性疾病情况 每个常住家庭成员慢性疾病患病情况，包括疾病名称、诊断机构、治疗情况、一年的医疗费用、医疗保险补偿费用、未治疗的原因、休学（休工）天数、卧床天数等。

5. 过去一年住院情况 家庭成员最近一次需要住院的疾病、是否住院、住院天数、住院医疗机构、是否手术、住院天数、住院费用、医疗保险补偿费用、陪护费用、需要住院而未住院的原因等。

6. 家庭 2012 年总支出情况 包括日常生活开支（食品开支、烟草开支、酒水开支、衣着开支、通信费、水费、电费、燃油费、文化教育开支、日用化妆品开支、娱乐开支）、生产性资料支出、医疗保健费用、礼金、建筑支出、装修支出、首饰支出、家电支出、其他。

7. 家庭 2012 年收入情况　包括务农收入、外出打工收入、家庭成员的工资收入、经商收入、政府救济、其他。

8. 社会医疗保险类型及缴纳保险费用　社会医疗保险的种类及费用、商业医疗保险的种类及费用。

9. 卫生服务利用过程中医疗卫生费用的支付　两周患病就诊时的医药费（自己支付、医疗保险补偿）、慢性疾病支付的医药费（不包括慢性疾病住院费用）、最近一次住院的医疗费用（自己支付、医疗保险补偿、陪护费）。

（四）质量控制

本次调查的质量控制包括了问卷设计阶段的质量控制、调查员培训、调查实施阶段的质量控制、资料整理阶段及数据录入阶段的质量控制。

在问卷设计阶段，通过多次讨论并咨询有关人员，对其收入和支出部分进行细化、完善。在调查员培训阶段，调查员均为昆明医科大学公共卫生学院预防医学专业或公共事业管理专业本科生，具有良好的调查态度、业务水平和一定的调查经验，严格地按照设计方案要求进行统一培训，要求其熟悉问卷的目的、结构及注意事项，形成统一认识，并且利用现场提问并解答、现场模拟调查等方法使调查员全面掌握问卷调查方法、技巧。

在调查实施阶段，调查员在调查过程中尽量保证数据的完整性及准确性，如果在调查过程中遇到调查对象拒绝回答、有意隐瞒、记忆不清和部分敏感问题等情况时，调查员应对调查对象做细致的思想工作、注意保密或从侧面了解等，每份问卷结束后立即核查是否有遗漏项和不合理项，并当场向调查对象确认、核实。每天调查结束后，由调查员本人完善问卷的计算部分，并对当天的问卷进行交叉审阅，由专人负责回收问卷，并进行第二次核查，发现问题时集中调查员，对调查的情况、问题和经验进行交流和解答。在资料整理阶段，对问卷进行编号、剔除不合格问卷、利用明细核实收入和支出费用的准确性等。数据库建立时遵循便于核查、便于转换、便于分析的原则，并且在数据库中对部分变量设计了逻辑检错、数据范围逻辑检错等的限制，增加数据录入的准确性；录入时采用了双人双录入，保证输入的准确性。数据导出到 SPSS 软件包后，对主要变量进行统计描述，从而对资料数据进一步核查。

二、现有资料收集

通过查阅 2013 年《云南年鉴》《×州年鉴》等，收集 2012 年政府卫生总费用及其构成等资料。

第二节　结果与分析

一、样本所在地基本情况

（一）×州概况

×州位于云南省中部偏西，2012 年末，全州人口（户籍人口）355.86 万人，其中男性

179.69 万人，女性 176.17 万人，男女性别比例为 102∶100；少数民族 182.59 万人，占总人口的 51.31%，其中白族 120.18 万人，彝族 47.66 万人，回族 7.29 万人，傈僳族 3.71 万人，苗族 1.20 万人，其他少数民族 2.55 万人（《云南年鉴》，2013；《×州年鉴》，2013）。

（二）样本市（县）概况

A 市位于×州中部，全市总面积 1815 平方千米，是州府所在地。辖 10 镇 1 乡和"两区"，共设 111 个村民委员会和 31 个社区居民委员会。2012 年末，全市总户数 205 661，总人口数 609 884，男性 302 678 人，女性 307 206 人。是以白族为主的多民族聚居地区，白、汉、彝、回、傈僳、藏、傣等为世居民族，全市白族人口 414 915 人，占总人口的 68.03%；汉族人口 153 639 人，占总人口的 25.19%；彝族人口 16 567 人，占总人口的 2.72%；回族人口 17 484 人，占总人口的 2.87%。

B 县位于×州南部，总面积 2200 平方千米。辖 6 乡，下设 83 个村（居）民委员会，1368 个村（居）民小组。2012 年末，全县户籍总人口 31.67 万人，其中男性 16.03 万人，彝族 10.97 万人，回族 2.35 万人。

C 县位于×州东南部，总面积 1523.43 平方千米，其中山区面积 1391.43 平方千米，占总面积的 91.34%。辖 8 个乡（镇），共有 89 个村委会（社区），986 个自然村，1196 个村民小组。2012 年末，全县总人口 32.42 万人，其中少数民族人口 3.27 万人，占总人口的 10.09%。

二、调查对象基本情况

（一）人口学特征

调查问卷共发放 3700 份，经整理、核查回收有效问卷 3697 份，回收率 99.9%，符合问卷回收要求（表 6-1）。共调查 3697 户家庭，13 701 人。其中，C 县样本家庭 1235 户共 4349 人，B 县样本家庭 1207 户共 4047 人，A 市样本家庭 1255 户共 5305 人。整个样本中男性 6898 人，占 50.3%，女性 6803 人，占 49.7%；少数民族 3913 人，占 28.6%；0～14 岁儿童 2493 人，占 18.2%，60 岁及以上老年人 2411 人，占 17.6%；高中（中专）及以上文化程度占 17.8%，以农民为职业的占 70.1%。

表 6-1　各市县调查人数及性别情况

性别	A 市		B 县		C 县		合计	
	人数	构成比（%）	人数	构成比（%）	人数	构成比（%）	人数	构成比（%）
男	2691	50.70	2036	50.30	2171	49.90	6898	50.35
女	2614	49.30	2011	49.70	2178	50.10	6803	49.65
合计	5305	100.00	4047	100.00	4349	100.00	13 701	100.00

×州 2010 年第六次人口普查资料显示，平均每户 3.76 人，男性人口占 50.69%，女性人口占 49.31%。本次调查人群户均人口 3.71 人，男性占 50.35%，女性占 49.65%，人口构成资料基本吻合；样本具有一定的代表性。

（二）家庭经济情况

样本家庭 2012 年年毛收入总计 13 704 万元，年人均毛收入为 10 002 元。2012 年总消费额为 11 136 万元，年人均消费额为 8127 元；其中食品支出费用 307 万元，年人均食品支出 224 元，占家庭总消费额的 2.76%；现金卫生支出费用 1917 万元，年人均现金卫生支出 1399 元，占家庭总消费额的 17.21%；在调查人群中，建筑、装修、礼金、烟草、穿着、通信费几项单项费用支出远远超出食品支出，表 6-2 和图 6-1 列出了 2012 年样本家庭中主要的消费及所占比例，其他开支是除去较大开支后其余开支之和，不参加顺位排序。

表 6-2　家庭主要消费构成分析

项目	费用（万元）	构成比（%）	顺位
建筑	2460	22.09	1
现金卫生支出	1917	17.21	2
礼金	1376	12.36	3
装修	1188	10.67	4
烟草	919	8.25	5
穿着	608	5.46	6
通信费	547	4.91	7
食品	307	2.76	8
其他	1814	16.29	—
家庭总消费	11 136	100.00	—

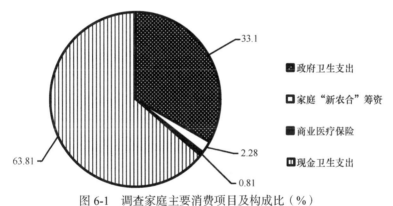

图 6-1　调查家庭主要消费项目及构成比（%）

可以看出，食品消费在家庭消费中所占的比例仅有 2.76%，家庭中用于购买食物的比例与其他消费相比较小。按恩格尔定律，一个家庭收入越少，家庭总支出中用来购买食物的支出所占的比例就越大，随着家庭收入的增加，家庭总支出中用来购买食物的支出比例则会下降。说明随着社会经济的发展，人们的生活水平在不断地提高，除了以食物为主要消费对象外，有经济能力消费除生存性消费以外的其他项目。

在消费项目中，值得注意的是，虽然有建筑、装修等较大消费的挤占，家庭现金卫生支出仍占 17.21%，顺位居第 2，成为除建筑外的第二大家庭消费。

（三）卫生服务需求情况

1. 不同市（县）家庭卫生服务需求情况　家庭中现金卫生支出所占比例居家庭总消费的前列，本次调查包括了居民两周患病率、2012 年慢性疾病患病率和住院率。两周患病 962 人次，占调查总人数的 6.89%；2012 年慢性疾病患病 1801 人次，占调查总人口数的 12.89%；2012 年住院 1201 人次，占总调查人口的 8.60%。具体市（县）卫生服务需求情况见表 6-3。

表 6-3 调查对象卫生服务需求情况

区域	调查人数（人）	两周患病率（%）	慢性疾病患病率（%）	住院率（%）
A 市	5 330	6.42	9.76	7.84
B 县	4 480	4.38	14.53	9.29
C 县	4 161	10.19	15.14	8.82
合计	13 971	6.89	12.89	8.60

2. 10 分位组家庭卫生服务需求情况 按家庭人均支付能力排序，将 3697 户家庭进行 10 等分，划分为 10 组，每组约 370 户家庭，统计卫生服务需求情况见表 6-4。

表 6-4 调查对象按 10 分位组家庭卫生服务利用及需求

分组	卫生服务利用及需求（%）				年人均现金卫生支出（元）
	两周患病率	慢性疾病患病率	住院率	需住院未住院率	
0～9%	5.54	8.28	1.94	1.80	223
10%～19%	5.95	11.13	4.63	0.48	372
20%～29%	9.01	14.02	7.26	0.58	611
30%～39%	5.52	13.94	8.93	1.09	740
40%～49%	7.02	12.36	8.08	0.98	930
50%～59%	7.54	15.76	8.59	0.67	1067
60%～69%	7.08	12.98	10.21	0.73	1405
70%～79%	7.77	13.30	11.44	1.12	1814
80%～89%	8.16	16.63	14.04	1.10	3303
90%～100%	6.81	13.55	13.33	0.29	6036

通过各组卫生服务需求可以看出，无论低支付能力人群还是高支付能力人群卫生服务需求没有明显差距，表现在每组两周患病率、慢性疾病患病率没有明显差别；但卫生服务利用，即现金卫生支出和住院率，则随支付能力的增加而升高。可以说，在低支付能力人群中卫生服务的利用受到了支付能力的限制。

（四）卫生筹资渠道分布

样本人群中社会医疗保险以"新农合"为主，随着卫生事业的发展和人们日益增长的卫生服务需求，2008 年×州实现"新农合"全覆盖，首次将农民全部纳入基本医疗保障制度的覆盖范围，使农民看病告别了"全自费时代"。"新农合"筹资水平逐年递增，政府补助资金也逐年提高。2012 年调查样本人群筹资情况见表 6-5 及图 6-2。

表 6-5 调查对象卫生筹资渠道及比例

筹资渠道	筹资额（万元）	构成比（%）
政府卫生支出	994	33.10
家庭"新农合"筹资	68	2.28
商业医疗保险	24	0.81
现金卫生支出	1917	63.81
合计	3003	100.00

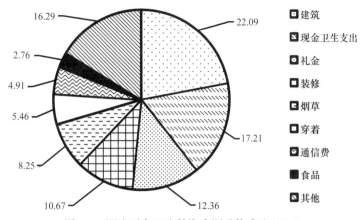

图 6-2　调查对象卫生筹资来源及构成比（%）

可以看出,调查人群中 4 种筹资渠道以家庭现金卫生支出所占比例最高,达到 63.81%,政府卫生筹资占 33.10%,是主要的卫生筹资渠道,虽然在调查样本中"新农合"覆盖率很高,几乎全覆盖,但家庭支付的"新农合"参合保费筹资仅占 2.28%,说明 2012 年样本人群"新农合"总体筹资水平较低;我国商业医疗保险正处于发展时期,在城镇有一定的增长,但农村仍处于较低水平,样本人群商业医疗保险筹资额仅占总筹资额的 0.81%。

三、卫生筹资公平性评价与分析

（一）WHO 的家庭卫生筹资公平性分析

样本人群 HFC_0 为 29.12%,IFFC 为 0.51。IFFC 的取值在 0~1,IFFC 越趋近于 1,该地区的卫生筹资系统越公平,当等于 1 的时候为绝对公平。样本家庭的 IFFC 为 0.51,从整体上评价,该地的卫生筹资公平性处于较低水平。进一步的 HFC 与 IFFC 分析如下。

1. 不同调查市（县）HFC、IFFC 的比较　2012 年三市（县）年人均卫生支出分别为:A 市 12 165 元,B 县 7301 元,C 县 7733 元;支付能力由低到高分别为 C 县、B 县、A 市。卫生筹资贡献率及 IFFC 见表 6-6。

表 6-6　2012 年三市（县）HFC 及 IFFC

地区	人均卫生支出（元）	人均支付能力（元）	HFC（%）	IFFC
A 市	12 165	60 558	20.08	0.53
B 县	7301	16 971	43.02	0.49
C 县	7733	15 304	50.53	0.61

A 市、B 县、C 县 HFC 分别为 20.08%、43.02%、50.53%,可以看出,支付能力较低的市县卫生筹资负担高于支付能力较高的市县,C 县家庭人均支付能力最低,但家庭筹资负担为 50.53%,高于支付能力最高的 A 市的 20.08%,说明经济相对较差、家庭可支付能力越低的市(县)所承担的卫生筹资负担越重,这与 10 分位组显示的结果一致。组间的较大差异,说明样本三市(县)存在着卫生筹资纵向不公平,也就是区域卫生筹资公平性差。三县的 IFFC 显示,筹资公平性由好到差依次为 C 县、A 市、B 县。

2. 不同支付能力组 HFC、IFFC 的比较　按家庭人均支付能力排序,将 3697 户家庭进行 10 等分,划分为 10 组,每组约 370 户家庭,计算不同支付能力组的 HFC、IFFC,

见表 6-7。

表 6-7 10 分位组 HFC 和 IFFC

分组	人均卫生支出（元）	人均支付能力（元）	HFC（%）	IFFC
0～9%	386	1146	33.70	0.78
10%～19%	659	1797	36.65	0.68
20%～29%	1043	2386	43.72	0.65
30%～39%	1261	3013	41.85	0.63
40%～49%	1568	3754	41.77	0.59
50%～59%	1793	4621	38.80	0.59
60%～69%	2235	5717	39.09	0.56
70%～79%	2856	7367	38.77	0.57
80%～89%	4777	10 582	45.14	0.52
90%～100%	8313	44 752	18.58	0.23

表 6-7 中各组 HFC 显示，最高为 45.14%，最低为 18.58%，差距达到 26.56%，即家庭筹资负担最大的组约是最小组的 2.4 倍。除最高支付能力组 HFC 相对较低外，其余组差距不大，可以判断除最高支付能力组外，其他几组组间纵向公平性良好，但最高支付能力组与其他组比较则存在组间纵向不公平。

按 IFFC 越趋近于 1、卫生筹资越公平的判断标准分析表 6-7 中各组的 IFFC，可以判断卫生筹资横向公平性，即组中的卫生筹资公平性。其中，最大值为 0.78，最小值为 0.23，呈现了随着家庭可支付能力的增加，IFFC 减小的变化趋势。从 IFFC 数值上判断，支付能力低的人群组内卫生筹资公平性优于高支付能力人群，最高支付能力组中的公平性最差。

3. 不同支付能力组卫生筹资公平性分布　按 0～9、10～29、30～39、40～49，将 HFC（%）值划分为 4 个水平，分别代表家庭卫生筹资负担的轻、中、稍重、重，计算每个水平在 10 分位组每组中的比例，可以观察不同支付能力组中家庭卫生负担的分布，见表 6-8。

表 6-8 10 分位组 HFC 的分布

分组	轻（%）	中（%）	稍重（%）	重（%）	合计（%）
0～9%	4.59	44.33	36.76	14.32	100.00
10%～19%	5.68	44.59	28.65	21.08	100.00
20%～29%	3.51	37.84	27.57	31.08	100.00
30%～39%	5.14	39.46	22.70	32.70	100.00
40%～49%	5.14	44.32	21.08	29.46	100.00
50%～59%	7.30	44.32	17.57	30.81	100.00
60%～69%	10.81	40.00	18.11	31.08	100.00
70%～79%	11.89	42.70	16.49	28.92	100.00
80%～89%	15.68	33.78	13.78	36.76	100.00
90%～100%	40.05	22.34	7.08	30.53	100.00

可以看出，家庭卫生筹资负担"轻"这一水平在整个人群中仅占 10.95%，主要集中在 10 分位组中的最高支付能力组，占 40.05%；"稍重"的筹资负担主要存在于低支付能

力组中。

4. 不同支付能力组自付 HFC 与 IFFC　由于 HFC 计算中包含了政府为家庭支付的卫生补贴和医疗保险费，一方面，不能反映家庭现金卫生支出对家庭卫生筹资公平性带来的影响；另一方面，政府对家庭的卫生服务补贴与卫生服务利用有关，不利用卫生服务就得不到政府的补贴，或者说补贴的力度与卫生服务利用的多少是相关的。因此，在自付 HFC 的分子中仅包含家庭自付医药费和医疗保险费（商业医疗保险、"新农合"）。

根据表 6-9 比较 10 分位组 HFC、IFFC 和自付 HFC、IFFC，可以看出，自付 HFC 比 10 分位组 HFC 明显减小。自付 IFFC 与 10 分位组 IFFC 相比每组均有不同程度的减小，也就是说，政府卫生支出能够改善卫生筹资公平性，但改善的程度有限。

表 6-9　10 分位组自付 HFC 和 IFFC

分组	年人均自付卫生费用（元）	人均可支付能力（元）	HFC（%）	IFFC
0～9%	276	1 146	24.05	0.75
10%～19%	442	1 797	23.60	0.63
20%～29%	633	2 386	27.80	0.59
30%～39%	797	3 013	26.45	0.58
40%～49%	1 026	3 754	26.43	0.52
50%～59%	1 065	4 621	24.51	0.52
60%～69%	1 509	5 717	25.78	0.50
70%～79%	1 849	7 367	25.71	0.52
80%～89%	3 239	10 582	32.12	0.47
90%～100%	6 561	44 752	13.69	0.21

（二）家庭灾难性卫生支出分析

1. 各县家庭灾难性卫生支出发生率比较　以 $HFC_h \geqslant 40\%$ 为家庭发生灾难性卫生支出的标准，调查的 3697 户样本家庭中有 1383 户家庭发生灾难性卫生支出，家庭灾难性卫生支出的发生率达到 37.41%，发生率高，与王黎明等在云南其他地区调查的结果相比，家庭灾难性卫生支出发生率高了 16.41%。其中，B 县发生灾难性卫生支出的家庭最多，发生率为 45.34%；C 县次之，为 40.43%；最低的是 A 市，发生率为 26.69%。各样本市（县）发生家庭灾难性卫生支出的比例及比较见表 6-10、表 6-11。

表 6-10　三市（县）家庭灾难性卫生支出发生情况分析

市（县）	调查家庭数	灾难性卫生支出的家庭数	家庭灾难性卫生支出发生率（%）
A 市	1255	335	26.69
B 县	1235	560	45.34
C 县	1207	488	40.43
合计	3697	1 383	37.41

表 6-10 经卡方检验，$\chi^2 = 99.47$，$P < 0.01$，说明不同样本市（县）家庭灾难性卫生支出的发生率差异有统计学意义。进一步对每两个市（县）的家庭灾难性卫生支出发生率进行比较，首先，对原检验水准 $\alpha = 0.05$ 进行调整，计算得 $\alpha' = 0.0125$。各对比组灾难性卫生支出发生率见表 6-11。

表 6-11 三市（县）灾难性卫生支出发生率两两比较

对比组	调查家庭数	发生灾难性卫生支出的家庭数	灾难性卫生支出发生率（%）	χ^2	P
C 县	1207	488	40.43	6.02	0.008
B 县	1235	560	45.34		
C 县	1207	488	40.43	52.18	0.000
A 市	1255	335	26.69		
B 县	1235	560	45.34	94.04	0.000
A 市	1255	335	26.69		

三市（县）间两两比较差异均有统计学意义，P 值均小于 0.0125，说明三市（县）灾难性卫生支出发生率各不相同，家庭灾难性卫生支出发生率由低到高分别为 A 市、C 县、B 县。

2. 家庭可支付能力与家庭灾难性卫生支出 为探讨家庭可支付能力与家庭灾难性卫生支出之间的关系，对 10 分位组家庭的灾难性卫生支出发生率进行测算，结果见表 6-12。

表 6-12 10 分位组家庭灾难性卫生支出发生率

分组	调查家庭数	发生灾难性卫生支出的家庭数	灾难性卫生支出发生率（%）
0～9%	370	102	27.57
10%～19%	370	118	31.89
20%～29%	370	164	44.32
30%～39%	370	160	43.24
40%～49%	370	136	36.76
50%～59%	370	145	39.19
60%～69%	370	140	37.84
70%～79%	370	132	35.68
80%～89%	370	162	43.78
90%～100%	367	124	33.78
合计	3 697	1 383	37.41

各组间家庭灾难性卫生支出发生率比较，最大为 44.32%，最小为 27.57%，经过 χ^2 检验比较，χ^2=42.60，P<0.01，差异有统计学意义，提示 10 分位组家庭灾难性卫生支出发生率有差别。

3. 家庭灾难性卫生支出的影响因素分析 将是否发生灾难性卫生支出作为 Logistic 分析中的因变量，采用非条件 Logistic 逐步回归分析，筛选造成家庭灾难性卫生支出的相关因素。将家庭规模、有无 0～14 岁儿童、有无 60 岁以上的老年人、有无慢性疾病患者、有无住院患者、参保情况（包括"新农合"）、家庭年收入（按年人均收入 10 000 元的 1/2 作为分组依据）、家庭现金卫生支出（按人均年卫生支出 1500 元作为分组依据）等可能影响家庭灾难性卫生支出的变量进行赋值，将变量转化为有序变量，变量及赋值见表 6-13。

表 6-13 灾难性卫生支出相关因素及赋值

因素	变量名	赋值
因变量	Y	0=未发生灾难性卫生支出；1=发生灾难性卫生支出
家庭规模	X_1	1=1～3 人；2=4～6 人；3=7～9 人；4=10 人及以上

因素	变量名	赋值
有无 0～14 岁儿童	X_2	0=无儿童；1=有儿童
有无 60 岁以上老年人	X_3	0=无老年人；1=有老年人
有无慢性疾病患者	X_4	0=无慢性疾病患者；1=有慢性疾病患者
有无住院患者	X_5	0=无住院患者；1=有住院患者
参保情况（包括"新农合"）	X_6	0=没有；1=有
家庭年收入	X_7	1=0～4999；2=5000～9999；3=10 000～14 999；4≥15 000
家庭现金卫生支出	X_8	1=0～1499；2=1500～2999；3=3000～4499；4≥4500

按照进入水准 0.05、剔除水准 0.10，采用 Logistic 回归分析在后退法建立回归方程，结果发现有 6 个影响因素进入方程，分别是家庭规模、有无 60 岁以上老年人、有无慢性疾病患者、有无住院患者、家庭年收入和家庭现金卫生支出。有无 60 岁以上老年人、有无慢性疾病患者、有无住院患者和家庭现金卫生支出的回归系数分别为 0.43、1.50、1.60、1.21，为家庭灾难性卫生支出的促进因素，提示家庭中有 60 岁以上老年人、有慢性疾病患者、有住院患者和较大家庭现金卫生支出的家庭发生灾难性卫生支出的可能性更大；即当家庭中有 60 岁以上老年人、有慢性疾病患者、有住院患者时，家庭发生灾难性卫生支出的风险分别约为无 60 岁以上老年人、无慢性疾病患者、无住院患者家庭的 1.53 倍、4.49 倍、4.72 倍；家庭现金卫生支出每增加一个等级，发生家庭灾难性卫生支出是低一等级的 3.35 倍。家庭规模和家庭年收入的回归系数分别为 –0.75 和 –0.60，为家庭灾难性卫生支出的保护因素，提示随着家庭规模或家庭年收入的增加，其灾难性卫生支出的发生率会随之降低。家庭规模每降低一个等级，家庭发生灾难性卫生支出的风险增加 0.48 倍；家庭年收入每降低一个等级，家庭发生灾难性卫生支出的风险增加 0.55 倍（表 6-14）。

表 6-14　家庭灾难性卫生支出影响因素 Logistic 回归模型统计量

进入变量	B	S E	Wald	P	OR	OR 的 95% CI	
						下限	上限
家庭规模	–0.75	0.11	49.97	<0.001	0.48	0.37	0.58
有无 60 岁以上老年人	0.43	0.10	17.16	<0.001	1.53	1.25	1.87
有无慢性疾病患者	1.50	0.11	177.82	<0.001	4.49	3.60	5.60
有无住院患者	1.60	0.11	183.94	<0.001	4.72	3.77	5.90
家庭年收入	–0.60	0.06	109.49	<0.001	0.55	0.49	0.62
家庭现金卫生支出	1.21	0.05	604.66	<0.001	3.35	3.04	3.69
常数	–1.40	0.22	39.64	<0.001	0.25	—	—

（三）卫生筹资累进性分析

1. 各筹资渠道的 Kakwani 指数　家庭人均卫生支出中包括了家庭卫生服务利用过程中的现金支付、家庭"新农合"缴纳的保费、家庭购买的商业医疗保险费用及政府为家庭成员的卫生支出。在卫生筹资渠道累进性分析中，家庭可支付能力与家庭 IFFC 中标准一致，采用家庭总消费，包括家庭生活标准、家庭缴纳的直接税和社会保险支出、商业医疗保险支出，家庭生活标准用家庭消费衡量。计算支付能力的基尼系数和各筹资渠道的集中指数，集中指数减去基尼系数得到各筹资渠道的 Kakwani 指数。结果见表 6-15。

表 6-15　卫生筹资方式集中指数和 Kakwani 指数

指数	家庭可支付能力	家庭人均卫生支出			
		政府卫生支出	"新农合"	商业医疗保险	家庭现金卫生支出
集中指数	0.56	0.23	0.00	0.46	0.49
Kakwani 指数	—	−0.33	−0.56	−0.10	−0.07

　　家庭人均卫生支出中，政府卫生支出筹资渠道的 Kakwani 指数为−0.33，"新农合"筹资渠道的 Kakwani 指数为−0.56，商业医疗保险筹资渠道的 Kakwani 指数为−0.1，家庭现金卫生支出筹资渠道的 Kakwani 指数为−0.07，各筹资渠道的 Kakwani 指数均小于 0，为负值，说明四种筹资渠道均是累退的。

　　2. 不同支付能力组各筹资渠道分布　为进一步了解不同家庭经济状况与筹资渠道累进性的关系，按人均支付能力排序后，将样本划分为 10 等分组，对每一组的可支付能力和家庭卫生筹资各渠道的分布（每组各渠道占该渠道百分比）进行测算，结果见表 6-16。

表 6-16　10 分位组各种卫生筹资渠道分布　　　　　　　　（单位：%）

分组	可支付能力		政府卫生支出		"新农合"		商业医疗保险		家庭现金卫生支出	
	百分比	累计百分比	百分比	累计百分比	百分比	累计百分比	百分比	累计百分比	百分比	累计百分比
0~9%	1.38	1.38	1.47	1.47	10.14	10.14	1.44	1.44	1.39	1.39
10%~19%	2.25	3.63	3.25	4.72	10.55	20.69	1.58	3.02	2.41	3.80
20%~29%	2.85	6.48	5.00	9.72	10.05	30.74	1.95	4.98	3.78	7.58
30%~39%	3.59	10.07	6.13	15.85	10.05	40.79	4.06	9.04	4.58	12.16
40%~49%	4.63	14.70	7.87	23.71	10.39	51.19	7.20	16.25	5.95	18.11
50%~59%	5.36	20.06	8.48	32.19	9.77	60.96	8.75	25.00	6.41	24.52
60%~69%	6.79	26.85	10.00	42.20	10.01	70.97	10.55	35.55	8.65	33.17
70%~79%	8.54	35.39	12.34	54.54	9.77	80.73	16.64	52.19	10.90	44.08
80%~89%	11.69	47.08	16.85	71.39	9.31	90.04	24.07	76.25	18.92	62.99
90%~100%	52.92	100.00	28.61	100.00	9.96	100.00	23.75	100.00	37.01	100.00
合计	100.00	—	100.00	—	100.00	—	100.00	—	100.00	—

　　由表 6-16 可以看出，样本人群 10 分组中，可支付能力高的仅仅集中在最后一组中，说明样本人群中，家庭经济状况差的家庭占了绝大部分，且贫富差距很大。在最富裕的家庭中，支付能力占整个人群的 52.92%，政府卫生支出筹资占整个人群该筹资渠道的 28.61%，家庭"新农合"卫生筹资比例为 9.96%，商业医疗保险卫生筹资比例为 23.75%，家庭现金卫生支出卫生筹资比例为 37.01%；在最贫困家庭的分组中，可支付能力占整个人群的 1.38%，政府卫生支出筹资占整个人群该筹资渠道的 1.47%，家庭"新农合"卫生筹资比例为 10.14%，商业医疗保险卫生筹资比例为 1.44%，现金卫生支出卫生筹资比例为 1.39%。从表 6-16 中还可以看到：累计可支付能力，在最后两组间累计程度最高，累计程度达到 52.19%；由于家庭支付的"新农合"保费是按人均等额给付的，而样本人群中每组的人口数差距不大，所以该筹资渠道累计百分比每组的累计程度差距不大；政府卫生支出、商业医疗保险和家庭现金卫生支出两个筹资渠道组间的累计程度随家庭可支付能力的增加而增加。

3. 洛伦兹曲线与各筹资渠道集中曲线的绘制　洛伦兹曲线是各卫生筹资渠道累计百分比与人口累计百分比间的变化关系。在图 6-3 中，横轴为人口累计百分比，纵轴为各筹资渠道累计百分比。根据表 6-17 中的数据，绘制洛伦兹曲线。

表 6-17　10 分位组不同卫生筹资渠道累计百分比分析　（单位：%）

分组	人口累计百分比	可支付能力累计百分比	政府卫生支出	"新农合"	商业医疗保险	家庭现金卫生支出
0～9%	10.14	1.38	1.47	10.14	1.44	1.39
10%～19%	20.69	3.63	4.72	20.69	3.02	3.80
20%～29%	30.74	6.48	9.72	30.74	4.98	7.58
30%～39%	40.79	10.07	15.85	40.79	9.04	12.16
40%～49%	51.19	14.70	23.71	51.19	16.25	18.11
50%～59%	60.96	20.06	32.19	60.96	25.00	24.52
60%～69%	70.97	26.85	42.20	70.97	35.55	33.17
70%～79%	80.73	35.39	54.54	80.73	52.19	44.08
80%～89%	90.04	47.08	71.39	90.04	76.25	62.99
90%～100%	100.00	100.00	100.00	100.00	100.00	100.00

图 6-3 中，绝对公平线是图中正方形的对角线，可支付能力累计百分比对应的是洛伦兹曲线，政府卫生支出累计百分比、"新农合"累计百分比、商业医疗保险累计百分比、家庭现金卫生支出累计百分比分别各自对应其集中曲线。

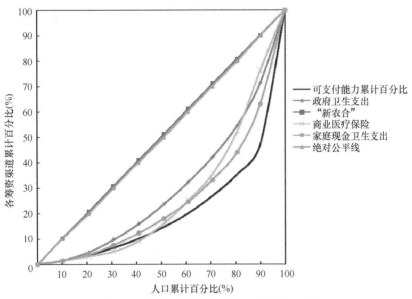

图 6-3　洛伦兹曲线与各筹资渠道集中曲线

政府卫生支出、"新农合"集中曲线完全在洛伦兹曲线的左上方，显示在样本人群中这两种筹资渠道是累退的。商业医疗保险集中曲线在人口累计百分比 15% 之前与洛伦兹曲线重合，提示这部分人群中该种筹资渠道是等比例筹资；商业医疗保险集中曲线在人口累计百分比 15%～45% 位于洛伦兹曲线右下方，提示这部分人群中该筹资渠道是累进的曲线；其他部分位于洛伦兹曲线左上方，提示这部分人群中该筹资渠道是累退的。家庭现金卫生支出集中曲线在人口累计百分比15%之前与洛伦兹曲线重合，提示这部分人群中该筹资渠道是等比例筹资；曲线其他部分位于洛伦兹曲线左上方，提示在这部人群中该筹资渠道是累退的。

第三节　讨　　论

一、家庭经济基本情况

本研究对×州按经济状况好、中、差选取的A市的两个镇、B县的两个镇、C县的两个镇共六个镇的3697户居民进行了家庭收入与支出等情况的入户调查。在家庭支出中值得注意的是处于低水平的食品支出和较高的建筑装修费用。

食品支出所占比例较低的原因可能有：①调查对象为农村家庭，大多数家庭食品消费都由自己生产，购买的部分相对较少，虽然在问卷调查中已经将自己生产的部分折算为当前经济状况下的货币值，但可能出现估计值偏小和漏估的情况；②2012年家庭消费中出现了建筑和装修比例处于前列的现象，这部分的消费挤占了总消费中的绝大部分比例，使得食品消费相对较小，然而建筑和装修两部分的消费并不是每年都会有。

调查样本家庭消费中，建筑材料和装修的开支两项占据了家庭消费中的大部分，产生的可能原因：①A市的其中一个镇，近几年旅游业发展很快，家庭修建、改建房屋的较多，所以调查家庭建筑、装修的支出较高；②C县的一个调查镇，政府实施新农村建设，居民从原位于山体疏松的半山腰搬迁到现在的地势平坦区域，家庭的建筑装修费用明显高于其他消费，成为家庭消费中的主要项目，其在一定程度上挤占了家庭的其他消费，并且使得本研究中其他消费支出在总消费中所占比例明显减小，在一定程度上影响了研究中家庭可支付能力和各项卫生支出的所占比例，对研究结果产生一定影响。

二、卫生筹资构成

样本卫生筹资渠道主要包括税收、"新农合"、商业医疗保险和直接现金支出。①税收：是我国各级政府财政支出的重要组成部分，属于政府预算卫生支出，而财政支出主要来源于各种税收，归根到底可以将家庭看作是所有税收最终的承担者。在财政收入中，我国是以间接税为主，直接税所占份额很小。②"新农合"：具有强制性和法定性，由农村居民、国家共同筹集资金，在遇到疾病、伤、残等风险时给予物质补助，以保障其基本生活的一种制度。③商业医疗保险：我国商业性健康保险刚刚起步，随着社会经济的发展，商业性健康保险在卫生筹资中的份额将呈增长趋势。但存在消费者逆向选择的主要问题，也就是说，不健康的人比健康的人更愿意购买保险。④直接现金支出：是目前我国主要的筹资渠道，包括以现金方式直接支付的门诊、住院、护理及其他医疗保健费用。

样本地四种筹资渠道中，家庭现金卫生支出所占比例高达到63.81%，政府卫生筹资占33.10%。然而，在卫生服务利用不受限制的理想情况下，政府卫生筹资是所有筹资渠道中效率最高和最具先进性的一种筹资渠道。合理的卫生筹资构成中，广义的卫生支出（公共筹资），其筹集的资源总量应不低于卫生总费用的70%，个人现金支出一般不应超过卫生总费用的30%。为扩大政府预算卫生支出的比重，缩小居民个人卫生支出的比重，×州在

2008 年实现"新农合"全覆盖的前提下，"新农合"补偿逐年递增，农民受益面扩大。

2003 年试点"新农合"时，人均筹资总额 30 元，其中农民自筹 10 元，政府补助 20 元；10 年后的 2013 年人均筹资总额 340 元，政府补助提高至 280 元，为 2003 年的 14 倍，而个人缴费仅为 60 元。2012 年，×州"新农合"筹资标准由 2011 年人均 230 元提高到人均 290 元，其中，政府补助 240 元，个人筹资 50 元。门诊报销比例：村级卫生室 50%，乡镇卫生院 50%，县级医疗机构 40%。住院报销比例：乡级 90%，县级 80%，州级 55%，州级中医院 65%，省级 45%，精神病院 85%，住院报销费上限提高到 7 万元。统筹基金结余较多的地区，对当年获得大病补偿的参合农民给予二次补偿；统筹基金结余较少的地区对当年获得大病补偿中个人负担超过一定额度的参合农民给予二次补偿。

尽管"新农合"筹资水平、补偿比例不断地提高，但政府卫生筹资构成比仅占 33.10%，处于较低水平；而家庭现金卫生支出构成比达到 63.81%，处于较高水平。这两部分的不协调对卫生筹资公平性产生很大的负面影响。

三、IFFC

调查样本 IFFC 仅为 0.51，该地的卫生筹资公平性处于较低水平。为进一步分析不同可支付能力与卫生筹资贡献率和 IFFC 的关系，在可支付能力由低到高排序后 10 等分组及三市（县）分组 HFC 和 IFFC 的测算中，从样本人群 HFC 看，通过比较不同可支付能力水平的 10 个等分组和三市（县）分组发现，卫生筹资负担在低可支付能力人群中大，在高可支付能力人群中小，卫生筹资负担率最高为 45.14%，最低为 18.58%，二者相差约 2.4 倍。依据"有可支付能力家庭支付更多的卫生服务费用"这一观点来说，调查样本的卫生筹资纵向不公平性程度很大。通过 IFFC 分析，低可支付能力人群的 IFFC 较高可支付能力人群大，从表面上看，卫生筹资在不富裕的低可支付能力家庭中公平性要高于高可支付能力的富裕家庭，这与其他研究的结论"低收入组家庭内的横向公平性较差，高收入组家庭内横向公平性优于低收入组家庭"不同。通过分析各 10 等分组中家庭卫生筹资负担四种水平的比例得到，低可支付能力组主要集中在后三个水平；而高可支付能力组则主要分布在"轻"和"重"两端，离散程度较大，IFFC 体现了 HFC 的离散程度，所以进一步说明了公平指数在高可支付能力人群中小，在低可支付能力人群中大的变化规律。

而出现卫生筹资负担离散程度在高可支付能力人群中大于低可支付能力人群的原因，通过对 10 分位组家庭卫生服务利用和需求分析可知，卫生服务需求在整个人群中没有明显的差别，而现金卫生支出和住院利用率随可支付能力的增加而增加，说明低可支付能力人群在卫生服务利用时受到了可支付能力的限制，没有能力消费高医疗费用的项目，因此在贫困人群组内对卫生服务的利用费用相差不大，即 HFC 的离散程度不大，使得组内计算的 IFFC 较大，即表现为公平性高；而有可支付能力的家庭对卫生服务的利用没有限制，能消费较高医疗费用项目，部分有可支付能力的人却不需要卫生服务，这就使得高可支付能力组中 HFC 形成了较大差距，即 HFC 的离散程度较大，IFFC 值较小，表现为公平性差。

四、家庭灾难性卫生支出发生率及影响因素

家庭灾难性卫生支出的发生率达到 37.41%，处于较高水平，且三市（县）的家庭灾难

性卫生支出发生率差异有统计学意义。过高的家庭灾难性卫生支出发生率，意味着在家庭消费中卫生支出费用较多，家庭卫生费用相对家庭可支付能力而言比例过大，可能会影响到家庭的正常生活水平，使这部分家庭的生活质量下降甚至陷入贫困。

Logistic 回归分析影响家庭灾难性卫生支出的因素得到：人口规模、有无 60 岁以上老年人、有无慢性疾病患者、有无住院患者、家庭年收入和家庭现金卫生支出等 6 个影响因素进入到模型中，成为样本家庭灾难性卫生支出的 6 个主要影响因素。家庭中有 60 岁以上老年人、有慢性疾病患者、有住院患者和有较大家庭现金卫生支出的家庭发生灾难性卫生支出的可能性更大，是因为有 60 岁以上老年人的家庭中由于老年人体质下降容易生病和受伤且恢复能力较弱，一旦老年人出现利用卫生服务的情况，家庭需支付比年轻人更多的卫生费用；在 2012 年有住院患者的家庭卫生费用明显高于没有住院患者的家庭，所以家庭中有住院患者容易使家庭出现灾难性卫生支出；有慢性疾病患者的家庭，由于慢性疾病的特点，其对家庭、社会所带来的经济负担是显而易见的，在卫生筹资公平性的研究中，特别是家庭灾难性卫生支出影响因素分析中是否有慢性疾病患者这一影响因素通常是被纳入回归方程内的促进因素，并且有很多专门讨论慢性疾病筹资的文章，其中师菲对国内外慢性疾病的筹资渠道和各渠道的公平性研究的文章做了较全面的总结分析，认为在西方发达国家慢性疾病防治筹资渠道相对来说比较固定，而且已经形成了较为稳定的筹资机制，基本上可以支撑慢性疾病防治服务，筹资渠道主要是通过政府投入和医疗保险；在我国存在着政府投入不足，患者自付费比例过重和医疗保险系统尚不完善等问题。

五、卫生筹资渠道累进性分析

表 6-15 显示，政府卫生支出、"新农合"、商业医疗保险和家庭现金卫生支出各筹资渠道的 Kakwani 指数均小于 0，为负值，因此仅从 Kakwani 指数分析，这四种筹资渠道都是累退的。结合图 6-3 的洛伦兹曲线分析，得出政府卫生支出、"新农合"支出、家庭现金卫生支出和高支付能力人群中商业医疗保险筹资渠道是累退的结论。分析表 6-16 中 10 分位组中可支付能力的分布可以看出，可支付能力主要集中在最高可支付能力人群中，且在 10 分位组中前 9 组的可支付能力很小，也就是说，样本人群中绝大部分是低可支付能力的人，仅有近 1/10 的人群相对富裕，整个人群中贫富差距很大，这就导致了洛伦兹曲线在人口累计百分比 90%之前都处于很低的水平；另外，政府卫生支出中的部分补偿是通过卫生服务利用的形式分配给家庭的，与利用有关，在样本人群中几乎 90%的人群比较贫困，卫生服务利用会受限制，得不到补偿，从而使政府卫生支出筹资渠道累退。

"新农合"每个人筹资额相同，无论经济状况如何都相同，且几乎全覆盖，因此其集中曲线接近一条直线，这使得"新农合"筹资渠道呈现累退。

商业医疗保险筹资渠道在人群按其支付能力购买相应商业医疗保险的理想情况下，这一筹资渠道是累进的，但是由于商业医疗保险在我国正处于发展阶段，且调查的人群位于农村，人们没有购买和利用商业医疗保险的意识，导致样本人群中高支付能力组呈累退的态势。

综合 Kakwani 指数和洛伦兹曲线分析，得出政府卫生支出、"新农合"、商业医疗保险和家庭现金卫生支出筹资渠道累退的结果。也就是说，当家庭可支付能力增加时，家庭各筹资渠道卫生支出可能减少或各筹资渠道卫生支出增加的幅度小于可支付能力增长的幅度。

六、研究中存在的局限性

对于家庭经济状况的数据收集，由于卫生筹资公平性研究所收集的第一手资料均为入户调查，利用问卷回顾过去一年的各项支出和收入等信息。首先，其属于回顾性调查，可能存在一定的回忆偏倚；其次，家庭经济状况尤其是收入和支出属于敏感性问题，调查对象的回答存在不客观的可能性很大；最后，家庭支出和收入尤其是支出，一般人很难清晰地计算和回忆，使得数据收集的准确性上存在一定的差距。但总的来说，在样本量足够大的情况下，用所收集的数据来分析样本定性而非定量的卫生筹资公平性趋势是可行的。

对于政府对家庭卫生支出的数据测算，受到我国卫生政策的限制，政府对家庭的部分补助并不是均等地分配给家庭，更不是按照卫生服务需求分配，而是与居民对卫生服务的利用有关，由于经济限制的原因无法利用卫生服务的家庭是无法获得相应补偿的，这也增加了数据可获得性和准确获得数据的难度。

第四节　结论与建议

通过对×州 3 个市（县）卫生筹资公平性的调查分析显示，卫生筹资公平性总体上处于较低水平，其 IFFC 仅为 0.51，且样本地家庭可支付能力低的人群远远多于家庭可支付能力高的人群，但卫生筹资负担集中在可支付能力低的家庭中。卫生筹资不公平急需解决，因为不公平的卫生筹资对可支付能力低的家庭造成的打击是两方面的，一方面，不公平的卫生筹资使低可支付能力的家庭承担了更多的卫生费用，加重低可支付能力家庭的负担，可能使更多的家庭陷入贫困；另一方面，不公平的卫生筹资，进一步限制低可支付能力家庭的卫生服务利用。然而卫生筹资的不公平性不能仅归因于政府，参与者的参与和参与程度同样重要，因此，本研究从现场数据入手，从以下几个方面提出从参与者方面改善卫生筹资公平性的建议。

一、改变消费习惯，合理分配收入，提高生活质量，保障健康

在家庭消费构成表中可以很明显地看出，2012 年调查地区的建筑、装修费用占用了家庭中的绝大部分开支，建筑消费构成比顺位第一，达到 22.09%；装修费用构成比顺位第四，达到 10.67%。云南大部分地区，对不动产有着执着的追求，一个家庭宁愿背负巨额外债也要建造大大超出相对于家庭成员生活所需生活空间的房屋。建议加强宣传，除经济发展（如旅游业发展需要和家庭生存需要）外，削减过多的建筑和装修费用，将其用于提高生活质量和保障家庭成员健康之上。

农村每年各种礼金的支出占家庭总消费的 12.36%，顺位第三。婚丧嫁娶礼金支出逐年增长，礼金支出的项目已由过去单一的婚丧嫁娶变得复杂，逐渐使人情消费成为农村居民生活的负担，同时还造成铺张浪费。应倡导树立正确的人情消费观，减少不必要的人情开支，能在很大程度上使消费资金得到结余。

烟草开支在村民消费项目中顺位第五，构成比为 8.25%，是最应该控制和消除的部分。国家很早以前就逐步开始控烟，虽然云南省部分地区以烟草为主要经济来源，但是仅对于贫困的农村地区来说，禁烟不仅能削减开支，更重要的是不抽烟的人群比抽烟的人群患多种致命的疾病概率将会减少，从而在一定程度上减少家庭发生灾难性卫生支出的可能性。

二、构建合理的卫生筹资结构

虽然×州政府卫生支出不断增加，但是在样本人群中，33.10%的政府卫生支出和 63.81%的家庭现金卫生支出，两者的比例离政府卫生支出占卫生总费用的 70%和个人现金支出一般不应超过卫生总费用 30%的标准还有很大的改进空间。

过多的现金卫生支出，产生的原因在于不注重合理的生活习惯使得卫生服务利用增加，以及过低的社会医疗保障水平。社会医疗保险仅占家庭卫生支出的 2.28%，预付费用偏低，得到的仅仅是低水平的卫生保障，当家庭发生较大卫生服务利用时，出现过多现金卫生支出的同时，极易使家庭陷入灾难性卫生支出。因此，需要扩大政府预算卫生支出的比重，缩小居民个人卫生支出的比重。

三、增加家庭卫生筹资水平

风险统筹水平即预付制筹资渠道筹资水平，参保情况是这一水平的直接体现，在农村包括了"新农合"和商业医疗保险。风险统筹可以避免较大的家庭卫生支出负担的出现，并减少各个家庭之间家庭卫生筹资负担的差异，从而使卫生筹资公平指数增大。相反，如果风险统筹水平较低，则家庭现金卫生支出所占筹资总费用较高，不利于优化卫生筹资体系。

农村"新农合"的筹资水平较低，调查样本中，人均家庭支付"新农合"筹资额为 50元，这与烟草支出、建筑、装修支出和礼金支出相比，小得几乎可以不计。但对于绝大部分家庭来说，50 元的筹资是偏低的，对于少数贫困家庭，现有的减免贫困户的"新农合"筹资费用，使贫困户直接享有"新农合"保障的措施是有效的，对于贫困家庭来说能在很大程度上减小家庭卫生筹资负担。按照有可支付能力的理论，从卫生筹资中的纵向公平的角度，收入水平越高，拥有社会财富和经济资源越多的家庭，应该缴纳相应多的卫生费用；收入水平低的家庭，应该相应减少卫生费用的缴纳。也就是说要增加家庭"新农合"卫生筹资额，但是要在考虑到贫富差距的基础上遵循风险分担的原理，探索有差别的家庭卫生筹资额，从而增加整个社会的卫生筹资水平，同时也能更好地服从公平的原则和实现宏观再分配的职能，促进公平，减少贫富差距。

四、减少慢性疾病对家庭灾难性卫生支出的影响

慢性疾病的患病率不断增长，由于慢性疾病具有病程长、难以根治的特点，使得患者需要长时间服药来控制疾病的发展，造成了很大的经济负担，长期的卫生服务利用，使得处于低保障水平的人群尤其是贫困人群家庭现金卫生支出的增加，易导致家庭灾难性卫生支出。在卫生筹资公平性的研究中，特别是家庭灾难性卫生支出影响因素分析中，是否有慢性疾病患者这一影响因素通常是被纳入回归方程内的促进因素，受到越来越多的社会关

注。为改善卫生筹资的公平性，减小慢性疾病卫生筹资负担，应该加强政府筹资、推进社会医疗保险对慢性疾病的保障、鼓励和引导居民参加商业医疗保险、制定合理的慢性疾病诊疗收费标准，给卫生筹资降低压力。在做好慢性疾病管理的同时，更重要的是积极宣传健康生活方式，减少已有慢性疾病患者的卫生支出负担，同时，预防和降低慢性疾病的发生率。

（杨　艳　孟　琼）

第三篇　卫生资源配置公平性研究

第7章　卫生资源配置公平性研究概述

第一节　卫生资源配置公平性研究相关定义

一、卫生资源的定义及特点

（一）卫生资源的定义

卫生资源（health resources）是实现人人享有健康的载体，是开展医疗卫生服务的基本条件，也是满足社会成员基本卫生服务需求的基础。卫生资源配置状况直接影响到卫生服务水平的高低，影响居民享受健康的权力和获得健康的水平，进而影响到国家经济和社会的繁荣稳定。

卫生资源是经济资源的一种。广义的卫生资源指人类开展医疗卫生保健活动所使用的各种社会资源，是反映一定社会经济条件下国家、社会和个人对卫生部门综合投入的客观指标。广义的卫生资源包括卫生硬资源和卫生软资源两大类，其中卫生硬资源指卫生人力资源、卫生物力资源、卫生财力资源等有形资源，卫生软资源指医学科技、医学教育、卫生信息、卫生政策与法规、卫生管理等无形资源。但受软件资源量化困难的影响，卫生资源研究尤其是量化方面的研究中往往仅涉及硬件资源。狭义的卫生资源是指在一定时期内存在于卫生行业内部的各种生产要素的总和，一般指卫生人力资源、卫生物力资源、卫生财力资源和卫生信息资源。

1. 卫生人力资源　卫生人力资源（health human resources），也称卫生人力（health workforce），是指经过专业培训、在卫生系统工作、提供卫生服务的人员，包括从事医疗保健、疾病控制、卫生监督及医学科研教育的各类卫生技术人员，以及卫生行政管理人员和后勤支持人员。其中卫生技术人员包括执业医师、执业助理医师、注册护士、药师（士）、检验和影像技师（士）、卫生监督员和见习医（药、护技）师（士）等卫生专业人员，行政管理人员主要指卫生系统内从事党政、人事、财务、信息、安全保卫等行政管理工作的人员。

2. 卫生物力资源　卫生物力资源（health material resources）是指医疗卫生服务机构开展服务过程中所需要的物质资料的综合，是开展医疗卫生服务的物质基础，常用医疗卫生机构及其床位数、房屋设备、药品、器械、卫生材料等表示。

（1）医疗卫生机构：医疗卫生机构是指从卫生健康行政部门取得《医疗机构执业许可证》，或从民政、工商行政、机构编制管理部门取得法人单位登记证书，为社会提供医疗保健、疾病控制、卫生监督服务或从事医学科研和医学在职培训等工作的单位。医疗卫生机构包括医院、基层医疗卫生机构、专业公共卫生机构及其他医疗卫生机构四类。

医院：包括综合医院、中医医院、中西医结合医院、民族医院及各类专科医院和护理院等机构。

基层医疗卫生机构：包括社区卫生服务中心（站）、街道卫生院、乡镇卫生院、村卫生室、门诊部及诊所（医务室）等机构。

专业公共卫生机构：包括疾病预防控制中心、妇幼保健院、健康教育所（站）、急救中心（站）、采供血中心、卫生监督所、卫生健康部门主管的计划生育技术服务机构等机构。

其他医疗卫生机构：包括疗养院、临床检验中心、医学科研机构、医学在职教育机构、医学考试中心、统计信息中心等机构。

（2）医疗床位：常见的与医疗床位有关的指标包括编制床位数、实有床位数、实际开放总床日数、实际占用总床日数、出院者占用总床日数及病床使用率等。

编制床位数：指由卫生行政部门核定的床位数。

实有床位数：指年度固定实有床位（非编制床位），包括正规床、简易床、监护床、正在消毒和修理床位、因扩建或大修而停用的床位，不包括产科新生儿床、接产室待产床、库存床、观察床和患者家属陪护床。

实际开放总床日数：指年内医院各科每日夜晚 12 时开放病床数总和，不论该床是否被患者占用，都应计算在内。包括消毒和小修理等暂停使用的病床和超过半年的加床，不包括因病房扩建或大修而停用的病床及临时增设病床。

实际占用总床日数：指医院各科每日夜晚 12 时实际占用病床数（即每日夜晚 12 时住院人数）总和。包括实际占用的临时加床。

出院者占用总床日数：指所有出院人数的住院床日总和。包括正常分娩、未产出院、住院经检查无病出院、未治出院及健康人进行人工流产或绝育手术后正常出院者的住院床日数。

病床使用率：是反映每天使用床位与实有床位的比率，即实际占用总床日数与实际开放总床日数之比。

（3）房屋及基本建设：房屋建筑面积指单位构建且拥有产权证的房屋建筑面积，但不包括租房面积。

租房面积：指医疗卫生机构使用的无产权的房屋建筑面积，无论其是否缴纳租金均计入租房面积。

业务用房面积：医院包括门急诊、住院、医技科室、保证系统、行政管理和院内生活用房的面积；基层医疗卫生服务机构包括医疗、预防保健及行政后勤保障用房；专科疾病防治院包括医疗、医技、疾病控制及行政后勤保障等用房面积；妇幼保健机构包括医疗保健、医技及行政后勤保障等用房面积；疾病预防控制机构包括检验、疾病控制及行政后勤保障等用房面积。

（4）医疗设备：设备数指实有设备数，即单位可供调配的设备，包括安装的和未安装的设备，不包括已批准报废和已订购但尚未运抵单位的设备。

万元以上设备：指医疗设备和后勤设备等在内的全部万元以上的设备。

大型医疗设备：指医疗卫生工作中使用的技术复杂、资金投入量大、运行成本高、对医疗费用影响大且纳入目录管理的大型医疗器械。大型医用设备目录由国家卫生健康委员会定期公布执行，国家按照目录对大型医用设备实行分级分类配置规划和配置许可证管理。

大型医用设备目录分为甲、乙两类，分别由中央和省级负责配置管理。甲类大型设备是指资金投入巨大，使用费用很高，技术要求特别严格的大型医疗器械，包括重离子放射治疗系统和质子放射治疗系统、正电子发射型磁共振成像系统（PET/MR）、高端放射治疗设备及首次配置的整台（套）单价在 3000 万元人民币以上的大型医疗器械。乙类大型设备包括 X 线-正电子发射计算机断层成像仪（PET-CT）、内窥镜手术器械控制系统、64 排及以上计算机断层扫描仪（CT）、1.5T 及以上磁共振成像系统（MR）、伽马射线立体定向放射治疗系统、直线加速器及首次配置的整台（套）单价在 1000 万～3000 万元人民币的大型医疗器械。

3. 卫生财力资源　卫生财力资源即卫生费用（health expenditure），广义的卫生费用是指一定时期内为保护人群健康直接或间接消耗的社会资源，包括一切人力、财力、物力的消耗，用货币来计量。狭义的卫生费用是指在一定时期内为提供卫生服务而直接消耗的经济资源。通常所指的卫生费用是指狭义的卫生费用。

卫生费用的来源包括政府、个人及社会对卫生系统的投资及付费。按照卫生费用筹集方式的不同，卫生费用分为公共支付的卫生费用和个人支付的卫生费用。

卫生总收入指医疗卫生机构为开展业务及其他活动依法取得的非偿还性资金，包括医疗收入、财政补助收入、科研项目收入、上级补助收入及其他收入。其中医疗收入是指医疗卫生机构在开展医疗服务活动中取得的收入，包括挂号收入、床位收入、诊查收入、检查收入、化验收入、治疗收入、手术收入、卫生材料收入、药品收入、药事服务费收入、护理收入及其他收入等。

卫生总支出则指单位在开展业务及其他活动中发生的资金消耗和损失，包括医疗业务成本/医疗卫生支出、财政项目补助支出/财政基建设备补助支出、科教项目支出、管理费用及其他支出。其中医疗业务成本/医疗卫生支出指医疗卫生机构在开展医疗服务及其辅助活动发生的各项费用，包括人员经费、耗用药品及卫生材料费、固定资产折旧费、无形资产摊销费、提取医疗风险基金及其他费用。

国际上分析各国卫生费用常用的指标包括人均卫生费用和卫生总费用占国内生产总值（GDP）的比例。其中人均卫生费用反映了一个国家或地区卫生费用的人均水平，是分析与评价不同国家或地区人群卫生费用公平性的一个重要指标；卫生总费用占 GDP 的比例反映了一定时期内国家对卫生事业的资金投入力度，以及政府和全社会对卫生和居民健康的重视程度。

4. 卫生信息资源　卫生信息资源是指医疗卫生领域内经过人类开发与组织的所有信息内容及其载体本身。狭义的卫生信息资源主要是指卫生信息软资源，是卫生系统内所有的卫生信息内容，如国家卫生政策法规信息、社会医疗保障制度信息、公共卫生信息、基本医疗信息、药品器械信息、卫生服务价格信息、健康教育信息、健康状况信息等。广义的卫生信息资源除上述内容外，还包括卫生信息硬资源，如与信息相联系的卫生信息设备、人员、系统和网络等。卫生信息系统获取各类与健康相关的数据，以不同的形式进行存储，提供给有关人员和机构查询和使用，为政策制定、疾病监测和预警、行业规划、培训学习、系统管理、疾病预防、科学研究等提供不同的信息支持。

（二）卫生资源的特点

卫生资源在使用上有以下特点：①有限性，即社会可能提供的卫生资源与人们卫生保健实际需要之间总有一定的差距；②多样性，即人们的卫生保健需求具有多样性、随机性和差异性，卫生资源的使用必须适应不同的需求，因此卫生资源必须投向诸如医疗、预防、妇幼保健、计划生育、环境保护、医学教育、医药科研、药品器械生产等方面；③选择性，由于卫生资源的有限性和人们卫生保健需求的多样性，所以卫生资源在实际使用过程中总是被有选择性地投入到某个卫生服务领域，而不是在所有卫生服务领域内平均分配。

二、卫生资源配置的定义

卫生资源作为社会资源的一种，具有资源的稀缺性特点，因此，如何将有限的卫生资源更加合理、公平地配置，使其效率最大化，对一个国家或地区人民健康水平的提高具有重要意义。卫生资源配置（health resources allocation）是指卫生资源在卫生行业（部门）内或区域之间的分配与转移。卫生资源配置包含了两层含义：①卫生资源的分配，也称为初配置，是对卫生资源的增量进行分配，如每年计划引进的人力和技术、计划投入的卫生经费、计划新增的医疗设备和新建的房屋等；②卫生资源的转移（流动），也称为再配置，是对卫生资源的存量进行调整，是指通过对原有卫生资源进行重新分配，改变不合理的现状，达到效率最高、配置最优的目的。

在卫生资源的配置过程中，应坚持卫生资源配置与国民经济和社会发展相适应的原则、效率与公平兼顾的原则、成本效益原则和重点倾斜兼顾全局的原则。卫生资源配置的主要手段包括：以政府的指令性计划和行政手段作为卫生资源配置主要手段的计划方式；通过市场机制来实现卫生资源在总量和结构上配置的市场方式；将计划调节与市场调节有机结合的配置方式。卫生资源配置的主要方法有卫生服务需要量法、卫生服务需求量法、服务目标法及卫生资源与人口比值法等。

卫生资源在总量和结构上的合理配置，可以使卫生服务的提供同时满足有效性和经济性，使所提供的卫生服务既能够解决居民的健康问题，同时卫生资源能够得到充分和高效率的利用，达到卫生资源的优化配置。因此，卫生资源的配置状况可用卫生资源的配置总量和配置结构来表示。其中，卫生资源的配置结构包括：①纵向结构，指卫生资源在不同层级之间的配置；②横向结构，指不同类别卫生资源的配置比例及卫生资源的地区结构、专业结构，以及人力资源的职业结构、学历结构、职称结构和年龄结构等。如卫生人力资源配置的数量指标可以用绝对数和相对数表示，绝对数表示卫生人力的实际拥有量，相对数则是为了表示和比较不同时期、不同地区的卫生人力水平。为便于比较，通常使用相对数，常用每千（万）人口某类卫生技术人员数或每名某类卫生技术人员服务的人口数表示。卫生人力资源配置的结构指标用于反映卫生人力资源的质量及分布的适宜性，包括年龄结构、专业结构、学历结构、职称结构、地区结构（城乡分布）、服务层级结构等。

卫生资源配置的评价主要分为效率评价和公平性评价，效率评价主要包括系统效率、配置效率和技术效率的评价，而公平性评价则主要通过基尼系数、泰尔指数等模型进行评价。

三、卫生资源配置公平性的定义

卫生资源配置的目标是优化卫生资源配置结构，实现卫生服务供需平衡，达到卫生资源配置效率和效益最大化。卫生资源配置的公平性是指构成卫生资源的各要素在某一区域内适应居民对不同层次卫生服务的需要和需求所达到的某种组合形式，即按需分配卫生资源，使卫生资源既能充分有效地利用，又可使该地区的居民能得到应有的卫生服务（包括卫生服务的数量、种类及质量）。卫生资源配置的公平性包含两方面的含义：水平公平性和垂直公平性。水平公平性（horizontal equity）是指有相同需要的社会成员应该得到相同的卫生资源；垂直公平性（vertical equity）是指不同需要的社会成员可以得到适当不同的卫生资源。卫生资源配置的公平性应当是在承认社会成员享有的卫生资源存在差别的前提下，尽可能地缩小这种差距。

四、卫生资源配置公平性研究的重要意义

随着社会经济的发展和科技的进步，卫生事业发展的经济、体制和社会环境都发生了深刻的变化，人们对医疗卫生服务的要求也越来越高。如何利用有限的卫生资源，满足人们的卫生服务需求，实现卫生服务的公平与效率，卫生资源配置成为主要的手段。

目前我国卫生服务系统尚未完全满足群众获得基本卫生保健服务的需求，仍存在着卫生投入总量不足、卫生资源分配不均衡、卫生资源配置不公平及资源利用效率低下等诸多问题，制约了我国卫生事业的发展和人群健康水平的提高。卫生资源是卫生部门为社会提供卫生服务的基础，是开展卫生服务活动的基本条件，因此，卫生资源配置公平性，是实现卫生服务提供公平性、卫生筹资公平性和健康公平等卫生服务公平性的基础。卫生资源配置公平有利于将有限的资源投放到最需要的人群中，确保脆弱人群基本卫生服务的可及性和公平性。

因此，积极开展卫生资源配置公平性研究，一方面有利于维护社会的公平与正义；另一方面能够发现资源配置中存在的问题及其影响因素，探讨提高卫生资源配置公平性和合理性的措施与途径，为政府制定区域卫生规划和优化卫生资源配置提供参考建议，进而促进提高卫生资源配置水平和医疗服务水平，以最大限度地满足居民医疗卫生服务需求，促进卫生事业健康持续发展。

第二节　卫生资源配置公平性评价理论及方法
一、基于经济学方面的公平性理论

对于公平性的讨论，一般都基于社会伦理框架。公平性（equity）即公正，是指一种平等的机会，表明社会机会的分配以个人需要为导向，而机会人人均等。它不同于平等性（equality），平等是指每一个社会成员能获得等量的社会服务，并不考虑实际上个体的不同需要。

从经济学的角度来看，按照卡尔耶的说法，公平是与个人偏好无关的一组社会规范。所谓公正只保证社会经济资源公平的配给形式，而不关心达到这种形式所耗费的成本。所以，这就产生了公平与效率之间的矛盾。虽然目前还没有一种大家公认的公平理论，但代表性的有以下几种。

马克·布劳格：效用主义（utilitarianism），也可称为功利主义，盛行于19世纪。该理论认为，社会最优等同于社会中所有人效用总和的最大化，将社会福利函数定义为个人效用的总和。之后，杰里米·本瑟姆（Jeremy Bentham）发展了效用主义模型，认为个人效用原则上可用基数衡量，并能够在人与人之间进行比较。用基数衡量的定量分析效用的方法已被现代主流理论所摒弃，效用主义的社会成员界定存在一定问题，并且没有考虑到负外部性的存在对社会总体福利的影响。

1971 年，约翰·罗尔斯从另一个角度提出了社会公平的概念。在他看来，社会选择必须是公平的，做出选择时在极大极小原则下，我们要假设自己是情况最糟糕的人。而追求分配公平就是要改善社会上最糟糕的那些人的福利水平，使他们效用最大化。因此，社会福利函数定义为社会上景况最差的人的福利水平。罗尔斯理论存在一个"无底洞"的麻烦。阿罗曾给出卫生保健方面的一个例子，他指出如果按照极大极小原则，医疗治疗只能够使人们生存而没有一点满意可言。

罗伯特·诺兹克提出了一种强调自由的权利理论（libertarianism）。他的出发点为自然权利意味着自由约束的必要性。任何社会组织形式都应禁止对他人的强制行为，所有人都有权参与自愿交易和不受强制，应承认财产权，人们有权持有任何通过自愿交易获得的财产。在这些公平原则下，国家存在应该最小化，除非个人自愿接受，否则政府的强制资源分配是逾越公平的。这隐含着市场机制能够提供公平的分配结果。但是，有时候牺牲部分权利却能够带来效率的提高。保利举例，如果向公众宣传危险药物知识的成本过高，可以通过简单限制一些潜在危险药物的可获得性，就能显著提高效率。

还有一种平等主义（egalitarianism）的存在，以马克思主义理论的观点为核心，强调"根据需要分配"（distribution according to need）才是公平，同时也认同应该按照个人的支付能力来进行配给。

二、卫生资源配置公平性的评价体系

卫生资源配置公平性是公正、平等地分配各种可利用的卫生资源，使整个人群都能有相同的机会从中受益。即相同的卫生保健需要有相同的卫生服务可及性，相同的卫生需要应该获得相同的卫生服务利用。对卫生资源配置公平性的评价，通常从卫生人力资源、卫生物力资源和卫生财力资源 3 个主要方面进行，比较公认的方法包括：变异系数、基尼系数、泰尔指数、阿特金森指数、集中指数等，其中基尼系数和泰尔指数是目前公平性研究中使用较多的评价方法。

通过对卫生资源配置公平性的文献研究发现，研究者常选用的卫生资源配置公平性评价指标主要有以下几类：①机构数，机构的数量及分布决定着患者就医的便利性和可达性；②卫生人力，包括卫生技术人员、执业（助理）医师、注册护士等，卫生技术人员决定了治疗和护理患者的能力高低；③床位数，床位数量决定了医疗机构能容纳患者的数量；④设备数量和价值；⑤卫生财政补助，又称卫生经费投入。卫生资源配置公平性评价体系见图 7-1。

三、国外卫生资源配置公平性研究方法

国外发达国家虽较早开始卫生资源配置公平性的研究，但不同国家之间或同一国家的不同地区间卫生资源的分布仍然存在较大的差异，卫生资源配置的不公平性仍然是众多国家所必须面临的重要卫生经济学问题。特别是 20 世纪 90 年代以来，为了更好地实现卫生服务的可及性和公平性，越来越多的国家开始重视卫生资源配置的公平性。

卫生资源配置是一项复杂的系统工程，不仅涉及卫生机构、卫生人力资源、卫生经费

等，同时与管理体制、经济状况、社会发展、文化及人群的卫生服务需求都存在密切的关系。国家的卫生体制不同，资源配置的情况也大有不同，研究方向、方法也不尽相同。根据国外相关文献，可将卫生资源配置公平性评价方法分为以下几种。

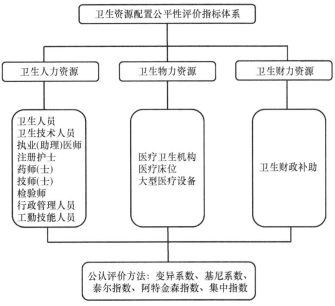

图 7-1　卫生资源配置公平性评价体系

1. 根据需方选择来评价卫生资源配置的公平性　Phnip 首次运用基尼系数有效评价卫生资源分布公平性，为评价卫生资源配置公平性提供了有效的方法；Williams 认为由需方决定选择何时、何地去进行医疗，自主权在于需方，利用 Grossman 模型进行分析，强调患者对选择卫生服务有绝对的权威性，以此来进行卫生资源的分配与利用。Zweifel 等在需方选择的前提下，把选择分为两步，第一步是患者的选择权，患者有权决定普通门诊还是专家门诊，第二步则是医师的决定权，医师在进一步治疗和采用何种治疗中有绝对的权威，以此来评定卫生资源的利用效率。Waters 对厄瓜多尔地区医疗卫生服务和卫生资源配置的公平性及造成不公平的原因进行了研究。

2. 按不同地区的医疗等级建立配置公平性的计量模型　Rocha 等认为人们对卫生服务的需求是无止境的，但是卫生财力资源是有限的，不可能无休止地满足人们对卫生服务的需求。为确保公平，他们提出了一个新的方法，通过计算人均卫生费用与地区卫生需求之间的相关系数，划定不同地区医疗等级来合理分配有限的卫生资金。Wagstaff 把公平作为首要考量和第一原则，应用各种评价社会公平的公式，研究了卫生效益与卫生成本在社会卫生资源中所占的比重。van Doorslaer 和 Jones 等学者对欧洲各国健康和卫生的公平性进行分析时，发现不公平现象在欧洲各国都存在，越是富裕的人群，其健康程度和享受的卫生服务越多，其中不公平状况最突出的是葡萄牙。van Doorslaer 等学者对比分析了经济合作与发展组织的 21 个国家医师配置公平程度，他指出近一半的国家医师利用存在贫富阶层的不平等现象；其中美国和墨西哥的医师配置最倾向富人，其次为芬兰、葡萄牙和瑞典；其中专科医师的配置在富裕人群和贫困人群之间差别明显，而普通全科医师则没有明显的差别。

3. 应用统计模型分析卫生系统公平性 Culyer 和 van Doorslaer 认为公平性最为重要，并对卫生成本和效益在社会公平的各种指标中所占的比例做了分析。Dolan 和 Tsuchiya 运用实证研究中常用的加权法，量化了患者在经济公平系统评价中所处的重要地位，总结了影响卫生服务公平性评价的因素是患者的年龄、健康状况潜在的改善能力、病情，吸烟与否等 7 个指标。Collerton 运用经济模型探讨了不同年龄人群之间的卫生公平程度。Asante 通过分析卫生资源配置硬件来考虑公平性，他对加纳的有关数据进行统计分析得出，卫生人力资源、资金和捐助者都对卫生公平有相当大的影响，但是不透明的制度是阻碍其发展的关键因素。

4. 居民收入、经济地位与卫生资源配置的关系 Chaudhuri 等用非线性回归模型分析了越南 1999~2002 年医疗费用自付水平改变与公平之间的关系得出，根据自付比例递减原则，当患者达到一定的医疗费用后，可以不再支付医疗费用而同样能够得到治疗，这样做的直接后果是低收入者不能享有更高的卫生服务。Amartya 在 2002 年进行的卫生资源配置机制研究中认为卫生资源配置的公平并不等于卫生资源的平均分配，他认为解决卫生资源配置不公平的问题，应该是先由政府保证全体居民能平等地获得基本的卫生资源后，再通过市场机制调节资源配备，让有限的卫生资源流向最合适的人群。

5. 应用居民质量调整生命年来衡量卫生资源配置的公平程度 Bleichrodt 和 Jason 等将患者治愈的情况表达为质量调整生命年，比较治愈情况，看何种医疗更好，其目的是为了尽量避免花冤枉钱，并排除因经验主义而犯错误的可能。

四、我国卫生资源配置公平性研究方法

我国的卫生资源配置也存在着明显的地区差异及城乡差异，卫生资源配置不公平状况由来已久，但我国真正意义上的卫生资源配置公平性研究起步较晚，直至 20 世纪 90 年代以来，我国学者对卫生资源配置公平性的关注才开始逐渐增多。目前，国内就此问题从理论与实践两方面进行了许多研究与探讨，就提高卫生资源配置公平性的原则、手段、途径、方法等理论问题的研究取得了许多积极成果，自 1990 年以来，国内相关文献大致归为以下几类。

1. 从医疗资源使用效率和公平性两者之间关系对卫生资源配置公平性进行研究 卞鹰等认为社会、经济、人口等因素都会制约资源的合理配置，同时资源配置的市场调节和计划调节各有利弊，应将两者有机结合，取长补短。而从长远来看，则应进行卫生系统的全行业管理，同时以区域卫生发展规划作为指导，方能使卫生资源配置在不同的地区和历史时期达到相对的合理。宋沈超等以省为单位计算我国 1990—1999 年医师、护士、病床三者的基尼系数得出，三者中护士分布的公平性最差。张鹭鹭等应用计量经济学方法，通过对某市全部县及县以上 22 所医院供给医疗服务的现况调查，对医疗供给的能力、技术效率、配置效率、配置公平性之间的相互作用进行系统的实证研究，研究提高医疗机构的可持续发展能力。唐缪等利用模糊综合评估方法，评估了我国卫生资源配置的标准，得出我国卫生行政部门调配能力相对不足，需要进一步加强。

2. 通过卫生筹资公平性、居民健康公平等不同的视角对卫生公平性进行分析论证 杨红燕运用基尼系数、洛伦兹曲线等分析工具，分别从筹资公平、服务提供公平和健康公平3 个方面对我国城乡居民健康公平问题进行了定性与定量分析，得出"新农合"制度的开展显著降低了城乡卫生服务筹资的基尼系数。应晓华等在我国卫生服务筹资公平性研究中提出，贫富差距的增大和医疗保障体制的弱化，导致居民卫生服务筹资越来越不公平。李晓燕等利用黑龙江省林甸县和呼兰区 607 户农村居民的调查数据，对黑龙江省"新农合"制度公平性进行研究，结果表明：在健康公平性和卫生服务利用公平性方面，"新农合"参加组居民优于未参加组；在卫生筹资公平性方面，未参加组居民优于参加组，说明合作医疗资金筹资制度设计仍没有实现垂直公平。彭志丽等认为我国在配置卫生资源方面存在的一个主要问题是如何将筹集到的卫生资源进行公平、有效的分配，我国农村缺乏卫生资源，而城市的卫生资源过于集中，需要政府进行宏观调控，合理、有效配置卫生资源，从而促进卫生事业的协调、持续发展。

3. 从卫生政策、政府投入等在医疗资源配置中的作用对公共卫生的影响进行分析　柏高原等认为在配置卫生资源方面，卫生政策法规能够发挥基础性作用，对卫生资源的配置进行确认、分配及协调，面对我国卫生资源配置不公平与低效率的状况应当通过调整卫生政策法规来更加公平、高效地配置卫生资源。杜玉辉从法制视域入手来探讨医疗卫生资源配置公平性的问题，并试图从法制化的角度建立公平的医疗卫生资源配置制度。徐印州等从我国公共卫生支出的对象、范围和分类等方面深入探讨了公共财政支出在医疗资源配置中的重要作用。安体富论述目前我国政府在公共卫生服务方面的缺位问题，并提出完善我国公共财政支出的相关建议和对策。

4. 从医疗机构改革的角度分析卫生资源的合理配置　崔红华认为我国公共医疗资源在医疗机构布局、医疗卫生条件改善、医疗卫生人力资源输送及政府财政支出等方面都存在很多不足，因此强调，政府应强化其在公共医疗资源供给问题上的主体责任，改善供给手段，以解决民众"看病贵，看病难"问题。杜乐勋提出政府行政权和国有产权两权分开、国有出资人产权和法人产权两权分离，完善医院现代治理结构，真正实现法人实体所有权和经营权的分离，是国有医院现代产权制度建设的重要内容。李国庆和徐连英提出医院实行产业化经营，而必要条件就是产权制度的彻底改革。张英认为医院产权制度改革的模式应多样化，不能简单地强调某种模式最好，而应该综合考虑各种因素，因院制宜。

5. 对卫生总费用、医疗费用进行定量分析　周侃认为对卫生总费用进行研究能反映、分析和评价卫生资金的筹集、分配与使用及资金使用的效率、效果和社会影响，力求用最小的资金消耗与资金占用，实现最大的卫生保健。在此基础上，杜乐勋等通过回顾卫生总费用核算，研究从概念引入、立项和评估、直到成为政府行为的发展历程，分析中华人民共和国成立以来我国卫生总费用的核算结果和政府卫生支出情况，认为政府对卫生的投入应该明确卫生事业的福利性和公益性，进一步提高卫生发展观念的科学性。何平等利用主成分回归统计分析，对卫生费用、卫生人力资源、住院时间、药物和仪器检查费用、人口寿命等 5 个主要成分进行分析，得出要提高医疗资源的使用效率，费用控制是关键。何平平从生产函数出发，利用最小二乘法建立了一个卫生总费用增长因素的计量经济模型，并利用中国 1978～2003 年数据进行实证分析，结论为：经济增长是中国卫生总费用增长的最主要因素。

6. 从伦理学角度讨论卫生资源公平配置问题　刘激扬等从伦理学角度讨论了在公共

卫生资源公平配置过程中，政府在保障个人基本权利及其公平性的同时，也要保障个人的健康权利及其公平性，鉴于此，政府的责任在实践层面就体现为：制度的道德化与责任的制度化。峗怡运用"合理问责"的伦理学分析框架探讨了新医改背景下我国卫生资源分配的公平性问题，认为卫生资源分配趋向的公平需要有以决策部门有效执行力为基础的综合性改革，同时取决于在合乎公平道义的前提下，决策部门是否能够推行公开透明、公众参与及问责监督的机制，并是否能够明确资源分配的标准及优先分配的项目。

国外研究的特点基本都是从微观的角度进行细致的分析，从卫生服务的某一个层面进行剖析，如从需方角度，或者从各个年龄组等，并且利用经济模型，对指标进行量化，进行定量的分析。这一方面，既能得到确切真实的数据，客观地反映实际卫生资源利用的效率，又可以避免经验主义的错误；另一方面，从微观角度分析可以针对具体的案例和情况，对切实有效的改善卫生资源的配置情况，提高其公平程度具有实际意义。但是对于卫生资源配置的宏观方向把握不够，缺少大局观，对卫生政策的制定和发展的意义相对较小，只对具体的规章制度和实际操作有指导意义。

综合分析国内研究情况，主要集中在效率与公平、卫生总费用的增长等各个大方面的公平程度，同时也利用一些经济模型和经济评价指标，主要从经济效益的好坏分析卫生资源的配置情况，这对卫生体制的改革和卫生发展方向的制定都起到了至关重要的作用。新医改也强调了卫生服务公平的重要性，但是对卫生公平的最终目的指向性不强。加强卫生公平，不仅仅是对公平概念的强调，更重要的是降低医疗费用，使卫生资源能够为大众更好地服务，达到提高人民健康的目的，这才是强调卫生公平的核心意义。

第三节　卫生人力资源配置公平性研究

卫生人力资源公平性的研究，国外始于 20 世纪 30 年代，成熟于 80 年代。国内起步虽比较晚，但也已经取得了一些研究成果。不过目前已有的国内外研究，对于卫生人力素质的差异性都缺乏理论与实证方面的讨论。

一、人力资源理论的发展

人力资源也称为人力资本，是指蕴含于人自身中的各种生产知识与技能的存量总和。正式阐述人力资本概念，并奠定理论研究基本方向的，是亚当·斯密的《国富论》，其中关于劳动分工的论述可谓是西方人力资本理论的学术源头。古典政治经济学发生危机之后，马克思在《资本论》中的劳动价值论更是发展出了对人力资本创造价值及自身形成的独特理论体系。但是，直到 20 世纪中叶，西方人力资本理论才得以正式形成并广泛传播。

索罗在哈罗德-多玛经济增长模型基础上，加入了"技术进步"因子。第二次世界大战后，丹尼森使用若干国家经济增长数据对模型进行计量研究，发现了各国经济增长中除了物质资本与劳动投入量的贡献之外，还有不能够解释的"增长剩余"，这表明不应该把劳动力投入单纯视为量的增加而不考虑质的改进。同时，基于一些发展中国家经验数据和统计资料为基础的贫困问题的研究，教育和培训等人力资本方面的投资是发展中国家个人财富和收入及其分配的主要决定因素，个人的收入分配格局与教育程度具有某种相关性。于是，人力资本理论被逐渐应用到各项经济社会分析中去。

现代西方人力资本理论正式建立之后，有三位代表性人物对其做出了重要贡献。第一位是舒尔茨，他是人力资本理论的开创者。他通过对"增长剩余"的思考，批判了传统经济学对资本同质性的假设，明确提出了人力资本的概念。他将人力资本投资分为五大类，包括医疗保健、在职培训、正式教育、成人学习项目及就业迁移，并对各项资本形成，特别是教育资本的构成、计量方法和问题等进行了大量理论和经验实证考察。另外，他指出经济发展过程中人力资本投资收益率要高于物质资本收益率，注意到人力资本产权对于分析研究企业制度安排的重要意义。

第二位是为现代人力资本理论的形成、发展做出贡献的加里·贝克尔，他是人力资本理论基本构架的建造者。他为人力资本理论提供了坚实的微观经济分析基础，并以人力资本收入函数来确定劳动收入分配关系。他对正式教育、在职培训及家庭在人力资本形成和人力资本投资决策方面的行为进行了详尽的理论和经验分析。他试图使用人力资本理论来广泛地对一些社会经济问题进行解释，让人力资本理论成为"生活中的经济学"。

第三位是雅各布·明塞尔，如果严格以时间而论，那么其实他对人力资本研究要早于其他二人。1958年，雅各布·明塞尔发表了题为《人力资本投资与个人收入分配》的论文，首次创立了个人收入与其接受培训量之间相互关系的经济数学模型。在此基础上，他提出了人力资本挣得函数，明确地将人力投资区分为学校教育投资与学校教育投资后的投资（如在职培训）两部分，并用教育年数和工作经验年限来表示这两种变量。这样通过建立一种多元函数，可以分别对教育投资收益率、职业培训收益率及净投资期等进行求解和估计。这对于更全面系统地考察人力投资与收入分配之间的内在联系具有重要理论与经验分析意义，它随后成为这一领域广泛使用的方法。

在此之后，人力资本理论在经济增长理论、发展经济学、人经济学、劳动经济学、教育经济学、卫生医疗经济学等经济研究的各个领域得到广泛应用。

二、国外卫生人力资源公平性研究

对于卫生保健部门人力资源的分布问题，最重要的早期工作是由李和琼斯完成的，他们研究了决定医学上对卫生人力资源需求量的问题，通过计算人群中患病的概率间接得到完成所需医疗程序必要的医师数目。这个理论包含以下假设：①只具有两种生产要素，医师和一定量的资本品（或设备），且没有其他投入能替代医师投入；②卫生保健服务的供给不存在技术进步；③给定某一人群疾病的资料，使用该人群的医疗程序的数量是固定的；④提供给公众的人力资源，是由公众需求决定的；⑤医师是决定公众需要的合适主体；⑥不考虑各种不同投入的价格和成本。

富克斯首先批评前3点假设的不合理性，认为随着新技术的不断出现，提供卫生保健服务的最优生产组合也在不断变化，单一固定不变的技术是不可能的。另外，在治疗一个确定的疾病时，也可能选择其他替代方案，因为这样的技术选择部分取决于患者的价值观。

对于第4点和第5点假设，莱茵哈特总结了卫生保健市场的两个主要缺陷：①医学院校与教学医院能用实质上的自主权控制医师供给的规模和结构；②经过培训的医师几乎能完全控制他们为患者提供的卫生保健服务的数量和构成。医师与各类机构院校出于自身利益最大化的目标，往往会控制患者应用较高的卫生保健服务的需要量，而这往往与公众自身的需求相背离。

波利针对最后一条假设指出，忽略成本问题，只有在不存在资源稀缺的情况下才能够讨论。

纽毫斯致力于研究卫生人力资源的区域分布问题。通过考察在 1970 年和 1979 年美国各州所有医师在不同规模城镇分布的统计数据，他们得出：①在给定一个专科内，大城市更可能拥有专家；②随着专科发展，竞争加剧，相关专家会逐渐向更小城镇扩展。

厄恩斯特和耶特指出对医师区域分布模式的回归分析显示，该模式对医师的净收入并不敏感，而对类似人口数量、人均收入等指标比较敏感。

米尔斯及汉密尔顿更深入地探讨了医师区域分布模式还对特定地区反映生活质量的变量（如人口数量、受教育程度，以及人口的种族构成等）比较敏感，但这些变量可以在一定程度上解释该地区的医师存量，却不能有力解释进入该地区的医师流量。

福斯特和戈尔分析了联邦政府政策及其对医师地区扩散的影响。此外，博尔达尔就加拿大魁北克省的医师初次开业地点的选择构造了一个效用最大化模型，对这一模型的经验估计表明，预期的多种地理因素及相当高的价格和收入弹性的影响是存在的。所以，对在偏远和闭塞地区工作的医师进行收入补偿，对医师初始区域分布有重大影响的偏远地区的全科医生增加了 16% 以上，闭塞地区的全科医师增加了 10%。

魏茨曼等采用洛伦兹曲线、基尼系数和泰尔指数衡量斐济各级医师、护士和所有卫生工作者分布的不平等程度，发现省级卫生工作者的分布较区级存在更大的不平等，尤其是医师的分布。

三、我国卫生人力资源公平性研究

我国对卫生资源配置及其公平性的研究大致可分为 3 个阶段：①1980—1990 年，研究起步阶段。1982 年，江苏、吉林两省的卫生人力资源需求量预测开启了我国卫生资源配置方面的研究。②1990—2000 年，全面系统研究阶段。丁汉升和胡善联首次对我国各省 1978—1989 年医师、护士和床位资源分布公平性进行了研究。③2000 年以后，研究高潮阶段。此后我国卫生资源配置公平性的研究内容逐渐全面，研究成果数量剧增。

（一）国家层面的卫生人力资源配置公平性分析

卫生人力资源配置情况是否合理，主要是针对卫生技术人员、执业（助理）医师、注册护士等进行研究。表 7-1 显示，1949—2014 年，我国各区域每千人口拥有卫生技术人员数、执业（助理）医师数、注册护士数量不论是城市还是农村都呈现明显增加趋势，表明我国正逐步加强卫生人力资源建设。但在城市与农村的对比当中，清晰地显现出无论是卫生技术人员还是执业（助理）医师或是注册护士，每千人口拥有的数量均是农村低于城市，且差距较大，这提示我国在卫生人力资源投入建设时应考虑对农村地区的重点投入。

表 7-1 我国 1949—2014 年每千人口拥有卫生技术人员数统计

年份	卫生技术人员（人）			执业（助理）医师（人）			注册护士（人）		
	合计	城市	农村	合计	城市	农村	合计	城市	农村
1949	0.93	1.87	0.73	0.67	0.70	0.66	0.06	0.25	0.02
1955	1.42	3.49	1.01	0.81	1.24	0.74	0.14	0.64	0.04
1960	2.37	5.67	1.85	1.04	1.97	0.90	0.23	1.04	0.07
1965	2.11	5.37	1.46	1.05	2.22	0.82	0.32	1.45	0.10
1970	1.76	4.88	1.22	0.85	1.97	0.66	0.29	1.10	0.14
1975	2.24	6.92	1.41	0.95	2.66	0.65	0.41	1.74	0.18
1980	2.85	8.03	1.81	1.17	3.22	0.76	0.47	1.83	0.20
1985	3.28	7.92	2.09	1.36	3.35	0.85	0.61	1.85	0.3
1990	3.45	6.59	2.15	1.56	2.95	0.98	0.86	1.91	0.43
1995	3.59	5.36	2.32	1.62	2.39	1.07	0.95	1.59	0.49
1998	3.64	5.30	2.35	1.65	2.34	1.11	1.00	1.64	0.51
1990	3.64	5.24	2.38	1.67	2.33	1.14	1.02	1.64	0.52
2000	3.63	5.17	2.41	1.68	2.31	1.17	1.02	1.64	0.54
2001	3.62	5.15	2.38	1.69	2.32	1.17	1.03	1.65	0.54
2002	3.41	—	—	1.47	—	—	1.00	—	—
2003	3.48	4.88	2.26	1.54	2.13	1.04	1.00	1.59	0.50
2004	3.53	4.99	2.24	1.57	2.18	1.04	1.03	1.63	0.50
2005	3.50	5.82	2.69	1.56	2.46	1.26	1.03	2.10	0.65
2006	3.60	6.09	2.70	1.60	2.56	1.26	1.09	2.22	0.66
2007	3.72	6.44	2.69	1.61	2.61	1.23	1.18	2.42	0.70
2008	3.90	6.68	2.80	1.66	2.68	1.26	1.27	2.54	0.76
2009	4.15	7.15	2.94	1.75	2.83	1.31	1.39	2.82	0.81
2010	4.39	7.62	3.04	1.80	2.97	1.32	1.53	3.09	0.89
2011	4.61	6.68	2.66	1.83	2.62	1.10	1.67	2.62	0.79
2012	4.94	8.54	3.41	1.94	3.19	1.40	1.85	3.65	1.09
2013	5.27	9.18	3.64	2.04	3.39	1.48	2.04	4.00	1.22
2014	5.56	9.70	3.77	2.12	3.54	1.51	2.20	4.30	1.31

数据来源于《2015 中国卫生和计划生育统计年鉴》

林金银研究指出，2002—2013 年我国床位、医师和护士资源人均拥有量呈逐年增长趋势，2010 年后增长速度较为明显；2002—2013 年我国床位、医师和护士 3 项卫生资源人口配置基尼系数均小于 0.20，且呈逐年下降趋势，卫生资源人口配置公平性较好。

张楠针对全国的卫生资源配置研究显示，2007—2011 年我国总体及东中西部地区卫生资源人均拥有量呈递增趋势，医师和护士资源千人口拥有量均为东部地区最高，中西部地区低于全国平均水平；床位资源千人口拥有量于 2009 年后西部地区逐渐超越东部地区。2007—2011 年我国全国及东中西部地区卫生资源人口配置泰尔指数呈递减趋势，2010 年后卫生配置公平性明显好转，3 项卫生资源配置公平性从高到低依次为床位、医师和护士，床位和护士资源配置公平性中部好于西部，中部卫生资源配置高于全国水平；2009 年之后东部地区医师资源配置公平性明显改善。2007—2011 年我国医师和床位配置不公平主要受地区内部差异的影响，护士资源受地区内及地区间双重因素的影响。

（二）区域层面的卫生人力资源配置公平性分析

1994 年丁汉升和胡善联首次以省为单位，运用基尼系数和洛伦兹曲线相结合的方法对 1978—1989 年我国各省市卫生资源分布的公平性进行研究。从此之后，我国学者纷纷从不同角度对各省的卫生资源配置公平性开展了多元化的分析和研究。目前，绝大多数省市都已经开展了相应的卫生配置公平性研究。

邱向英等运用洛伦兹曲线和基尼系数，从人口分布和地理分布的角度对湖南省 2011 年卫生资源配置的公平性进行分析，结果显示：2011 年湖南省医疗床位和卫生技术人员按人口分布的基尼系数均大于 0.3，按地理分布的基尼系数则分别达到了 0.39 和 0.41，卫生资源配置存在较为严重的地区差异。

孟强等采用洛伦兹曲线和基尼系数对浙江省的医疗卫生机构数、医疗卫生机构床位数、卫生总人员数、卫生技术人员数、执业医师数和注册护士数等进行分析，发现浙江省 2011 年卫生资源基尼系数按人口分布在 0.10～0.17，按地域面积分布为 0.12～0.24，卫生资源配置公平性总体较好，卫生资源按人口配置的公平性优于按地域配置，其中，医疗卫生机构配置的公平性最好，注册护士配置的公平性有待优化。

陈菲等从户籍人口和常住人口角度综合考虑重庆市城乡人口流动规模和方向，对重庆市 2009—2012 年的公共卫生资源配置公平性进行综合测度和分析，指出县际差异是重庆市公共卫生资源配置差异的主要来源，按人口流动的方向和大小的配置可以提升区域公共卫生资源配置的公平性。

何军等运用洛伦兹曲线和基尼系数对四川省 2008—2012 年卫生技术人员、医师、护士、卫生机构及床位的地域分布情况进行分析，研究发现四川省的卫生资源总量实现快速增长，州（市）之间卫生资源配置极不均衡，卫生机构、床位、卫生技术人员、医师、护士洛伦兹曲线均远离绝对公平线，基尼系数大于 0.4，卫生人力资源配置亟待优化，建议应调整存量、优化增量、合理布局，提高医疗卫生服务的可及性和有效性。

赵晶等利用基尼系数对山东省 2013 年卫生资源配置的人口和地理公平性进行评价，运用反距离权重插值法对地域空间的卫生资源配置公平性进行分析，研究表明山东省卫生资源配置总体公平性较好，但在地域分布上存在一定差异，管理者应给予重视并提高对经济欠发达地区卫生资源的投入。

刘文彬等运用洛伦兹曲线、卫生资源密度指数（HRDI）和基尼系数，对 2005～2014 年福建省卫生资源按人口和地理面积配置的公平性进行分析。结果显示：各类卫生资源人口分布、地理分布及按 HRDI 计算的基尼系数分别在 0.10～0.21、0.38～0.48 和 0.17～0.29，人口分布公平性明显优于地理分布公平性，与床位资源分布的公平性相比，卫生人力资源分布的公平性相对较差。

孙健等利用基尼系数对广西壮族自治区各市卫生资源配置公平性进行评价，结果显示：广西壮族自治区卫生资源按人口分布的基尼系数为 0.09～0.21，床位数、卫生技术人员数的基尼系数较小，均低于 0.20，处于公平状态；卫生机构数的基尼系数较大，大于 0.20，处于较公平状态。从地理分布角度，广西壮族自治区卫生资源的基尼系数为 0.31～0.35，卫生机构数、床位数和卫生技术人员数的基尼系数均大于 0.30，但小于 0.40，故均处于公平性一般状态。广西壮族自治区各卫生资源基于人口分布的公平性较好。

于达使用基尼系数、洛伦兹曲线、泰尔指数对河南省 2009—2014 年卫生资源配置的公平性进行分析，研究发现河南省卫生机构和卫生人员按人口分布的公平性较好，卫生资源配置的地理公平性较弱，造成不公平的主要原因是各区域间经济水平的差异。

潘蓓等运用基尼系数分析甘肃省卫生资源配置的公平性，结果显示：该省卫生资源公平性的人口分布优于地理分布，从人口分布来看，床位、执业（助理）医师、医疗机构的基尼系数均小于 0.2，处于高度公平范围，注册护士的基尼系数在 0.2～0.3，注册护士的公平性相对较差；从地理分布来看，床位、执业（助理）医师、注册护士、医疗机构的基尼系数均大于 0.6，公平性相对悬殊。政府应重视资源配置的地理分布公平性，增加卫生资源投入，优化调整资源结构。

李阳等利用基尼系数和洛伦兹曲线分析 2012—2015 年上海市卫生资源配置公平性，结果发现：2012—2015 年上海市卫生资源配置按人口与地理分布的基尼系数存在一定波动，卫生资源按人口分布的公平性优于按地理分布，卫生机构配置的公平性优于医务人员配置。

第四节　卫生物力和卫生财力资源配置公平性研究

一、卫生物力资源配置公平性研究

卫生物力资源是改善和提高医疗卫生服务的必备设施，也是促进和夯实卫生事业发展的要素，主要包括卫生机构数、卫生床位数、卫生业务用房、医疗设备等。其分配的公平性直接关系到人民群众看病就医的方便程度和享有的医疗服务质量，关系到区域卫生规划的合理性。对于卫生物力资源配置公平性的研究可以通过一些描述性研究、基尼系数和泰尔指数等进行评价。卫生物力资源常用评价指标有卫生机构数、卫生床位数、每千人口床位数、大型医用设备数等。

Kuwawenaruwa 等对坦桑尼亚地区级公共卫生机构之间卫生资源分配的公平性进行评估后发现，公共卫生机构之间卫生资源分配方面存在不公平现象，护士、临床工作人员、抗反转录病毒药、催产素和抗高血压药配置更倾向富人，但疫苗、抗生素、抗疟药和医疗用品的发放基本合理。Amaral 等对巴西现有医疗设备的空间分布进行评估后发现，透析设备和骨密度仪在巴西各州分布不均衡且未满足需求，导致 MRI 大量的供应过剩，医院床位的数量和分布都不足以覆盖全部人口。

黄文佳发现我国卫生资源泰尔指数的区间差异贡献率有所改善，但总体公平性改善不明显，主要原因是地区内部公平性差异有所增加，卫生硬件资源分布公平性优于软件资源。

许飞在对我国区域发展不平衡状态进行评价时指出，我国卫生资源配置不合理的主要原因是我国的卫生资源多用于医疗而非基层或预防阶段，并且卫生资源主要集中在东部地区、大型城市和高等级医院。

徐伟等发现全国范围内由于各省整体投入加大，卫生物力资源的公平性有所好转，但卫生人力资源配置的不公平性增大，主要原因是各省的卫生人力资源的区间差异增大。

张馨予等采用集中曲线和集中指数对我国 31 个行政区域的卫生机构、医疗机构床位、卫生技术人员、门诊诊疗人次、住院人次等卫生资源进行公平性评价，结果显示出我国卫生技术人员、医疗机构床位配置和住院服务利用较为公平，医疗卫生机构配置和门诊服务利用公平性有待改善。

崔怡基于公平基准方法（卫生服务优先指数、资源分布指数）对我国公共卫生资源分布展开了纵向和横向比较，结果显示，2005—2010 年卫生资源投入逐年增长，资源充沛度有所提升，而公共卫生服务优先度下降；在基本公共卫生服务需求优先度方面，东、中部地区低于西部地区；卫生资源充沛度呈现东部明显偏好，中、西部地区总体资源充沛量仍局限在中等偏下配置范围。地域之间、省之间的供需不公平现象依然比较严重，公共卫生资源配置重点应该继续围绕减少城乡二元化，缩小省际差距而展开。

张涛等对我国基层卫生资源配置公平性研究结果显示：2009—2014 年我国村卫生室按人口分布的基尼系数主要位于 0.2～0.4，按地理面积分布的基尼系数较小，均小于 0.1。泰尔指数计算结果显示我国村卫生室配置的不公平性主要受区域内的不公平性影响。

孙健等对我国中医药医疗卫生资源配置公平性评价研究结果显示：2012—2015 年中国中医药医疗卫生机构按人口分布的基尼系数为 0.28～0.31，处于比较公平状态；中医药床位数按人口分布的基尼系数为 0.10～0.11，处于最佳公平状态。柴源等采用泰尔指数、基尼系数评价贵州省卫生资源配置公平程度，结果显示：2010—2015 年贵州省卫生资源总量逐年增加，机构床位及卫生技术人员等卫生资源按人口配置的基尼系数总体小于 0.2，公平性较好，执业医师及注册护士人力资源按面积配置的基尼系数为 0.2～0.3，处于比较公平状态；泰尔指数也呈逐年降低趋势，总体上地区内的差异对总泰尔指数的贡献率较大；各类卫生资源按人口分布的公平性较按地理面积分布更为合理，公平性较好。

李志刚等对我国社区卫生服务机构卫生资源配置的公平性研究结果显示：2014 年我国社区卫生服务机构卫生费、机构数按人口分布的基尼系数分别为 0.36、0.27；按面积分布的基尼系数分别为 0.73、0.70；东部地区上述指标按人口分布的基尼系数分别为 0.35、0.31，按面积分布的基尼系数分别为 0.50、0.48；中部地区上述指标按人口分布的基尼系数分别为 0.21、0.15，按面积分布的基尼系数分别为 0.38、0.30；西部地区上述指标按人口分布的基尼系数分别为 0.32、0.29，按面积分布的基尼系数分别为 0.50、0.62。

二、卫生财力资源配置公平性研究

卫生财力资源是保障卫生事业蓬勃发展的源泉与动力，长期、稳定、持续的资金支持是卫生事业可持续发展的要素之一。合理分配有限的资金，提高资金利用效率，用最少的钱办最好的事，是各级政府尤为关注的问题。卫生财力资源主要来源于财政拨款、卫生单位的业务收入和支出等途径，其中财政拨款是卫生财力资源的重要来源。

Kennelly 等学者发现一个国家的经济水平、政府卫生费用支出占 GDP 比例、医疗人员数量等对健康有正向的影响。Rocha 等认为卫生财力有限，而人们对卫生服务的需求却是永无止境的，可以通过研究个人医疗费用与地域卫生需求之间的关系确定地区间卫生资金配置的情况从而保证公平。

简文清在我国卫生资源配置失衡现状的基础上，进一步比较了人力、物力、财力、城乡和区域 5 个方面的卫生资源配置的差异对居民健康的影响，研究结果表明居民健康的主要影响因素是城乡卫生财力资源配置失衡，区域卫生财力资源配置失衡对居民健康的影响要大于物力和人力的结果。

唐齐鑫等的研究表明，2011—2015 年我国医疗卫生机构数、卫生机构床位数、卫生人员数、医疗卫生机构总支出四项指标的基尼系数和泰尔指数均呈平缓下降趋势，除 2011 年卫生机构总支出的基尼系数超过 0.3，其余指标的基尼系数均低于 0.3。其中卫生机构总支出的基尼系数和泰尔指数均最大，卫生人员数的基尼系数和泰尔指数较小，详见表 7-2 和表 7-3。

表 7-2　我国 2011—2015 年卫生资源配置的基尼系数

年份	医疗卫生机构数	卫生机构床位数	卫生人员数	医疗卫生机构总支出
2011	0.187 9	0.073 9	0.075 2	0.307 8
2012	0.186 8	0.070 8	0.071 6	0.295 8
2013	0.185 9	0.067 4	0.068 6	0.292 0
2014	0.186 0	0.068 5	0.065 8	0.267 4
2015	0.184 5	0.069 3	0.064 4	0.267 0

表 7-3　我国 2011—2015 年卫生资源配置的泰尔指数

年份	医疗卫生机构数			卫生机构床位数			卫生人员数			医疗卫生机构总支出		
	总体	组间	组内	总体	组间	组内	总体	组间	组内	总体	组间	组内
2011	0.062 2	0.007 1	0.055 1	0.008 7	0.000 1	0.008 6	0.004 5	0.000 4	0.004 1	0.037 6	0.016 4	0.021 2
2012	0.061 4	0.007 3	0.054	0.008 0	0.000 3	0.007 7	0.004 1	0.000 3	0.003 8	0.034 0	0.014 2	0.019 8
2013	0.061 7	0.007 7	0.054	0.007 4	0.000 7	0.006 7	0.003 7	0.000 3	0.003 4	0.030 6	0.012 5	0.018 1
2014	0.061 3	0.007 7	0.053 6	0.007 5	0.001 0	0.006 5	0.003 4	0.000 3	0.003 2	0.029 8	0.011 9	0.017 9
2015	0.060 5	0.007 5	0.053	0.007 6	0.001 1	0.006 5	0.003 3	0.000 2	0.003 1	0.029 7	0.011 8	0.017 9

林金雄等采用洛伦兹曲线、基尼系数和密度指数模型对广东省"十二五"期间医疗卫生资源配置进行公平性分析。结果发现该省医疗卫生资源人口学配置明显优于地理学配置，医疗卫生资源配置硬件资源公平性明显优于软件资源，医疗卫生资源配置区域性差异显著。建议广东省在"十三五"期间一方面要继续加大医疗卫生投入，另一方面也要强化政策引导，着重优化卫生人力资源的区域配置和内部结构，从而提高医疗卫生资源配置的公平性。

张娜娜等运用基尼系数和泰尔指数相结合，对 2013—2016 年江苏省卫生资源配置（包括财政补助在内）的公平性进行分析，研究发现江苏省卫生资源配置比较公平且公平性呈现改善状态，按照常住人口测算的基尼系数优于按照地理分布测算的基尼系数，卫生资源配置地区间和地区内差别较大。

第五节　研究中存在的问题及应对策略

一、研究范围相对狭窄

就研究范围而言，目前多数的卫生资源配置公平性研究主要集中在卫生人力资源及部分卫生物力资源（如床位、设备）的数量公平上，对卫生财力资源、卫生信息资源等其他卫生资源的研究相对较少，应该加大研究范围及力度对各类卫生资源配置的公平性进行研究。此外，卫生资源配置的公平性还应该结合卫生资源配置的效率分析进行综合评价，不能只重数量不重质量，导致卫生资源利用效率低，造成虚假公平的问题。同时，对于公平性的评价，除了基本的量化系数以外，还应该关注公平性的内涵，需要考虑相对性的公平，并且应注意到公平性评价是一个动态平衡的过程。

二、研究方法相对单一

就研究角度而言，国内学者较多倾向从人口角度和地理角度进行卫生资源配置公平性的研究，较少结合经济收入、卫生需求等因素进行更多的研究。为了较全面地开展卫生资源配置的公平性评价，可以尝试从收入差异、地区差异、卫生需求差异、医疗等级等不同角度出发，将各种社会、经济、文化等因素结合起来，着手建立有关配置公平性的计量模型。

就研究方式而言，多数关于卫生资源配置公平性的研究局限于横向研究或单一地区的纵向研究，较少将横向研究与纵向研究相结合开展全面客观的分析。应充分收集不同地区、不同时间的数据资料，以便综合开展动态的公平性评价研究。

就研究指标而言，多数学者偏向采用统计描述分析和洛伦兹曲线、基尼系数、泰尔指数等方法，集中曲线、集中指数、变异系数、差异指数、阿特森金指数和综合评价等其他较为复杂的方法很少被运用到卫生资源配置公平性的研究中。每种测度指标的侧重点不同，需要考虑的因素也有差异，单一运用某种方法进行评价不能对卫生资源配置公平性进行全面深入的分析。当单一指标并不能反映所有的分配差距问题时，可以构建一个综合指标，或者使用其中一个作为关键指标，并辅以多个二级指标，以便更加全面、深入地评价卫生资源配置的公平性。

（黄巧云　陈　莹　姜黎黎）

第8章 卫生资源配置公平性评价方法

一、卫生资源配置公平性常用评价指标

源于经济学公平性评价的洛伦兹曲线、基尼系数和泰尔指数近年来被广泛应用于评价城乡和区域卫生资源配置的公平性。

（一）洛伦兹曲线评价指标

1. 洛伦兹曲线的概念 1905 年，美国统计学家洛伦兹提出了洛伦兹曲线（图 8-1）。将社会总人口按收入由低到高的顺序平均分为 n 个等级组，每个等级组均占 n%的人口，再计算每个组的收入占总收入的比例。然后以人口累计百分比为横轴，以资源累计百分比为纵轴，绘出一条反映居民收入分配差距状况的曲线，即为洛伦兹曲线。

2. 洛伦兹曲线的绘制 将不同地区资源的百分构成比从小到大排列，人口的百分构成比对应关系不变，分别计算出不同地区的资源累计百分比和人口累计百分比，以人口累计百分比为横轴，以资源累计百分比为纵轴绘制成曲线。如果洛伦兹曲线与对角线（为绝对公平线）重合，表示资源在人群中的分布是均匀的，否则曲线在对角线的下方。

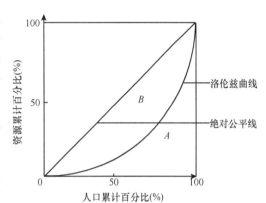

图 8-1 洛伦兹曲线与基尼系数的关系

（二）基尼系数评价指标

1. 基尼系数的概念 为了用指数来更好地反映社会收入分配的平等状况，1912 年意大利经济学家基尼根据洛伦兹曲线计算出一个用以定量测定收入分配差异程度的指标，称为基尼系数（G），它是国际上用来综合考察居民内部收入分配差异状况的一个重要指标（图 8-1）。设洛伦兹曲线和收入分配绝对平等曲线之间的面积为 S_B，洛伦兹曲线右下方的面积为 S_A，则 $S_B/(S_A+S_B)$ 的商即称为基尼系数（G），即

$$G = \frac{S_B}{S_{A+B}} \tag{8-1}$$

2. 基尼系数的评价标准（Folland S，2011）

（1）如果 S_B 为 0，基尼系数为 0，表示收入分配绝对平等。

（2）如果 S_A 为 0，基尼系数为 1，表示收入分配绝对不平等。

（3）收入分配越是趋向平等，洛伦兹曲线的弧度越小，基尼系数也越小。

（4）实际的基尼系数在 0～1 之间，系数越大，表示越不均等；系数越小，表示越均等。

（5）在收入分配公平性方面，联合国有关组织规定：基尼系数若低于 0.2 表示收入绝对平均；0.2～0.3 表示比较平均；0.3～0.4 表示相对合理；0.4～0.5 表示收入差距较大；0.6

以上表示收入差距悬殊。

3. 基尼系数的估计方法 基尼系数是根据洛伦兹曲线计算出的反映社会收入分配公平程度的统计指标。目前，基尼系数已被广泛应用于卫生资源配置的公平性评价中，它等于绝对公平线与洛伦兹曲线围成的面积与绝对公平线下直角三角形面积之比。

式（8-1）是一个极为简明的数学表达式，但它并不具有实际的可操作性。为了寻求具有可操作性的估算方法，自基尼提出基尼系数以来，许多经济学家和统计学家都进行了这方面的探索。现有 4 种具有代表性的估算方法：包括直接计算法、拟合曲线法、分组计算法和分解法。

（1）直接计算法：直接计算法是在基尼提出收入不平等的度量时，就已经给出了具体算法，而且这种算法并不依赖于洛伦兹曲线，它可直接度量收入不平等的程度。

$$\Delta = \frac{\sum_{j=1}^{n}\sum_{i=1}^{n}\left|Y_j - Y_i\right|}{n^2} , \quad 0 \leqslant \Delta \leqslant 2u \tag{8-2}$$

式中，Δ 是基尼平均差；$\left|Y_j - Y_i\right|$ 是任何一对收入样本差的绝对值；n 是样本量；u 是收入均值。

$$G = \frac{\Delta}{2u} , \quad 0 \leqslant G \leqslant 1 \tag{8-3}$$

可以证明：$G = \dfrac{\Delta}{2u} = 2S_A$，根据式（8-1）$G = \dfrac{S_B}{S_{A+B}}$，$S_{A+B} = 1/2$，$G = 2S_A$，因此，式（8-2）中定义的 G 即为基尼系数，综合式（8-2）、式（8-3），基尼系数的计算方法为

$$G = \frac{1}{2n2u}\sum_{j=1}^{n}\sum_{i=1}^{n}\left|Y_j - Y_i\right| \tag{8-4}$$

直接计算法只涉及居民收入样本数据的算术运算，其精确度直接取决于样本数据本身。因此，很多学者认为只要不存在来源于样本数据方面的误差，就不存在产生误差的环节，此法可以不带任何误差的计算样本数据的基尼系数值。

（2）拟合曲线法：拟合曲线法计算基尼系数的思路是采用数学方法拟合出洛伦兹曲线，得出曲线的函数表达式，然后用积分法求出 B 的面积，计算基尼系数。通常是通过设定洛伦兹曲线方程，用回归的方法求出参数，再计算积分。如设定洛伦兹曲线的函数关系式为幂函数：

$$I = \alpha p^{\beta} \tag{8-5}$$

根据选定的样本数据，用回归法求出洛伦兹曲线，如 $\alpha = m$，$\beta = n$，求积分，得

$$S_B = \int_1^0 mp^n dp = \frac{m}{n+1} \tag{8-6}$$

计算基尼系数

$$G = \frac{S_B}{S_A + S_B} = \frac{S_A + S_B - S_B}{S_A + S_B} = 1 - \frac{2m}{n+1} \tag{8-7}$$

拟合曲线法在两个环节容易产生谬误：一是拟合洛伦兹曲线，得出函数表达式的过程中，可能产生误差；二是拟合出来的函数应该是可积的，否则就无法计算。

（3）分组计算法：这种方法的思路有点类似用几何定义计算积分的方法，在 X 轴上寻找 n 个分点，将洛伦兹曲线下方的区域分成 n 部分，每部分用以直代曲的方法计算面积，然后加总求出面积。分点越多，就越准确，当分点达到无穷大时，则为精确计算（图8-2）。

假设分为 n 组，每组的收入为 Y_i，则每个部分 P 的
面积为

$$SP = \frac{1}{2n} \frac{\sum_{i-1} -Y_i + \sum_i Y_i}{\sum_n Y_i} \qquad （8-8）$$

加总得

$$G = \frac{S_A}{S_A + S_B} = \frac{S_A + S_B - S_B}{S_A + S_B} = 1 - \frac{1}{n} \sum_1^n \left(\frac{\sum_{i-1} Y_i + \sum_i Y_i}{\sum_n Y_i} \right) \qquad （8-9）$$

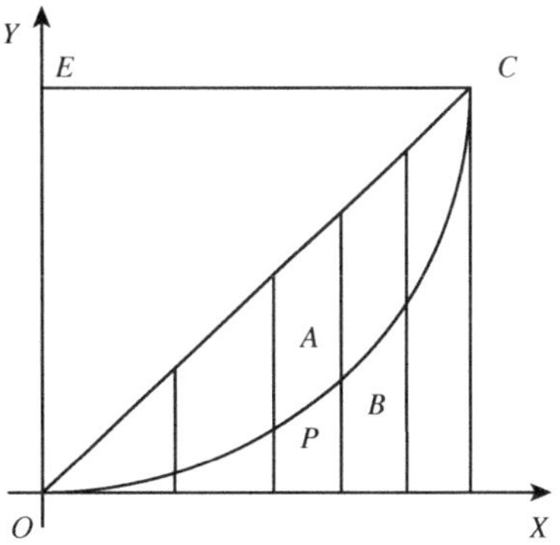

图 8-2　洛伦兹曲线下面积

分组计算法不依赖于洛伦兹曲线的函数形式，但在以
直代曲的环节会出现误差，增加分点的个数可以减少这种误差。

（4）分解法：上述计算方法的最终目的都在于求出具体的基尼系数值，而分解法则是
在求出基尼系数值的基础上，力图研究基尼系数的构成因素，除了得出总的基尼系数信息
之外，在计算过程中还能够获得分解部分内部的基尼系数值。另外，分解法求出基尼系数
的过程一般都依赖于已有部分的基尼系数值，从这个意义上说，分解法并不是独立计算基
尼系数的方法，它更重要的意义在于对基尼系数的分解，即定义各个不同基尼系数值之间
的相互关系。

伦敦经济学院收入分配方法论专家 Cowell 教授提出，基尼系数在不同人群组之间无
法完全分解于尽。总体基尼系数除了包括各个组内差距之外，还应包括组间差距和相互作
用项。公式为

$$G = \sum W_i G_i + I_b + \varepsilon(f_i) \qquad （8-10）$$

式中，G 为总体基尼系数；G_i 为第 i 组内部的基尼系数（$i=1$，2，$\cdots$，n）；W_i 为 G_i 的权数；
I_b 为组间的差距指数；$\varepsilon(f_i)$ 为相互作用项。$\varepsilon(f_i)$ 为各个组之间收入分布的重叠程度。其
中，当各个组之间收入分布完全不重叠时，$\varepsilon(f_i)=0$。

这种方法可能产生误差的两个环节：一是用其他方法估计城乡各自的基尼系数 G_1 和
G_2 时，可能产生误差；二是城乡收入分布一般会在不同程度上出现重叠。

4. 国内常用基尼系数的近似计算公式　数学家提供了一系列基尼系数的近似计算公
式，其基本步骤是首先按人均资源拥有量从小到大进行排序，然后将人口数据和资源数据
带入相应的数学公式进行计算。由于对基尼系数的计算方法有多种，列出五个常用的计算
公式。

（1）计算公式一：

$$G = \sum_{i=1}^{n-1} X_i Y_{i+1} - \sum_{i=1}^{n} X_{i+1} Y_i \qquad （8-11）$$

或

$$G = \sum_{i=1}^{n-1} (X_i Y_{i+1} - X_{i+1} Y_i) \qquad （8-12）$$

式中，X 为累计人口或面积的百分比；Y 为累计资源百分比；$i=1$，2，3，$\cdots$，$n-1$，按财
富数量大小由小到大依次排列。

（2）计算公式二：

$$G = \sum_{i=1}^{n} W_i Y_i + 2\sum_{i=1}^{n} W_i(1-V_i) - 1 \qquad (8\text{-}13)$$

式中，W_i 为各地区人口占总人口的比例（或各地区面积数占总面积数的比例）；Y_i 为各地区某一卫生资源指标数值占相应卫生资源指标总数的比例；$V_i = Y_1 + Y_2 + Y_3 + \cdots + Y_n$，为卫生资源占有的累计百分比。

（3）计算公式三：

$$S = \frac{1}{2}\sum_{i=1}^{n}(X_i - X_{i-1})(Y_i + Y_{i-1})$$
$$G = 2 \times (0.5 - S) \qquad (8\text{-}14)$$

式中，X_i、Y_i 分别为累计人口比例和累计资源拥有量比例，计算过程中按照各市每千人口、每平方千米资源拥有量从小到大排序；n 为区域内包含地区数。

（4）计算公式四：

$$S_1 = \frac{1}{2}\sum_{i=0}^{n=1}(Y_i + Y_{i+1})h_{i+1} \quad S_1 = 1$$
$$Y_0 = 0$$
$$G = \frac{5000 - S_1}{5000} \qquad (8\text{-}15)$$

式中，n 为调查单位数；Y_i 为累计资源；h_{i+1} 为人口（或）面积的百分构成比；$i = 1, 2, 3, \cdots n$，按卫生资源拥有量由小到大排列。

（5）计算公式五：

$$G = \frac{2}{n}\sum_{i=1}^{n} i \times X_i - \frac{n+1}{n} \qquad (8\text{-}16)$$

这里的 $X_i = Y_i / \sum_{i=1}^{n} Y_i$，而且满足：$X_1 < X_2 < X_3 < \cdots < X_n$

式中，n 为计算的区域内的地区个数，Y_i 为要测量的指标（如卫生技术人员数和床位数）。

（三）泰尔指数评价指标

泰尔指数是由 Theil 提出的从信息量与熵的概念来考察不公平性和差异性，将总体不公平性分解为各部分间差异性和各部分内部差异性。泰尔指数在分析和分解不平等性方面有广泛的应用，具体计算如下。

1. 计算某个区域内（如某个市）的卫生资源（如床位）的不平等指数

$$TI = \sum_{i=1}^{n} P_i \lg \frac{P_i}{Y_i} \qquad (8\text{-}17)$$

式中，P_i 为各区（县）的人口数占总人口数的比重；Y_i 为各区（县）人口所拥有的卫生资源数占卫生资源总数的比例。泰尔指数越高，越体现资源配置的不公平。

2. 泰尔指数的分解

$$TI = TI_{组内} + TI_{组间}$$
$$TI_{组内} = \sum_{g=1}^{k} P_g TI_g \qquad (8\text{-}18)$$

$$\text{TI}_{组间} = \sum_{g=1}^{k} P_g \lg \frac{P_g}{Y_g} \qquad (8\text{-}19)$$

以上各式中，$\text{TI}_{组内}$ 为组内差异，本研究中即为某地不同经济区域内部卫生资源配置的差异；$\text{TI}_{组间}$ 为组间差异，即各经济区域之间卫生资源配置的差异；P_g 为各经济区域人口总数占全市总人口数的比例；Y_g 为各经济区域卫生资源总数占该地区卫生资源总数的比例；TI_g 为各经济区域的泰尔指数。

3. 计算各部分差异对总泰尔指数的贡献率

$$\text{组内差异贡献率} = \text{TI}_{组内}/\text{TI} \qquad (8\text{-}20)$$

$$\text{组间差异贡献率} = \text{TI}_{组间}/\text{TI} \qquad (8\text{-}21)$$

4. 泰尔指数的意义　泰尔指数只有相对意义而无绝对意义。虽然泰尔指数涉及对数运算，但是在取不同的正数作为底数时，泰尔指数结果只差 1 个常数因子，一般分析时常取 e 为底数。

泰尔指数的大小表明所研究要素（床位、人员或设备）在各地间分别差异大小，泰尔指数越小，说明差异越小；反之，则差异越大。

二、卫生资源配置公平性其他评价方法

对卫生资源配置的公平性评价方法，除基尼系数和泰尔指数外，还有变异系数、阿特金森指数（index of Atkinson，ATS）、差别指数、集中指数等。以下我们依次进行阐述。

1. 变异系数（coefficient of variation，CV）　变异系数是当需要比较两组数据离散程度大小的时候，如果两组数据的测量尺度相差太大，或者数据量纲的不同，直接使用标准差来进行比较不合适，此时就应当消除测量尺度和量纲的影响，而变异系数可以做到这一点，它是原始数据标准差与原始数据平均数的比。CV 没有量纲，这样就可以进行客观比较了。事实上，可以认为变异系数和极差、标准差和方差一样，都是反映数据离散程度的绝对值。其数据大小不仅受变量值离散程度的影响，而且还受变量值平均水平大小的影响。

变异系数有标准差系数与平均差系数，一般采用的是标准差系数，即标准差与均数的比值。如为评价某区域（如一个省）内的执业（助理）医师的配置公平性，计算其变异系数可采用如下公式

$$V = \frac{\sqrt{\dfrac{1}{n}\sum_{i=1}^{n}(a_i - \overline{a})^2}}{\overline{a}} \qquad (8\text{-}22)$$

式中，a_i 为该省内第 i 个市的每千人口执业（助理）医师数（$i=1$，2，3，$\cdots$，n）；$\overline{a}$ 为全国的每千人口执业（助理）医师数；n 为该省内的市个数。考虑到人口规模的影响，通常要对标准差系数进行加权，其公式为

$$V' = \frac{\sqrt{\dfrac{1}{n}\sum_{i=1}^{n}p_i(a_i - \overline{a})^2}}{\overline{a}} \qquad (8\text{-}23)$$

式中，P_i 为第 i 市的人口占全国人口的百分比。

2. 阿特金森指数　阿特金森指数是测度收入分配不公平的指数之一。阿特金森指数的

计算公式如下：

$$\text{ATS} = 1 - \left[\sum_{i=1}^{n} \left(\frac{Y_i}{L} \right)^{1-E} \times P_i \right]^{\frac{1}{1-E}}$$ （8-24）

式中，n 为地区数；Y_i 为第 i 个地区每千人口卫生资源拥有量；L 为全国卫生资源的千人口均值；P_i 为第 i 个地区人口占总人口的比例。

E 是一个与区域不平衡性外在显示度有关的参数，E 值越高，不平衡的显示度就越明显。当 $E=2$ 时，阿特金森指数可以中度显示不平衡性。

对于任何分布而言，阿特金森指数值的取值范围为（0，1），其中 0 代表公平分配。阿特金森指数可以应用于非收入变量，如健康消费。解垩利用阿特金森指数分别计算了城市和农村的健康消费情况。王璐等在"十二五"期间河南省卫生资源配置的公平性分析文献中使用阿特金森指数作为评价指标。

3. 集中指数 集中曲线（concentration curve）源于洛伦兹曲线，是一个累计频率曲线，可用于分析某一变量随另一变量的变化情况。其横坐标表示按收入水平由低到高排序后样本人群的人口累计百分比，纵坐标表示研究变量（如人群健康或疾病情况、卫生费用等指标）的累计百分比，见图 8-3。

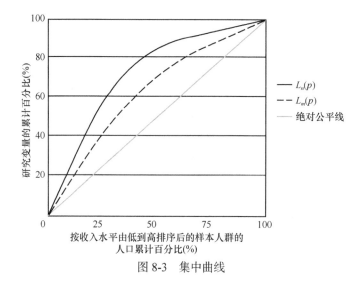

图 8-3　集中曲线

集中指数（concentration index，CI）为集中曲线 $L_m(p)$ 与绝对公平线（对角线）之间面积的 2 倍，取值范围为（-1，1），用公式表示为

$$\text{CI} = 1 - \sum_{i=0}^{n-1} (x_{i+1} - x_i)(y_{i+1} + y_i)$$ （8-25）

式中，x_i 为人口累计百分比，y_i 为研究收入累计百分比。如果集中曲线与公平线重叠，集中指数为 0，表示研究变量在贫富人群间均匀分布；集中曲线位于公平线上方，集中指数为负值，表示研究变量集中在贫困人群；集中曲线位于公平线下方，集中指数为正值，表示研究变量集中在富裕人群。集中指数绝对值越大，向特定人群集中的程度越大。集中曲线离对角线越远，不公平程度越大。

集中指数为基尼系数的改进，对人口进行了经济水平的分层，反映研究变量在不同收入人群中分布的公平性程度。

4. 差别指数（ID） 差别指数在卫生经济领域表示某特定人群的健康分布与同组人群某特征的分布间的差异。公平的健康状况应是人群健康的分布与人群某特征的分布相一致，如 10% 的某特征人群的患病数也应该为总患病数的 10%，差异越大，不公平程度就越高。用 ID 衡量公平性时，ID 越小说明公平性越高，反之则公平性越低。例如，用于表示某个社会经济特征不同水平人群的健康公平程度，同一水平的人口比重与患病健康比例越接近，则 ID 越小，健康分布的公平程度也越高，反之则公平性较低。

差别指数的基本计算公式为

$$ID=\frac{1}{2}\sum_{j=1}^{k}\left|S_{jp}-S_{jh}\right| \tag{8-26}$$

式中，$j=1$，2，3，$\cdots$，k 个组别；S_{jp} 为某个社会经济特征（人口或地理）第 j 个水平的人口比重；S_{jh} 为第 j 个水平人群的卫生资源配置比例。S_{jp} 和 S_{jh} 差异越大，健康状况不平等越严重。差别指数介于 0～1，越趋近于 0 则分布越均匀。

5. 卡方值法 卡方值法源于统计学家卡尔·皮尔逊提出的卡方检验。卡方检验作为非参数检验的一种，是比较两个或两个以上样本率（或比）之间差别的假设检验方法，其理论基础是连续型概率分布——卡方分布。它通过比较两项或多项频数，检测在一定显著性水平上实际频数与以某种理论模型或分布特征假设为基础的期望频数的差异度，反映了实际水平与理论水平是否存在显著性差异。当比较样本的差别是由本身内在因素引起而非抽样误差所致时，卡方值就大，相应的 P 值——反映由抽样误差引起的样本差别的概率就小，这时就称两样本"有统计学差异"；反之，卡方值越小，P 值就越大，则称两样本差别"无统计学意义"。

蒋辉等运用卡方值法，从床位、医师、注册护士及卫生技术人员等 4 个指标，评价 1998～2007 年惠州地区的卫生资源配置公平性。所采用的实际频数为有关部门提供的数据，期望频数为将实际资源总数根据各区（县）人口比例进行加权分配。并且针对相同的数据，比较了基尼系数法和卡方值法的效果，结论是基于卡方值法在评价卫生资源公平分配中取得了比较理想的效果。乔光曦等采用卡方值法对某县 4 个区的乡镇卫生院进行定性评价，然后采用基尼系数对卫生人员公平性进行定量评价，结果两种方法评价某县乡镇卫生院卫生人力资源配置均处于比较公平的状态，按人口分布的公平性优于按地理分布的公平性，结论是卫生行政部门应该在保持公平性的基础上进行地区间的卫生人员优化配置。

运用该方法要注意它存在一定的缺陷：对期望频数进行标准化时，若某一标准化后数据的绝对值趋于零而实际频数标准化数据不趋于零，同样会引起卡方值很大而影响定性判断问题。

6. 秩和比法（rank-sum ratio，RSR） 秩和比法是我国学者田凤调教授于 1988 年提出，是集古典参数统计与近代非参数统计各自优点于一体的统计分析方法，它不仅适用于四格表资料的综合评价，也适用于行×列表资料的综合评价，同时也适用于计量资料和分类资料的综合评价。

丁国武等应用加权秩和比法，选择卫生人力资源与床位资源的五项统计指标，分别为千人床位数、千人卫生人员数、千人卫生技术人员数、千人医师数、千人护士数，对 2008 年定西市 7 个市（县）的卫生资源配置情况进行了综合评价。通过比较加权秩和比的比值来确定所选地区的资源配置情况，加权秩和比越大，说明该地区的卫生资源配置越优化。

7. 卫生资源集聚度（health resources agglomeration degree，HRAD） 集聚表示为一定地域内某种生产要素相对于更大区域范围内该生产要素的集中程度。自20世纪30年代开始，产业集聚的概念开始兴起于产业经济学领域。经济学家和经济地理学家应用产业集聚度（industrial agglomeration degree，IAD）来测量某一行业在不同地域内的集中程度，以此判断某种产业的发展水平和对经济增长的影响。常用的产业集聚度测量包括行业集中度指数（CR指数）、赫希曼-赫佛因德指数（HI）、熵指数、空间基尼系数、空间集聚指数等。总体而言，度量产业集聚程度的方法都是通过建立指数，利用指数在上下限区间的相对位置来判断集聚程度的高低。指数越大表明产业集聚程度越高，反之则越低。

（1）人口集聚度概念与公式：近年来，集聚概念被引入到人口学研究中，形成了一个新的概念，称为人口集聚度（population agglomeration degree，PAD）。不少人口学家或人口经济学家利用人口集聚度来分析国家或一定区域内人口分布特征及其对经济社会的影响。人口集聚度被定义为由人口密度（population density，PD）和人口流动强度（population flow intensity，PFI）两个要素构成。

①人口密度：指单位土地面积上居住的人口数量，反映一定区域的人口疏密程度，通常用每平方千米常住的平均居民数量来表示，称为人口算术密度，计算公式为

$$PD_i = P_i / A_i \qquad (8\text{-}27)$$

式中，PD_i为某地区i的人口密度；P_i为某地区i的人口总量；A_i为某地区i的土地总面积。

②人口流动强度：是判断一个地区人口和经济集聚的能力与潜力的指标，通常采用流动人口和常住人口之比，计算公式为

$$PFI_i = FP_i / PP_i \qquad (8\text{-}28)$$

式中，PFI_i为某地区i的人口流动强度；FP_i为某地区i的流动人口数量；PP_i为某地区i的常住人口数量。

由此，人口集聚度为

$$PAD_i = PD_i \times dPFI_i \qquad (8\text{-}29)$$

其中，$dPFI_i$根据县行政单元的流动人口占常住总人口的比例分级状况，进行不同赋值。

具体赋值标准为：当$PFI_i < 5\%$，赋值为1；PFI_i在$5\% \sim 10\%$，赋值为3；PFI_i在$10\% \sim 20\%$，赋值为5；PFI_i在$20\% \sim 30\%$，赋值为7；$PFI_i \geqslant 30\%$，赋值为9。

在此基础上，刘睿文等和王艺瑾等将人口集聚度简化定位为某一地区以占1%的上一层次区域国土面积上集聚的人口比例（%）来表示，与人口丰度具有同等的价值内涵。

计算公式简化为

$$PAD_i = (P_i/P_n) \times 100\% / (A_i/A_n) \times 100\% = (P_i/A_i) / (P_n/A_n) \qquad (8\text{-}30)$$

式中，PAD_i为某地区i的人口集聚度；P_i为某地区i的人口数量；A_i为某地区i的土地面积；P_n为上一层次区域总人口；A_n为上一层次区域土地总面积。

（2）卫生资源集聚度：研究者借鉴集聚度的基本思想，将其引入卫生行业领域中，提出评价卫生资源配置公平性的新指标——卫生资源集聚度。为了便于理解和简化计算，我们将卫生资源集聚度定义为：某一地域内以占上一层次区域1%的土地面积上集聚的卫生资源数量的比例（%），这可用于卫生资源配置公平性的评价。根据人口集聚度的计算思

想，我们设定卫生资源集聚度的计算公式

$$HRAD_i = (HR_i/HR_n) \times 100\% / (A_i/A_n) \times 100\% = (HR_i/A_i)/(HR_n/A_n) \qquad (8-31)$$

$HRAD_i$ 为某地区 i 的卫生资源集聚度；HR_i 为某地区 i 拥有的卫生资源数量；A_i 为某地区 i 的土地面积；HR_n 为上一层次区域的卫生资源总量；A_n 为上一层次区域的土地总面积。

一般而言，卫生资源配置的公平性需要考虑两个维度：按人口分布的公平性和按地理分布的可及性，即"人向性"指标和"地向性"指标。在应用卫生资源集聚度进行评价时，也应同时考虑这两个因素。因此，设定 HRAD 公平性评价标准为：$HRAD_i = 1$ 且 $HRAD_i/PAD_i = 1$ 或 $HRAD_i - PAD_i = 0$。

当 $HRAD_i = 1$ 时，表示某一地域内不同组间的卫生资源按照地理规模分布处于绝对公平；当 $HRAD_i/PAD_i = 1$ 时，表示某一地域内不同组间的卫生资源按照人口规模分布处于绝对公平。由此我们认为，卫生资源集聚度概念衡量的主要是同一地域内不同组间的卫生资源配置的均衡程度。

卫生资源主要包含医院、床位、人员、设备等，因此卫生资源集聚度概念可以进一步具体化为对医院集聚度、床位集聚度、卫生人员集聚度、医疗设备集聚度等分别进行评价研究。

三、卫生资源配置公平性指标的比较

基尼系数、泰尔指数、变异系数和阿特金森指数 4 种方法均能用于评价卫生资源配置的公平性，但它们之间又略有区别。加权标准差系数看似简单，但其采用人口比例加权，由于卫生资源条件好的地区和条件差的地区对整体地区差异均会有重要影响，所以它更适合于对我国目前的地区差异进行简单的整体度量。泰尔指数和基尼系数存在一定的互补性，基尼系数对中等水平以上的变化特别敏感，而泰尔指数对上层的变化很敏感。同时，泰尔指数可以很好地反映区域内部和区域间的差异，而基尼系数只能反映总体的差异程度，无法分清区域内部和区域间的差异。因此，可能会出现卫生资源配置标准的基尼系数变化并不大，而泰尔指数则变动较为明显。阿特金森指数与其他方法的不同是可以设置一个与区域差异外在显示度有关的参数，参数设置越高，区域差异的显示度就越高。所以，相对于其他 3 种方法，阿特金森指数特别适合做微小的差异分析，见表 8-1。

表 8-1 几种常用卫生资源配置公平性方法的比较

评价方法	计算方法	内涵	优点	缺点
洛伦兹曲线	横轴表示人口累计百分比，纵轴表示拥有的资源累计百分比，连点成线，计算月牙面积的占比	反映区域总体的资源配置的不公平程度	将社会经济现象图形化和数学化表达，表现直观	不能对总体的不公平性进行区域间的分解
泰尔指数	将总体不公平性分解为各部分间差异性和各部分内部差异性，计算各部分差异的贡献率	本质为人均资源配置的公平性程度的评价	可区分出区域不公平性是由区域间还是区域内差异造成的	未考虑地理因素对卫生资源配置公平性的影响
变异系数	标准差与均数的比值，考虑到人口规模的影响，通常要对标准差系数进行加权	反映两种不同资源配置的两组数据离散程度大小	计算简单	对目前区域差异只能进行简单的整体度量

续表

评价方法	计算方法	内涵	优点	缺点
阿特金森指数	$$ATS = 1 - \left[\sum_{i=1}^{n} \left(\frac{Y_i}{L} \right)^{1-E} \times P_i \right]^{\frac{1}{1-E}}$$ Y_i 为第 i 地区每千人口卫生资源拥有量，L 为全国卫生资源的千人口均值，P_i 为第 i 地区人口占总人口的比例	测度收入分配不公平的指数	可设置一个与区域差异外在显示度有关的参数，参数设置越高，区域差异显示度越高，特别适合做微小差异分析	存在较强的主观性和变动性
集中指数	横坐标表示按生活水平由低到高排序后样本人群的人口累计百分比，纵坐标表示研究变量（如人群健康或疾病情况、卫生费用等指标）的累计百分比	为基尼系数的改进，对人口进行了经济水平的分层，反映研究变量在不同收入人群中分布的公平性程度	不仅代表各个阶层总的健康状况，而且能动态地反映经济收入对健康的影响，即通过 CI 可以衡量与社会经济状况相联系的健康不公平程度	只以经济收入作为影响健康状况的唯一因变量，没有综合考虑其他因变量的作用，属于单因素分析方法
卫生资源聚集度	某一地区每 1% 土地或人口的资源集聚量与上一层次区域每 1% 土地或人口资源集聚量比较	兼顾人口和地理因素，反映区域内不同组别间资源配置的均衡程度	同时考虑人口分布和地理规模对卫生资源配置公平性的影响；可将区域不公平性分解并用数字化表达，计算便捷	

（陈　莹　周鹤娉）

第9章　某市卫生资源配置公平性评价

第一节　某市卫生人力资源配置公平性评价

卫生人力是卫生资源的重要组成部分，具有维持和强化卫生系统的功能，其意义是指受过不同教育与职业培训，能根据人民的健康需要提供卫生服务并贡献自己才能和智慧的人。卫生人力资源配置的公平性是卫生服务公平的前提，是实现"人人享有公平"的基本保障。本节拟通过对云南省某市10县1区2008—2012年医疗卫生人员的分布现状进行描述，利用基尼系数评价其卫生人员配置的公平性，采用泰尔指数来分析造成差异的主要原因，以期为相关政府部门制定合理的卫生人力配置提供实证资料和政策建议。

一、资料来源与研究方法

1. 资料来源　由该市卫生局、市统计局等机构提供2008～2012年10县1区公立医院卫生技术人员、执业（助理）医师、注册护士等医疗人员数及其各县（区）地理面积、常住人口数据。2008—2012年全国、云南省的执业（助理）医师数、注册护士数、卫生技术人员数，数据来自于《中国卫生统计年鉴》，见表9-1。

2. 研究方法　该市各县（区）级公立医院各类医疗卫生人力配置现状采用统计描述方法，公平性测评采用基尼系数与泰尔指数评价，其系数（指数）越小，说明公平性越好。其中，基尼系数能较好地反映资源配置的差异程度和差异的连续性变化，起到预警作用，但其不能对差异进行分解，某些重要信息会被掩盖；泰尔指数则可以很好地反映区域内和区域间的差异，并且通过计算贡献率体现各区域及区域间对总体的影响程度。

基尼系数及泰尔指数计算公式参见第8章相关内容。

区域划分：根据各县（区）地理位置分布和经济状况综合考虑，将该市划分为4个区域，依次为东北区域、东南区域、西北区域和西南区域。东北区域包括3个县，东南区域包括2个县，西北区域包括3个县，西南区域包括2个县、1个区。

二、主　要　结　果

1. 某市医疗卫生人力资源总量及配置状况分析　2008—2012年，该市卫生人员总量由6242人增加到8441人，总体增幅不大，其中卫生技术人员所占比例均在50%以上，是卫生人员的主要组成部分；执业（助理）医师所占比例波动在28.18%～29.48%；护士所占比例波动在16.37%～7.11%。按城乡比例划分，市县级拥有卫生人员总量所占比例波动在60.48%～66.95%，乡镇卫生院拥有卫生人员总量所占比例波动在32.11%～39.52%，两者相差悬殊。该市卫生人员主要集中在市县级医疗机构，农村地区医务人员相对不足。

表 9-1 全国、云南省与某市 2008—2012 年每千人口拥有各类卫生人员数

年份	执业（助理）医师（人）			注册护士（人）			卫生技术人员（人）		
	全国	云南省	某市	全国	云南省	某市	全国	云南省	某市
2008	1.58	1.30	0.38	1.26	0.95	0.23	3.81	2.86	0.75
2009	1.75	1.42	0.40	1.41	1.15	0.23	4.15	3.31	0.74
2010	1.79	1.40	0.42	1.52	1.09	0.25	4.37	3.16	0.83
2011	1.82	1.42	0.44	1.66	1.15	0.26	4.58	3.28	0.81
2012	1.94	1.42	0.50	1.85	1.30	0.28	4.94	3.58	0.91

2008—2012 年，该市每千人口拥有执业（助理）医师数、注册护士数、卫生技术人员数分别由 0.38 人、0.23 人、0.75 人递增至 0.50 人、0.28 人和 0.91 人，但均显著低于同期全国及云南省平均水平，提示该市医疗卫生人力总量不足。各县（区）每千人口卫生人力拥有量存在较大差异，每千人口医师、护士、卫生技术人员拥有量最高的某区，分别达到 5.55 人、4.26 人、11.8 人，远高于其他 10 县，且高于同期全国及云南省平均水平，提示卫生人力资源仍集中在人口密集度高的主城区，资源配置不均衡，卫生人力资源不足和过剩共存现象依然严重，见表 9-2。

表 9-2 某市 10 县 1 区 2008—2012 年卫生人力资源每千人口拥有量分布现状

地区	执业（助理）医师（人）					注册护士（人）					卫生技术人员（人）				
	2008年	2009年	2010年	2011年	2012年	2008年	2009年	2010年	2011年	2012年	2008年	2009年	2010年	2011年	2012年
县1	0.82	0.8	0.8	0.84	0.52	0.27	0.32	0.38	0.38	0.24	0.45	0.41	0.40	0.38	0.25
县2	0.12	0.12	0.13	0.14	0.14	0.08	0.08	0.10	0.10	0.12	0.3	0.29	0.30	0.32	0.33
县3	0.51	0.53	0.51	0.49	0.55	0.38	0.37	0.36	0.41	0.39	1.09	1.13	3.10	1.17	1.19
县4	0.39	0.39	0.39	0.40	0.40	0.31	0.31	0.32	0.33	0.35	0.55	0.65	0.69	0.80	0.88
县5	0.13	0.13	0.16	0.16	0.18	0.15	0.15	0.17	0.20	0.2	0.69	0.69	0.67	0.66	0.67
县6	0.20	0.21	0.23	0.27	0.27	0.12	0.13	0.14	0.15	0.17	0.45	0.46	0.49	0.50	0.55
县7	0.24	0.23	0.25	0.25	0.29	0.23	0.22	0.22	0.22	0.22	0.54	0.50	0.50	0.51	0.55
县8	0.12	0.12	0.11	0.13	0.13	0.08	0.09	0.09	0.10	0.11	0.66	0.68	0.72	0.72	0.75
县9	0.24	0.29	0.32	0.34	0.34	0.30	0.36	0.36	0.37	0.38	0.68	0.69	0.76	0.75	0.77
县10	0.25	0.29	0.31	0.32	0.35	0.08	0.08	0.08	0.08	0.09	0.14	0.14	0.16	0.17	0.18
区1	5.38	1.23	5.55	5.47	1.40	4.56	1.02	4.26	4.10	1.29	11.1	2.52	11.5	11.8	3.59
全市	0.26	0.27	0.29	0.31	0.31	0.17	0.17	0.18	0.19	0.19	0.48	0.48	0.55	0.52	0.52

2. 某市医疗卫生人力资源配置公平性分析——基尼系数 将该市 2008—2012 年医疗卫生人力资源按人口、地理面积分布分别计算基尼系数。其中，执业（助理）医师、注册护士、卫生技术人员按人口配置的基尼系数分别波动在 0.15～0.21、0.07～0.11、0.05～0.08，执业（助理）医师、注册护士、卫生技术人员按面积配置的基尼系数分别波动在 0.19～0.25、0.14～0.16、0.11～0.14，三类人员按人口配置的基尼系数均小于其按地理面积配置的基尼系数，表明该市卫生人力资源配置处于较公平状态，且人口公平性优于地理公平性。卫生技术人员按人口、面积配置的基尼系数均小于执业（助理）医师和注册护士，提示卫生技术人员公平性优于执业（助理）医师和注册护士。在时间序列上，三类人员按人口、面积配置的基尼系数总体趋势较平稳，无明显增大或减小趋势，表明该市卫生人力资源配置虽

处于较公平状态，但其公平性改善状况欠佳，见表9-3。

表9-3 某市2008—2012年医疗卫生人力资源按不同配置的基尼系数总览表

年份	按人口配置			按面积配置		
	执业（助理）医师	注册护士	卫生技术人员	执业（助理）医师	注册护士	卫生技术人员
2008	0.15	0.11	0.08	0.19	0.16	0.14
2009	0.16	0.08	0.06	0.22	0.15	0.14
2010	0.19	0.09	0.04	0.23	0.15	0.11
2011	0.19	0.08	0.07	0.23	0.15	0.14
2012	0.21	0.07	0.05	0.25	0.14	0.12

3. 某市医疗卫生人力资源配置公平性分析——泰尔指数 该市各区域卫生人力资源配置的泰尔指数及其变化趋势见表9-4，图9-1。2008—2012年卫生人力资源配置泰尔指数均在小范围内波动；同年度不同卫生人力作比较，注册护士、执业（助理）医师的泰尔指数较高，且两者总的波动趋势大体一致，提示卫生技术人员配置公平性优于注册护士和执业（助理）医师。5年间4个经济区域的泰尔指数总体呈下降趋势，但总体下降趋势较小，且东南、西南区域3种卫生人力的泰尔指数较高，提示西北、东北区域公平性优于东南、西南区域。

表9-4 某市2008—2012年全市及各区域卫生人力资源泰尔指数

人员类别	区域划分	2008年	2009年	2010年	2011年	2012年
执业（助理）医师	××全市	0.247 3	0.205 1	0.279 5	0.243 6	0.180 5
	西北区域	0.095 0	0.081 7	0.082 8	0.087 6	0.027 5
	东北区域	0.048 9	0.039 6	0.147 8	0.031 7	0.026 5
	东南区域	0.168 7	0.154 2	0.165 0	0.165 0	0.112 3
	西南区域	0.375 1	0.227 5	0.382 2	0.387 4	0.271 9
注册护士	××全市	0.254 8	0.205 6	0.262 7	0.247 4	0.214 6
	西北区域	0.059 2	0.046 8	0.050 5	0.050 9	0.023 6
	东北区域	0.043 4	0.030 6	0.029 8	0.028 6	0.021 8
	东南区域	0.129 0	0.119 0	0.130 1	0.109 9	0.087 3
	西南区域	0.548 0	0.347 5	0.490 0	0.479 1	0.357 1
卫生技术人员	××全市	0.121 7	0.083 4	0.114 8	0.115 8	0.096 6
	西北区域	0.016 1	0.019 7	0.019 7	0.016 4	0.035 2
	东北区域	0.044 4	0.030 8	0.024 5	0.015 6	0.018 7
	东南区域	0.002 6	0.000 1	0.000 1	0.000 1	0.000 5
	西南区域	0.384 8	0.253 9	0.404 4	0.408 6	0.359 5

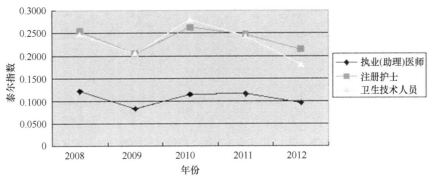

图9-1 某市2008—2012年卫生人力资源泰尔指数变化趋势

4. 泰尔指数分解及区域间/区域内贡献率变化趋势 2008—2012 年，该市 3 种卫生人力区域内与区域间的贡献率总体趋势均波动不大，但两者存在较大差距，3 种卫生人力资源均为区域内的贡献率最大，均超过了 50%，尤其对卫生技术人员配置泰尔指数的贡献率达到了 90%左右，提示该市卫生人力资源区域间配置的公平性要好于各区域内部，提示配置的不公平性主要由区域内差异引起，见表 9-5、表 9-6、图 9-2 至图 9-4。

表 9-5　某市公立医院 2008—2012 年卫生人力资源配置总泰尔指数分解

卫生资源	指数分解	2008 年	2009 年	2010 年	2011 年	2012 年
执业（助理）医师	区域内	0.107 3	0.077 2	0.104 7	0.104 7	0.088 2
	区域间	0.014 3	0.006 1	0.010 1	0.011 2	0.008 4
	总泰尔指数	0.121 7	0.083 4	0.114 8	0.115 8	0.096 6
注册护士	区域内	0.190 5	0.143 4	0.175 6	0.164 3	0.124 6
	区域间	0.064 3	0.062 3	0.087 1	0.083 1	0.090 0
	总泰尔指数	0.254 8	0.205 6	0.262 7	0.247 4	0.214 6
卫生技术人员	区域内	0.164 7	0.128 1	0.185 2	0.163 7	0.119 1
	区域间	0.082 6	0.077 1	0.094 3	0.079 9	0.061 4
	总泰尔指数	0.247 3	0.205 1	0.279 5	0.243 6	0.180 5

表 9-6　某市公立医院卫生人力总泰尔指数中区域内及区域间贡献率　　　　（单位：%）

卫生资源		2008 年	2009 年	2010 年	2011 年	2012 年
执业（助理）医师	区域内	88.21	92.64	91.17	90.35	91.26
	区域间	11.79	7.36	8.83	9.65	8.74
注册护士	区域内	74.77	69.71	66.83	66.41	58.05
	区域间	25.23	30.29	33.17	33.59	41.95
卫生技术人员	区域内	66.60	62.42	66.26	67.20	65.99
	区域间	33.40	37.58	33.74	32.80	34.01

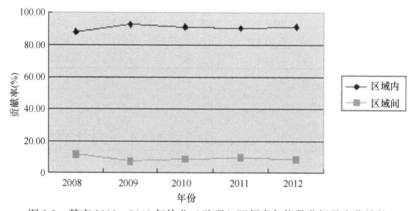

图 9-2　某市 2008—2012 年执业（助理）医师泰尔指数分解及变化趋势

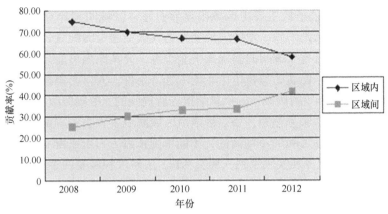

图 9-3　某市 2008—2012 年注册护士泰尔指数分解及变化趋势

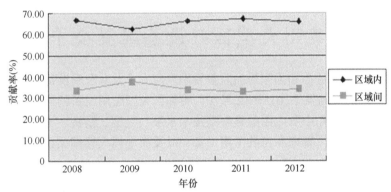

图 9-4　某市 2008—2012 年卫生技术人员泰尔指数分解及变化趋势

三、讨　　论

1. 卫生人力总量较少，且存在地区分化现象　2008—2012 年，该市卫生人力总量呈逐年上升趋势，但主要集中在市县级医疗机构，农村地区医务人员相对不足。从每千人口卫生人力资源拥有量来看，某区卫生人员过剩，其余地区均远不能满足需求。究其原因，首先该市处于云南、贵州、四川三省结合部和国家"攀西–六盘水"经济开发区腹心地带，造成包括卫生资源在内的各类资源集中于此，而忽略了其他各县卫生服务的需求差异；其次该市地处云南省边境，除 1 个县外，其他 9 个县均为国家级贫困县，经济发展滞后，生源地毕业大学生亦选择其他经济较好地区择业，导致人才匮乏。这与张彦琦等的研究相似，经济条件较好的地区拥有的卫生资源数量相对较多，老少边穷地区则极其有限。因此，应合理提升卫生人力资源总量的基础上，借助政府导向作用，加大对卫生人力资源短缺区域的政策倾斜，用优良投入更新带动落后存量，整合资源，优化配置，促进供需平衡。

2. 卫生人力资源配置较为公平，卫生技术人员配置公平性最好　基尼系数分析显示，2008—2012 年，该市 3 类卫生人力资源配置的基尼系数均小于 0.3，说明其公平性较好；且基尼系数和泰尔指数均显示卫生技术人员公平性优于执业（助理）医师和注册护士，人口配置的公平性高于地理配置的公平性。同时，2 个指标结果的总体变化趋势大体一致，均无明显减小或增大，提示 5 年来该市卫生人力资源配置公平性变化情况不明显。

3. 卫生人力资源配置差异性主要由区域内差异引起　通过对贡献率的分析发现，该市卫生人力资源配置的不公平性主要由区域内差异引起，区域间差异对配置公平性影响较小。这与张芳玲的研究结论一致，地区内部差异是我国卫生资源配置公平性的主要影响因素。同时，5 年来区域内与区域间的差距无明显改善，究其原因可能是我国卫生资源长期以来主要是按人口分布来配置，忽视了由于地域经济条件、人口密集程度等不同带来的资源配置不公平。正如我国"新医改"三年总结报告所提到的：中国医改努力缩小不同区域、不同层次人群的医疗卫生服务差距，要改善该市区域间卫生人力资源配置的公平性，尤其是西南、东南区域内各县之间的不均衡性，不能单纯依靠人口数来配置，需将服务面积、现有卫生人力、疾病负担等现实因素纳入综合考虑，从需求和需要两个角度进行合理布局。

基尼系数能较好地反映资源配置的差异程度和差异的连续性变化，泰尔指数可很好地反映区域内和区域间的差异，并且通过贡献率体现各区域对总体的影响程度。两者侧重点不同，在对卫生资源配置公平性分析时，可联合使用，互为补充。

第二节　某州大型医疗设备配置公平性评价

由国家卫生健康委员会和国家药品监督管理局印发《大型医用设备配置与使用管理办法（试行）》（国卫规划发〔2018〕12 号），明确了大型医用设备的概念。所谓大型医用设备是指在医疗卫生工作中所应用的具有高技术水平、大型、精密、贵重的仪器设备。即列入国务院卫生行政部门管理品目的医用设备，以及尚未列入管理品目、省级区域内首次配置的整套单价在 500 万元人民币以上的医用设备。

大型医用设备管理品目分为甲、乙两类。资金投入量大、运行成本高、使用技术复杂、对卫生费用增长影响大的为甲类大型医用设备，由国务院卫生行政部门管理。管理品目中的其他大型医用设备为乙类大型医用设备，以下简称乙类，由省级卫生行政部门管理。本节主要分析和规划的是乙类大型医用设备，因此本节提到的大型医用设备均是指乙类大型医用设备。

甲类包括：①X 射线–正电子发射型计算机断层成像仪（PET-CT，包括正电子发射型断层仪即 PET）；②伽马射线立体定位治疗系统（γ 刀）；③医用电子回旋加速治疗系统（MM50）；④质子治疗系统；⑤其他未列入管理品目、区域内首次配置的单价在 500 万元以上的医用设备。

乙类包括：①X 射线电子计算机断层扫描装置（CT）；②医用磁共振成像设备（MRI）；③800 毫安以上数字减影血管造影 X 射线机（DSA）；④单光子发射型电子计算机断层扫描仪（SPECT）；⑤医用电子直线加速器（LA）。

医用设备作为卫生资源的重要组成部分，是医疗、教学、科研的重要物质基础，也是衡量医疗卫生单位科学技术水平的重要标志。如何适应市场经济的需要，进一步强化和完善医用设备的配置与管理，使医用设备既能充分发挥其效能，更好地满足广大人民群众的基本医疗需求，又不造成卫生资源的浪费，是目前需要解决的重要问题。

医用设备中大型医用设备的配置和管理已经成为区域卫生规划的一个重要组成部分。因为大型医用设备的大量引进，在很大程度上提高了医院的诊疗水平，降低了误诊率，成为医院生存发展的"强心剂"。但是，大量医疗设备的引进也带来了患者医疗费用的大幅度上涨和医疗服务成本的上升。这是解决当前的"看病难，看病贵"社会问题的关键因素之一。了解目前大型医用设备的配置现状，以及全面掌握某州各县的医用设备的拥有量、分布及使用情况等资料，是制订区域卫生规划的前提，也为下一步制定某州大型医用设备的配置标准和规划提供科学依据。

一、资料来源与研究方法

1. 资料来源　通过发放调查问卷到某州的各级相关卫生机构，调查得到 2008 年末各县的人口数、地区面积（平方千米），以及医用设备拥有、分布、使用情况等。

2. 计算指标及分析方法

（1）按不同类型卫生机构及各种机构万元以上医用设备拥有量、构成。

（2）各县的大型医用设备每百万人口拥有量。

（3）绘制洛伦兹曲线并且计算基尼系数分析大型医用设备的公平性。

（4）测算大型医用设备实际使用中的技术效率指标：应用效率理论法来对大型医用设备进行配置，其主要原理是从物尽其用的原则出发，分析资源实际使用中的技术效率指标，确定资源最佳使用状态时的各种技术参数，并进行分析对比，提出改进资源配置和使用的意见，以便使现有资源发挥出最大的潜力。如果设备的工作量处于不饱和状态，则不应当装备新设备，如果目前的设备已处于超负荷运转情况，则可以考虑新增设备，但也应当分析目前的设备利用中是否存在诱导需求及道德损害问题，其所占比例有多大。如果剔除了不必要的需求，设备仍然处于超负荷状态，则增加大型医用设备配置数量的依据就比较充分了。

用于评价大型医用设备技术效率的指标有以下几个。

1）年开机使用率：主要是从时间的角度出发衡量在机器的开机过程中有多少时间真正用于检查或治疗患者。

2）年时间利用率：是从挖掘开机时间潜力的角度来认识目前设备对时间的利用程度。

3）年能力利用率：是从提高设备工作量潜力的角度出发来评价目前的工作量与满负荷工作量之间的差距，它可以综合地评判设备工作能力的发挥程度。

3 个效率指标的计算公式如下：

$$年开机使用率 = \frac{\sum(N_i \times T_i)}{\sum(H_{1i} \times D_{1i})} \tag{9-1}$$

$$年时间利用率 = \frac{\sum(N_i \times T_i)}{\sum[H_{2i} \times (D_{2i} - D_{3i})]} \tag{9-2}$$

$$年能力利用率 = \frac{\sum N_i}{\sum[M_i \times (D_{2i} - D_{3i})]} \tag{9-3}$$

式中，N_i 为第 i 台设备的年检查（治疗）人次；T_i 为第 i 台设备的次均占机分钟；H_{1i} 为第 i 台设备的日均开机小时；D_{1i} 为第 i 台设备的年实际开机天数；H_{2i} 为第 i 台设备的日可开机小时；D_{2i} 为第 i 台设备的年可开机天数；D_{3i} 为第 i 台设备的年停机天数；M_i 为第 i 台设备的日最大工作量。

以上用到的指标中"日可开机小时、设备的日最大工作量、设备的年可开机天数"等的确定可以参考设备的物理性能和技术指标，或采取专家咨询的办法获得。而其他的"年检查（治疗）人次、次均占机分钟、日均开机小时、年实际开机天数、年停机天数"可以通过调查设备使用单位获得。

二、主 要 结 果

（一）大型医用设备现状分析

1. 某州万元以上医用设备在不同类型卫生机构的分布情况　将卫生机构按照性质不同划分为医院、乡镇卫生院、妇幼保健机构、疾病预防控制中心 4 类。结果显示：大型医用设备主要配置在医院，无论是 50 万～100 万元的医用设备，还是 100 万元以上的医用设备在医院均占了 90% 以上，乡镇卫生院的医用设备大多是 50 万以下，见表 9-7。

表 9-7　某州万元以上医用设备在不同卫生机构的分布情况

卫生机构	50 万元以下		50 万～100 万元		100 万元以上		所有设备	
	台数	占比（%）	台数	占比（%）	台数	占比（%）	台数	占比（%）
医院	355	41.0	69	93.2	41	97.6	465	47.4
乡镇卫生院	465	53.8	1	1.4	0	0.0	466	47.5
妇幼保健机构	26	3.0	2	2.7	1	2.4	29	3.0
疾病预防控制中心	19	2.2	2	2.7	0	0.0	21	2.1
总计	865	100.0	74	100.0	42	100.0	981	100.0

2. 某州万元以上医用设备 2005—2008 年的增长情况　2006 年，50 万元以下的医用设备增加了 84 台，增长速度为 16.9%；50 万～100 万元的医用设备增加了 6 台，增长速度为 12.8%；100 万元以上的医用设备增加了 6 台，增长速度为 30.0%。2007 年，50 万元以下的医用设备增加了 83 台，增长速度为 14.3%；50 万～100 万元的医用设备增加了 8 台，增长速度为 15.1%；100 万元以上的医用设备增加了 8 台，增长速度为 30.8%。2008 年，50 万元以下的医用设备增加了 202 台，增长速度为 30.5%；50 万～100 万元的医用设备增加了 13 台，增长速度为 21.3%，100 万元以上的医用设备增加了 8 台，增长速度为 23.5%，见表 9-8，图 9-5。

表 9-8　某州万元以上医用设备 2005—2008 年增长情况

年份	50 万元以下		50 万～100 万元		100 万元以上		所有设备	
	台数（台）	增长速度（%）	台数（台）	增长速度（%）	台数（台）	增长速度（%）	台数（台）	增长速度（%）
2005	496	—	47	—	20	—	563	—
2006	580	16.9	53	12.8	26	30.0	659	17.1
2007	663	14.3	61	15.1	34	30.8	758	15.0
2008	865	30.5	74	21.3	42	23.5	981	20.4

由表 9-8 可见，某州万元以上医用设备呈逐年增加的趋势，2006 年比 2005 年，2007 年比 2006 年，2008 年比 2007 年，每年环比 100 万元以上的医用设备增长速度较快，这提示政府和医疗机构对医用设备的投入在逐年加大。

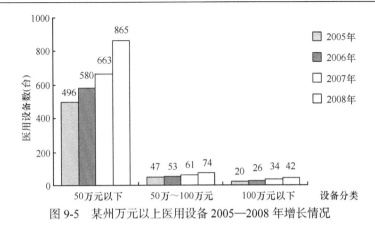

图 9-5　某州万元以上医用设备 2005—2008 年增长情况

3. 各市（县）的大型医用设备分布情况　考虑到大型医用设备的可及性，通常人口密度高的地方应该配给更多的大型医用设备，因此首先计算出某州各县的人口密度，并且对其进行排序。按颜色越深表示人口密度越高的原则，绘制某州的统计地图，并且在其中标注各种大型医用设备的分布情况，可见人口密度最高的县 3 拥有大型医用设备最少，大型医用设备主要分布于市 1，其次是县 2，见表 9-9。

表 9-9　某州各市（县）的人口密度及顺位

市/县	面积（平方千米）	人口数（人）	人口密度（人/平方公里）	顺位
市 1	4433	506 271	114.21	4
县 1	4146	281 598	67.92	8
县 2	3536	423 787	119.85	2
县 3	1464	202 850	138.56	1
县 4	2343	235 928	100.69	6
县 5	3322	270 641	81.47	7
县 6	2021	214 100	105.94	5
县 7	4045	155 546	38.45	10
县 8	1803	207 029	114.82	3
县 9	2189	108 712	49.66	9
合计	29 302	2 606 462	88.95	

（二）大型医用设备配置的公平性

1. 每百万人口的大型医用设备拥有量　从全州来看，大型医用设备的每百万人口拥有量为 5.75 台。而分到各个县来看，州府所在地市 1 的大型医用设备的百万人口拥有量为 9.88 台，处于第 1 位，有 5 个县仅有 1 台，有 2 个县没有任何大型医用设备，见表 9-10。

表 9-10　某州各市（县）大型医用设备每百万人口拥有量（台）

市（县）	人数（人）	大型医用设备拥有量（台）	每百万人口拥有量（台）	顺位
市 1	506 271	5	9.88	1
县 1	281 598	1	3.55	8
县 2	423 787	3	7.08	4
县 3	202 850	0	0.00	9

市（县）	人数（人）	大型医用设备拥有量（台）	每百万人口拥有量（台）	顺位
县 4	235 928	0	0.00	9
县 5	270 641	1	3.69	7
县 6	214 100	2	9.34	2
县 7	155 546	1	6.43	5
县 8	207 029	1	4.83	6
县 9	108 712	1	9.20	3
合计	2 606 462	15	5.75	

2. 大型医用设备基尼系数测算

（1）计算某州各市（县）人口、面积及大型医用设备总体分布情况：该州包括了 1 个市和 9 个县，首先按照大型医用设备的构成比从小到大排列并计算出相应构成比，然后对应地重新列出各县人口、面积的分布情况，见表 9-11。

表 9-11 某州各市（县）的面积、人口及大型医用设备分布情况

市（县）	大型医用设备		人口		面积	
	台数（台）	构成比（%）	人数（人）	构成比（%）	面积（平方千米）	构成比（%）
县 3	0	0.00	202 850	7.78	1464	5.00
县 4	0	0.00	235 928	9.05	2343	8.00
县 1	1	6.67	281 598	10.80	4146	14.15
县 5	1	6.67	270 641	10.38	3322	11.34
县 7	1	6.67	155 546	5.97	4045	13.80
县 8	1	6.67	207 029	7.94	1803	6.15
县 9	1	6.67	108 712	4.17	2189	7.47
县 6	2	13.33	214 100	8.21	2021	6.90
县 2	3	20.00	423 787	16.26	3536	12.07
市 1	5	33.33	506 271	19.42	4433	15.13
合计	15	100.00	2 606 462	100.00	29 302	100.00

（2）绘制洛伦兹曲线：根据表 9-11，将不同市（县）大型医用设备的百分构成比从小到大排列，人口的百分构成比和面积百分构成比对应关系不变，然后分别累计计算出各地的人口数量累计百分比、面积累计百分比和大型医用设备累计百分比，见表 9-12。

表 9-12 某州各市（县）的面积累计百分比、人口累计百分比及大型医用设备累计百分比

市（县）	面积累计百分比（%）	人口累计百分比（%）	大型医用设备累计百分比（%）
县 3	5.00	7.78	0.00
县 4	12.99	16.83	0.00
县 1	38.48	38.02	13.33
县 5	24.33	27.22	6.67
县 7	52.28	43.99	20.00
县 8	58.44	51.93	26.67
县 9	65.91	56.10	33.33
县 6	72.80	64.32	46.67
县 2	84.87	80.58	66.67
市 1	100.00	100.00	100.00

以人口累计百分比为横坐标,而以大型医用设备累计百分比为纵坐标,绘制某州大型医用设备按人口配置的洛伦兹曲线,见图9-6。可见按人口配置的洛伦兹曲线在对角线下偏离较远。

以面积累计百分比为横坐标,而以大型医用设备累计百分比为纵坐标,绘制某州大型医用设备按土地面积配置的洛伦兹曲线,见图9-7。可见按面积配置的洛伦兹曲线没有和对角线重合,在对角线下方且偏离较远。

（3）计算基尼系数并且根据该系数判断公平性:根据表9-12的数据,分别按人口和面积来计算某州大型医用设备

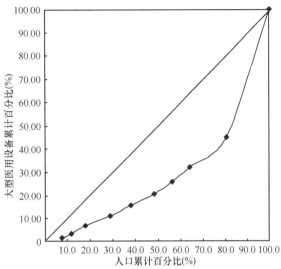

图9-6 某州大型医用设备按人口配置的洛伦兹曲线

的基尼系数。结果显示:某州大型医用设备总的人口配置基尼系数为0.32,某州大型医用设备总的地理面积配置基尼系数为0.40。基尼系数介于0~1,当基尼系数为0时,表示收入完全平等;当基尼系数为1时,表示收入分配绝对不平等。关于卫生资源配置基尼系数与其公平性目前尚无定量标准,按照美国经济学家钱那利的观点,基尼系数小于0.35,表示配置相对公平;基尼系数在0.4~0.5表示收入差距较大。由此可以认为某州的大型医用设备按人口配置属于配置相对公平,按地理面积配置属于差异较大,公平性较差。

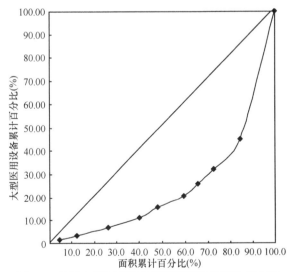

图9-7 某州大型医用设备按面积配置的洛伦兹曲线

（三）以MRI为例计算大型医用设备实际使用中的技术效率指标

以MRI为例计算大型医用设备实际使用中的技术效率指标。某州截至2008年年底有MRI两台:第1台MRI全年完成检查量为9601人次,实际开机291日,设备因故障停机20日,次均检查占机时间为30min（0.5h）,日均开机8h,该机日最大检查能力为15人次,日可开机8h,年最多可开机260日;第2台MRI全年完成检查量为3650人次,实际开机365日,因设备故障停机0日,次均检查时间为30min（0.5h）,日均开机8h,该机日最大检查量为12人次,日可开机8h,年最多可开机260日。根据以上指标可以计算该州MRI的技术效率。

年开机使用率=（9601×0.5+3650×0.5）÷（291×8+365×8）=126.25%

年时间利用率=（9601×0.5+3650×0.5）÷[8×（260-20）+8×（260-0）]=165.64%

年能力利用率=（9601+3650）÷[15×（260-20）+12×（260-0）]=197.19%

根据此次问卷调查数据，从以上 3 个指标来看，某州的 MRI 目前处于超负荷运转情况。假设该地 MRI 利用中的不必要需求比例是 30%，如果剔除不必要需求的话，则 MRI 使用的技术效率仍然处于超负荷状态。因此对某州来说还可以再考虑配置 1～2 台 MRI 以满足当地居民的需求。

三、讨　　论

CT、MRI 等大型医用设备是医疗卫生资源的重要组成部分，在医疗服务中发挥着重要的作用。同时大型医用设备具有技术含量高、投资高、检查收费高、运行维护费用高等特点，对老百姓看病就医、医疗机构的正常运行及国家卫生费用都可能产生重大影响。因此，在新医改的大背景下，研究如何公平合理地配置 CT 和 MRI 等大型医用设备资源，确保大型医用设备配置的公平和可及具有很重要的实践意义。通过分析，该州某市大型医用设备配置存在不足。

1. 在部分县没有配置 CT　该州的大型医用设备总量是 15 台，大型医用设备的百万人口拥有量为 5.75 台。其中 MRI 分布在州人民医院和某县人民医院，有两个县目前仍未配置 CT，其他县均至少拥有 1 台 CT 设备。

2. 大型医用设备按人口配置或是按地理面积配置的公平性较差　洛伦兹曲线和基尼系数均提示：该州的大型医用设备按人口配置属于配置相对公平，按地理面积配置属于差异较大，公平性较差。详细分析发现：大型医用设备主要集中在州府所在地，而人口密度最高的县 3 没有大型医用设备，对脑外伤和脑血管意外的患者无能力准确判断颅脑损伤的情况、脑血管意外的性质和病变的程度，这两类患者大部分只能转州级医院救治，只有少部分病情较轻的患者留下来医治，这样给患者的就医带来不便。

3. 大型医用设备的利用率程度较好，但诱导需求仍然存在　CT 和 MRI 的使用率均超过了 100%，也就是说这两种大型医用设备均得到了充分的利用，但是 CT 的阳性检出率并不高，这提示在医院里，由于某些利益的驱动，还存在一些不必要的检查，属于诱导需求。

4. MRI 的使用均处于超负荷状态　通过测算，该州 MRI 的年开机使用率为 126.25%，年时间利用率为 165.64%，年能力利用率为 197.19%，目前处于超负荷运转情况，假设该市设备利用中的不必要需求比例是 30%，即使将这部分的需求剔除出，MRI 的使用仍处于超负荷状态。

总体上 CT 和 MRI 基于人口分布的公平性较好。CT 引入我国较早，现已成为临床普遍使用的一种影像检查设备，加之购置费用相对较低，在国内的发展普及非常快。而且近年来国产 CT 发展也非常快，更加促进了 CT 在国内医院的普及，目前国内的二级医院甚至一些一级医院都配有 CT。然而对于引入时间较晚、购置成本和配置要求较高、普及程度较低的 MRI，人口分布的公平性则比 CT 要稍差，但总体上 MRI 基于人口分布的公平性也较好，而且随着国家新医改政策对于公立医院购置大型医用设备投入上的保障，近年来 MRI 配置的公平性有较大提升。

卫生资源地理分布的公平性直接影响到医疗服务的可及性，地理分布公平性的分析对地理条件复杂的地区更具有现实意义。造成医用设备资源地理分布公平性较差的主要原因是卫生行政部门在做医用设备资源配置规划时比较重视人口分布均衡性，对资源地理分布均衡性却重视不够。各地在制订医用设备资源规划时对于每百万人口设备拥有量都有明确的要求，但对于每平方千米设备拥有量却没有明确规定，因此在做配置规划时可能不合理。从本研究结果来看，未来一段时期内除了要继续增加大型医用设备配置数量之外，更重要的是要科学合理地规划，改善设备地理分布不公平的问题。

（陈　莹　孟　琼）

第四篇　卫生服务利用公平性研究

第10章 卫生服务利用公平性研究概述

WHO 在 1996 年发表的《健康与卫生服务的公平性》中提出：卫生服务公平性是指社会成员应该以需求为导向获得卫生服务，而不是取决于其社会地位、收入水平等因素。即每一个社会成员都能有相同的机会获得卫生服务，而不因其所拥有的社会特权不同而出现差别。Barnum 等提出：公平性表现在不同社会群体疾病危险、患者卫生服务的利用与可及性及费用的支付方面，以及它们之间的相互作用。卫生服务公平是公平地分配各种可利用的卫生资源，使所有人能有相同的机会从中受益。公平并不等同于平等，公平强调机会均等，而平等则强调平均占有。因此，卫生服务公平性在很多情况下是不平等地利用卫生服务，但保证每个成员获得卫生服务的机会相同，能按需获得卫生服务，让有限的卫生服务资源得到合理高效的利用。

一、卫生服务利用公平性定义

卫生服务公平性包括健康的公平性、卫生服务利用的公平性和卫生服务筹资的公平性、卫生资源分布的公平性。卫生服务利用是需求者实际利用卫生服务的数量，是人群卫生服务需要量和卫生资源供给量相互制约的结果，可以直接反映卫生系统提供卫生服务的数量及效率，间接反映卫生系统通过卫生服务对居民健康状况的影响。卫生服务利用的公平性分为垂直公平和水平公平。①水平公平是指具有相同卫生服务需求的社会成员应该获得相同的卫生服务。根据水平公平原则，卫生服务的利用只依赖于需求，而不应依赖于支付能力、社会经济特征等因素。②垂直公平是指不同的卫生服务需求应该获得不同的卫生服务。垂直公平测量了卫生服务利用量与卫生服务需求的相关性，即卫生服务需求多的人比卫生服务需求少的人应获得更多所需的卫生服务。在实际研究中，卫生服务需求一般由几种健康指标综合而成，很难量化不同个体间需求水平的差异。因此，很少直接衡量卫生服务利用的垂直公平。目前，国际研究中较多的采用水平公平测量方法。

二、研究卫生服务利用公平性的意义

卫生服务利用的公平性是实现健康公平的基本条件之一。人人公平享有医疗卫生服务是实现全民健康的前提和基础。卫生服务的公平性在促进和改善健康水平的过程中具有重要作用，只有公平、公正地享有医疗卫生服务，才能不断缩小地区、人群之间的健康差异，真正实现全民健康。卫生服务利用的可及性和公平性一直是卫生政策制定者和卫生改革的重要目标。WHO 在 1987 的《阿拉木图宣言》中提出了"2000 年人人享有卫生保健"的全球战略目标，其根本目标是实现全社会成员在卫生服务利用和健康方面的公平性，减少不应存在的不公平。《2011 年里约健康社会决定因素政治宣言》强调了健康公平的重要价值，并再次重申《世界卫生组织组织法》的原则：享受最高而能获致之健康标准，为人人基本权利之一，不因种族、宗教、政治信仰、经济或社会情境各异，而分轩轾。2011 年联合国大会、2012 年第 65 届世界卫生协会均赞同《里约宣言》及其建议。2016 年 11 月在第九届全球健康促进大会上，WHO 提出"人人享有健康，一切为了健康"的口号，并通过健康促进以实现可持续发展目标。在 WHO 的指导和带领下，每个国家都根据自己的国情制定了相关的政策和措施，中国制定的《"健康中国 2030"规划纲要》要求各地区、各部门在遵循健康优先、改革创新、科学发展、公平公正的原则下，建设"共建共享、全民健康"的健康中国。"健康中国 2030"把健康放到了国家决策机制的中心，并致力于提高全国卫生服务的质量和水平。

随着科学技术和经济的发展及各个国家相关政策和措施的制定和实施并不断完善，卫生服务的可及性及服务水平不断提高，人群的健康状况和健康意识也在不断地改善。但由于经济发展水平不均衡及居民贫富差距的现状，导致不同社会阶层人群卫生服务需求和卫生服务利用状况有差异，卫生服务公平性问题亟待解决。不同国家的不同人群的健康状况和卫生服务利用情况存在着差异，即使在同一国家，健康状况和卫生服务在地区之间、城乡之间、人群之间也存在着差异。2003 年以来中国政府实施了一系列医疗卫生改革，如"新农合"及城镇居民医疗保险制度的实施和完善，目的是保障人人享有卫生服务。相关政策和措施的制定在一定程度上提高了居民卫生服务利用的公平性，但不公平性仍然存在，如农村地区依然存在医疗卫生人员缺乏、因病致贫和卫生服务利用率低的情况；城市各区也存在着卫生服务不公平现象。

改善卫生服务的公平性与可及性，是重大的民生工程。在卫生资源有限的条件下，如何从卫生服务利用公平性研究中发现问题，根据问题为政策制定者提供相关信息，从而有针对性地制定相关措施，改善卫生服务公平性及效益，最大限度地满足人群的卫生服务需要，是最终实现全民健康的有效途径之一。

三、卫生服务利用公平性研究进展

随着科学技术的发展和社会经济的快速增长，人们生活水平不断提高，对健康越来越关注，健康公平性和卫生服务利用公平性研究随之得到发展。卫生服务利用公平性研究的目的是为卫生部门相关政策的制定提供依据，提高卫生服务利用的公平性和可及性，从而减少健康不公平，最终实现人群最大程度的健康。近 20 年来，健康公平性和卫生服务利用公平性研究有了快速的增长。1980 年，Medline 中用关键词"公平性"搜索到的文章只有 33 篇，1990 年有 74 篇，2000 年有 228 篇，2010 年有 575 篇，2017 年有 2368 篇。这些研究为全球健康政策的制定提供了依据，同时健康政策的制定也促进了健康公平性和卫生服务利用公平性研究的发展。

卫生服务利用公平性研究中公平性比较既有同一对象的纵向比较，也有不同对象在同一时间的横向比较；有国家间的比较，也有国内不同地区的比较，或同一地区不同人群的比较；还有比较项目的执行对公平性的影响。涉及的问题包括：存在不公平吗？如果存在，不公平程度如何？哪些因素（包括不同的人口学特征指标和社会经济学特征指标，如性别、种族、经济状况、教育程度、医疗保险、可及性等）影响着不公平的产生？影响程度如何？国家间卫生服务不公平的差异能在多大程度上反映国家间卫生服务系统的差异及其他的差异？项目执行对卫生服务公平性影响涉及的问题主要是项目的执行是增大还是减少了不公平。评估卫生服务时一种方法是比较项目执行前后同一地区的不公平情况，如"新农合"实施前后同一地区公平性的比较；另一种方法是比较执行和未执行项目的群体间不公平情况，如 Wagstaff 关于世界银行资助的卫生部门改革项目对灾难性事件自付支出的影响研究。卫生服务利用公平性研究针对不同领域、不同人群的研究分析及主要结果如下。

1. 卫生服务利用公平性有了不同程度的改善，但不公平依然存在 随着全世界对健康和公平性的关注及相关政策的制定，在各国政府的不断努力下，每个国家卫生服务利用公平性都有了不同程度的改善，但仍存在不公平，即使是在公共卫生系统较发达的国家。加拿大魁北克省对初级卫生保健系统改革 2003—2010 年的数据分析后发现，贫富之间卫生服务利用的不公平情况得到了改善，受经济因素影响而造成的不公平现象有所改变。Valeria的研究显示尽管意大利具有较为便利和平等的公共卫生系统，社会经济因素仍然是制约卫生服务公平性的影响因素。Lofvendah 等用瑞典南部银屑病和银屑病关节炎患者的 2008—2011 年的队列数据和人群进行比较，在控制了常见的其他疾病（如糖尿病、抑郁症、心肌梗死等）的基础上，用 Cox 回归和对数线性回归分析社会经济和人口学因素对卫生服务利用和医疗费用的影响。结果显示：卫生服务利用中存在持续的社会经济不公平，即使在医疗保健覆盖较高和自付费用低的国家。高建民等研究了"新农合"的实施对农民门诊和住院服务利用的公平性影响，结论为"新农合"的实施提高了卫生服务利用的公平性——提高了门诊服务利用率，降低了住院服务利用率。褚金花的研究结果显示年龄、文化、职业和地区是影响农村居民住院服务利用的主要因素。虽然"新农合"报销比例在逐年增加，但由于医疗费用的不断上涨，"新农合"减轻农村居民住院的经济负担的作用有限。

2. 影响卫生服务利用公平性的因素众多 研究表明，不同社会经济组别、性别、民族、地理区域、受教育程度、医疗保障体系和社会决定因子相关的其他因素间都存在卫生服务利用的不公平。智利学者 Alicia 对 1992—2009 年的国家社会经济调查和 2006 年的自付费用满意度调查结果进行追踪和现况比较后发现，教育程度及卫生服务费用支付能力是影响其公平性的主要因素。van der Wielen 等利用加纳在 2012—2013 年生活水平调查数据，用倾向评分匹配法评估国家医疗保险对年龄在 50 岁及以上老年人门诊及住院利用的影响，结果显示参加医疗保险的人门诊和住院利用率分别高于没有参加医疗保险的人 6% 和 9%。国家医疗保险的覆盖增加了农村老年人的卫生服务利用，但仍存在不公平。贫穷者的卫生服务利用率依然不高，医保的受益率低。Stephen 用医师咨询量、门诊服务量和住院天数等指标反映卫生服务利用并对卫生服务利用公平性进行评价，结论为不公平与收入、种族和教育等相关。王海廷等用极差法、集中指数和线性回归模型对威海市城乡居民门诊利用的研究结果显示文化程度、职业、医疗保障制度和收入影响着门诊利用的公平性。Mao Ying研究了西部城市居民的卫生服务利用公平性，结论为门诊补偿费用的水平公平性和垂直公平性较低；住院补偿费用的水平公平性低；收入差异和医疗保险的类型对卫生服务利用有较大影响。姚中宝的研究结果显示，随着收入增长，居民对门诊服务的利用增加，住院服务利用减少，卫生服务利用存在不公平性。周鹤聘对云南省鲁甸县农村居民卫生服务利用的公平性进行了研究，结果显示文化程度和收入对健康和卫生服务利用的公平性有影响。国内卫生服务利用公平性研究结果显示，东中西部地区在门诊和住院服务的利用上存在明显差异，东部地区的住院服务利用公平性优于门诊，西部地区门诊利用公平性优于住院，经济因素对中西部地区的门诊服务利用影响较小，对住院利用公平性影响较大。

3. 重点关注不同社会经济地位人群的卫生服务利用公平性 虽然卫生服务利用的公

平性研究在卫生服务公平性研究中是最多的，但大多数研究关注的是不同社会经济地位人群的卫生服务利用公平性。英国学者 Heraclides 的研究显示，社会经济地位对人的健康状况有长远影响，处于优势地位的人将有更多的机会获得更好的卫生服务。Irene Garcia-Subirats 的研究结果为哥伦比亚高收入人群对初级卫生保健、二次门诊及急救护理的利用较多；在巴西，低收入人群则较多利用初级卫生保健服务。这两个国家的卫生服务仍存在不公平的情况。印度学者 Soumitra 的调查也发现，无论在城市或农村，处于社会经济地位高处的人群更容易获得卫生服务，其健康状况也优于其他人。Stella 等利用南部非洲发展共同体 6 个国家 2002/2004 年世界卫生调查数据评估健康不平等和健康危险因素分布的不平等，结论是存在倾贫不公平。赵郁馨等用集中指数等方法，对甘肃省居民卫生服务利用公平性进行研究，结果显示甘肃省居民门诊和住院服务都存在倾富不公平。朱伟等对河南省 8 个县 18 877 名农村居民进行入户调查，结果是两周患病率的集中指数为正值，其他的集中指数均为负值，说明健康不公平偏向于经济水平较低组。经济因素是影响卫生服务利用的主要因素。Zhou 等纵向评估了 1993—2008 年中国农村的卫生服务利用公平性，结果为住院服务利用比门诊服务利用不公平，居民经济水平影响住院服务利用。

4. 特殊人群卫生服务利用公平性研究 有少量研究关注了特殊人群：孕产妇、流动人口、儿童、少数民族和特定疾病患者。韩娟等对武汉市已婚流动妇女卫生服务利用状况的调查表明该人群的卫生服务利用水平较低，经济因素是他们在卫生服务利用中的一大障碍。尹冬梅等用斜率指数对 10 个国家级贫困县妇幼保健服务利用进行分析，结果显示贫困农村地区妇幼保健服务利用水平低，且经济状况影响着公平性。汪洋等对中国儿童健康状况和卫生服务可及性的研究结果表明，贫困农村地区的女孩在健康状况方面最差，而获得的卫生服务方面最少。康楚云等用集中指数评价城市和农村儿童及青少年卫生服务利用的公平性，结果为城市地区不公平性不明显，农村地区卫生服务出现倾富倾向。吴静等对江苏和浙江 21 个县 1993—1996 年 197 308 名孕产妇围生保健检测数据的分析结果显示，受教育程度越高，产前和产时保健利用率越高，产后保健利用率越低，产前和产时保健公平性逐年提高，产后保健公平性呈下降趋势。

四、存在问题及应对策略

卫生服务利用公平性研究中大多数关注的是不同社会经济地位人群的卫生服务利用公平性，而国内外研究结果显示，卫生服务利用的影响因素不仅只有经济状况，还包括受教育程度、年龄、职业、地理区域、民族和医保等。即使在经济发展水平高、医疗保健覆盖高和自付费用低的国家，也存在卫生服务利用的不公平。而且随着医疗保险的全面覆盖，经济状况对门诊服务利用的影响逐渐减小。卫生服务利用是多个因素相互作用的结果，研究时应关注多个因素间的综合作用。

目前卫生服务公平性研究大多局限于横向研究：同一时间点上不同地区、不同人群的比较，很少进行纵向研究。纵向研究可反映卫生政策和相关措施的实施对卫生服务利用的改变，更能反映卫生服务利用的公平性变化，相关部门和学者应加大纵向研究。

卫生服务公平性研究中数据大多来源于国家卫生服务调查，国家级或省级的研究较少，研究对象局限于特定人群或特定地区。对特殊人群如孕产妇、流动人口、儿童、少数民族、特定疾病患者的研究较少。中国地域广阔，不同区域的环境、风俗习惯、健康理念和疾病分布差异较大，可根据区域特点和情况加大对特定人群的关注。

　　卫生服务公平性研究结果应用于政府相关政策的制定力度不够，要加强理论与实际应用的结合。健康政策的制定和相关科学研究是相互促进的，目前的研究大多是政策的制定促进相关科学研究的发展，而科研对政策制定的促进作用较小。如研究结果表明健康知识的不均衡影响着卫生服务需要的不均衡，如何把加强人群的健康教育和卫生知识的宣传，提高其对疾病的认识和自身健康的重视，做好预防、保健、医疗、康复以促进健康的公平性融入卫生政策的制定中需政策制定者和科研工作者的共同努力。

（何利平　白嫒莲）

第11章 卫生服务利用公平性评价方法

第一节 数 据 来 源

健康公平性分析数据主要来源：常规数据和入户调查数据。常规数据包括卫生信息系统（health information systems，HIS）数据、周期性的人口和住房普查数据。卫生信息系统数据包括卫生服务统计数据（如来自于医院记录或患者登记）、流行病学和监测数据、生命事件数据（如出生、死亡、结婚登记）等。

一、常规数据来源

国际上常规数据来源主要有人口和健康调查（demographic and health surveys，DHS）、生活水平测量研究（living standards measurement study，LSMS）、多指标聚类调查（multiple indicator cluster surveys，MICS）、全球健康调查（world health survey，WHS）。

1. 人口和健康调查（DHS） 是 1984 年以来以个体和户为单位的健康数据的重要来源，由一个家庭问卷和一个生育年龄女性问卷组成。家庭问卷覆盖了家庭成员的基本人口学特征、家庭和居住环境、孩子和生育年龄女性的营养状况；女性问卷包括基本信息、生育行为和意愿、节育情况、孕产期保健、母乳喂养和营养、孩子的健康等问题。

2. 生活水平测量研究（LSMS） 是世界银行于 1980 年颁布的，目的是探索提高发达国家政府统计部门收集的家庭数据的质量和类型。包含 4 种类型的分析：生活水平的描述统计量、对贫困情况和生活水平的监测、政府项目的覆盖和影响情况的描述、政策和项目对家庭行为和福利的影响测量。家庭问卷是生活水平测量调查的核心，问卷中健康模块信息包括：健康相关行为、卫生服务利用、卫生费用、保险情况、卫生服务可及性。

3. 多指标聚类调查（MICS） 由联合国儿童基金会于 1998 年改进，目的是对世界儿童峰会的目标进行监测。此类调查特别包含三部分：家庭问卷、育龄女性问卷、5 岁以下儿童问卷。家庭问卷包括受教育程度、童工、孕产妇死亡率、孩子失能情况、水和卫生状况、食盐碘化情况；育龄女性问卷包括儿童死亡率、孕产期健康状况、节育情况、HIV/AIDS 情况；儿童问卷主要包括出生登记情况、母乳喂养、疾病的治疗情况、疫苗接种和人体指标。

4. 全球健康调查（WHS） 由 WHO 制定，以综合不同群体的健康基本信息及与卫生系统投入相关的结果。总体目标是检验群体报告健康的方式，了解人们如何评定健康状况，测量卫生系统的反应。也包括卫生服务支出、成年人死亡率、不同的危险因素等。

中国常规数据包括中国健康和营养调查（China health and nutrition survey，CHNS）和国家卫生服务调查（national health services survey，NHSS）。

5. 中国健康和营养调查（CHNS） 是中国预防医学科学院营养与食品卫生研究所与美国北卡罗来纳大学合作开展的大型开放式队列研究，对中国 8 个省的同一人群分别于 1989 年、1991 年、1993 年、1997 年、2000 年、2004 年、2006 年、2009 年、2011 年、2015 年进行了 10 次追踪调查，对社会经济状况、卫生服务、居民膳食结构和营养状况等内容进行重复观测。问卷包括成人调查表、儿童调查表、膳食调查表、社区调查表和住户调查表等。

6. 国家卫生服务调查（NHSS）　始于 1993 年，每 5 年在全国范围内开展一次，迄今为止已开展了 5 次调查，是我国规模最大、唯一通过需方调查全面获取居民健康状况、卫生服务需求及利用信息的综合性调查，是政府了解城乡居民健康、卫生服务需要、需求、利用、医疗负担及满意度等信息的重要途径。

二、入户调查数据

入户调查时抽样常采用多阶段分层抽样。层的选择可以是地理位置、城市化水平、经济发展状况、行政区域等。当不同群体间存在异质性时可分层，此时可减少抽样误差，保证每一层能得到有代表性的样本。

（一）问卷设计

1. 指标筛选　问卷设计时首先要筛选指标。指标筛选常用文献回顾、专家咨询和小组讨论等方法。指标包括反映卫生服务利用的指标及对卫生服务利用有影响的指标。

常用的反映卫生服务利用的指标包括门诊服务利用指标和住院服务利用指标，门诊服务利用指标包括：就诊率、患病就诊率、患病未就诊率、次均就诊费用、次均就诊补偿费用，等。其中，就诊率包括两周就诊率和慢性病就诊率；患病就诊率包括两周患病就诊率和慢性病患病就诊率；患病未就诊率包括两周患病未就诊率和慢性病患病未就诊率。住院服务利用指标包括：住院率、需住院者住院率、人均住院天数、人均住院费用、人均住院补偿费用，等。常用指标的计算如下：

就诊率=就诊人（次）数/调查总人数×100%

患病就诊率=就诊人（次）数/患者总人数×100%

患病未就诊率=患病未就诊人（次）数/患者总人数×100%

次均就诊费用=调查对象就诊总费用/调查对象就诊总次数

次均就诊补偿费用=调查对象就诊补偿费用/调查对象就诊总次数

两周就诊率=调查前两周内就诊人（次）数/调查总人数×100%

慢性病就诊率=最近一年慢性病就诊人（次）数/调查人数×100%

两周患病就诊率=调查前两周内患病就诊人（次）数/两周患者总人数×100%

慢性病患病就诊率=最近一年慢性病就诊人（次）数/最近一年慢性病患者数×100%

两周患病未就诊率=调查前两周内患病未就诊人（次）数/两周患者总人数×100%

慢性病患病未就诊率=最近一年患慢性病未就诊人（次）数/最近一年慢性病患者数×100%

住院率=调查前一年内住院人数/调查人数×100%

需住院者住院率=调查前一年内住院人数/调查前一年内需住院人数×100%

人均住院天数=调查对象住院总天数/调查对象住院人次数

人均住院费用=调查对象住院总费用/调查对象住院人次数

人均住院补偿费用=调查对象住院补偿总费用/调查对象住院人次数

对卫生服务利用有影响的指标主要包括人口统计学指标，如年龄、性别、民族等；生活环境指标，如厕所类型、饮用水类型等；生活方式指标，如是否喝酒、是否抽烟等。卫生服务需求及需要是卫生服务利用的重要影响指标，包括客观指标及主观指标，客观指标如两周患病率、慢性病患病率及需住院率等，主观指标主要为生活质量等。常用指标的计算如下：

两周患病率=调查前两周内患病人（次）数/调查人数×100%

慢性病患病率=调查前一年内患慢性病人数/调查人数×100%

需住院率=调查前一年内需要住院的患者数/调查人数×100%

EQ-5D-5L 量表中 5 个维度的得分和总得分：把每个维度的 5 个水平从没有任何困难到有及严重困难分别赋值为 1~5，相关选项的赋值即为该维度的得分。把 5 个维度的得分相加即为总得分。得分越低健康状况越好。

VAS 评分：视觉刻度尺上的得分。得分越高健康状况越好。

2. 形成调查问卷　指标筛选完成后，需把指标转化为变量。如两周患病率的计算需要知道两周患病的人数或人次数及调查的总人数，则变量为：两周是否患病？如答是，还要回答问题：两周患病多少次？

将调查对象基本信息和调查的主要内容进行逻辑组合，形成调查表。抽取少量调查对象进行预调查，目的是看调查问卷能否达到调查目的？问卷中的问题能否被调查对象接受？是否还有需要调整的问题等。

附录 J 为云南省农村居民卫生服务利用调查表。调查表由两部分构成：家庭基本情况、家庭成员卫生服务利用情况。

（二）制定调查方案

一般入户调查采用抽样调查的方式，可根据研究的目的和设计方案，计算相应的样本含量。确定研究对象的入选标准和排除标准。

抽样方案为多阶段抽样。一般按照经济状况或区域分层，在每一层随机抽取对象。如在某省内多阶段抽样，第一阶段，所有州（市）按照经济状况好、中、差分层，在每一层随机抽取 1 个州（市），共抽取 3 个州（市）；第二阶段，每个州（市）的县（区）按经济状况分层，在每层内随机抽取 1 个县（区），每层共抽取 3 个县（区）；第三阶段，在抽取的每个县（区）按照经济状况随机抽取两个乡（镇）；第四阶段，在抽取的每个乡镇随机抽取 2~3 个自然村进行整群抽样。

制订调查计划时还包括制订调查的组织实施计划，如调查员的培训、调查点的沟通和协调、课题组人员的分工和相关职责的安排等。

三、卫生服务利用公平性研究领域及对象

国外开展卫生服务公平性研究早于国内，研究领域涉及精神卫生、母婴保健服务、初级卫生保健、预防接种等多个方面，研究对象则有贫困人群、农村人口、土著居民、儿童和特定疾病患者等。国内对卫生服务公平性的研究起步虽晚，但研究领域和研究对象与国外类似。研究领域涉及有初级卫生保健、妇幼卫生等多个方面；研究中主要以人群的社会阶层、医疗保障水平等特征对研究对象进行分类，也有部分调查选取老年人、慢性疾病患者、流动人口、妇女儿童等特殊人群为研究对象。

第二节　数据整理与标准化

一、数　据　整　理

卫生服务利用调查问卷如果为二分类答案，如是否患慢性疾病？是否就诊？答案为是与否，此时计算患病率或就诊率，描述健康状况或卫生服务利用情况。如果答案是等级资料，如自评健康状况：很好、好、一般、差、很差，由于不同分类间程度并不是等距的，此时如果把结果简单赋值为 1、2、3、4、5 是不恰当的，此时常用的处理方法有以下几种。

1. 等级资料二分类。如把很"好""好""一般"合并为健康，把"差"和"很差"合并为不健康。此方法会损失信息，且需要确定一个界值。如果不同文化或群体阈值不同，则二分类指标并不能表示群体间给定健康水平状况的变异。

2. 使用其他文献证实的计分算法构造测量值。如活动能力的问题中，把答案"不能活动"赋值为 0，"有一定困难"赋值为 5，"没有困难"赋值为 10，把所有问题答案分值相加的总和作为测量值。此测量值可转换为 0 和 1 之间取值，转换公式：（最大值–总和）/（最大值–最小值）。最大值和最小值分别为总和的最大值和最小值。

3. 如果没有可借鉴的分类分布信息，可假定分布的一个函数形式，目的是探索分类的全部范围而不是提出分类间等距的不符合实际的假定。其中一种假设是分类间的观测频数分布由服从对数正态分布的潜在健康变量产生，则累积对数正态分布概率值对应的变量值即为和观测频数分布相关的界值点。分类得分即为界值点界定的区间的期望值。

二、健康或卫生服务利用的人口学标准化

在比较不同组别的卫生服务利用情况或健康状况时，如果各组影响卫生服务利用和健康的基本条件不相同，则无可比性，此时需要进行标准化。如要比较不同收入组的健康状况，如果不同收入组的年龄分布不相同或不相近，由于年龄和健康相关，则不同收入组的健康指标不具可比性，此时需要对年龄进行标准化。年龄称为标准化变量，标准化后的健康分布称为标准化年龄健康分布。此时标准化的目的是消除年龄结构的不同在各收入组的影响，使得各收入组的健康分布具有可比性。

卫生服务利用的水平公平指有相同卫生服务需要的人群应该得到相同的卫生服务。如要比较不同收入组的卫生服务利用情况，如果不同收入组的卫生服务需要不相同，则卫生服务利用不相同不能说明不公平，此时需对卫生服务需要变量进行标准化，比较标准化需要变量后卫生服务的利用才能说明公平性。如高收入国家由于更低收入的人群健康状况更差，对卫生服务需求更多，导致更多的卫生服务利用。这样的卫生服务利用不平等不能解释为不公平。在低收入国家中，低收入者缺乏医疗保险和购买力，意味着虽然他们的需求更高，但卫生服务的利用低于高收入者，在这种情况下，卫生服务利用的不平等不能全面反映不公平。此时需对需要的差异进行标准化，标准化后利用的不公平即为水平公平。

在卫生服务利用公平性分析中，标准化的目的不是要建立卫生服务利用决定因素的结构模型，而是描述基于其他因素的条件下人口统计学指标的卫生服务利用分布。即要更确切地描述卫生服务利用和人口统计学指标间的关系。标准化的前提条件是：标准化变量与

其他非标准化变量相关；标准化变量和其他非标准化变量均与卫生服务利用相关。如年龄和教育程度相关，年龄和教育程度均与健康相关。标准化变量可以是多个。

标准化的基本方法有两种：间接法和直接法。间接法通过比较卫生服务利用分布和当所有个体有自己的卫生服务需求但对于整个总体有相同的平均需求效应的分布来校正实际分布；直接法首先要分组，如果是对不同收入组的健康进行标准化后的卫生服务利用分布，直接法给出了当所有收入组别有相同的健康结构，但不同组别有不同的健康效应时的卫生服务利用分布。两种标准化都可通过回归分析实现。标准化时可标准化感兴趣的变量和标准化变量间的相关系数，也可标准化偏相关系数。标准化相关系数时，回归分析中只包含标准化变量。标准化偏相关系数时，非标准化变量也要包含在回归方程中，但不是要标准化这些非标准化变量，而是估计基于这些非标准化变量的条件下标准化变量和卫生服务利用的相关。如年龄和健康相关，年龄和健康均与卫生服务利用和收入相关，如果在回归中只包含健康，则标准化的是健康和卫生服务利用的相关系数；如果把健康作为标准化变量，年龄作为非标准化变量，则标准化的是健康和卫生服务利用的偏相关系数。

（一）因变量为连续型变量的标准化

如果因变量为连续型变量且服从正态分布，用线性回归进行标准化；如果因变量不服从正态分布，可对其进行变量变换以满足正态性的要求后进行标准化。如医疗费用为连续型变量，但不服从正态分布，可通过变量变换（如对数变换）满足正态性。

1. 间接标准化法　间接标准化法的公式

$$y_i = \alpha + \sum_j \beta_j x_{ji} + \sum_k \gamma_k z_{ki} + \varepsilon_i \tag{11-1}$$

式中，y_i 为连续型健康变量或卫生服务利用变量；α、β、γ 为回归系数向量；x_j 是标准化变量（如卫生服务需求），也称为需要变量；z_k 是为了估计和标准化变量的偏相关，不标准化但要控制的非标准化变量，也称为控制变量。如果要得到和标准化变量的相关，z_k 不在回归方程中。可用最小二乘法得到回归系数的估计：$\hat{\alpha}$、$\hat{\beta}_j$、$\hat{\gamma}_k$。然后用式（11-2）得到预测值

$$\hat{y}_i^X = \hat{\alpha} + \sum_j \hat{\beta}_j x_{ji} + \sum_k \hat{\gamma}_k \bar{z}_k \tag{11-2}$$

式中，$\bar{z}_k$ 是控制变量的样本均值。

标准化后的健康值或卫生服务利用值为实际健康和预测健康或实际利用和预测利用的差值，加上样本健康或利用均值。计算公式

$$\hat{y}_i^{IS} = y_i - \hat{y}_i^X + \bar{y} \tag{11-3}$$

2. 直接标准化法　直接标准化法是对每一个组别 g（如不同收入组）进行回归

$$y_i = \alpha_g + \sum_j \beta_{jg} x_{ji} + \sum_k \gamma_{kg} z_{ki} + \varepsilon_i \tag{11-4}$$

式中，α_g、β_{jg}、γ_{kg} 为第 g 个组的回归系数向量；x_{ji} 是需要变量；z_{ki} 是控制变量。

用最小二乘法估计得到回归系数：$\hat{\alpha}_g$、$\hat{\beta}_{jg}$、$\hat{\gamma}_{kg}$。把每一组标准化变量的样本均值 $\bar{x}_j$，控制变量的均值 $\bar{z}_{kg}$ 分别代入公式（11-5）得到标化值 $\hat{y}_i^{DS}$

$$\hat{y}_i^{DS} = \hat{y}_g^{DS} = \hat{\alpha}_g + \sum_j \hat{\beta}_{jg} \bar{x}_j + \sum_k \hat{\gamma}_k \bar{z}_{kg} \tag{11-5}$$

由于标准化值中没有组内变异，此方法直接给出组间的标准化健康或卫生服务利用分布。

对分组数据，直接标准化法和间接标准化法均可回答：如果健康或卫生服务利用和标准化变量无相关，组间健康或卫生利用分布如何？只是控制相关的方法不同。直接法把总体的人口学分布作为一个整体（ $\bar{x}_j$ ）而看各组的行为；间接法是使用各组的人口学特征（ $\bar{x}_{jg}$ ），而得到总体范围的人口学指标效应（ $\hat{\beta}_j$ 、 $\hat{\gamma}_k$ ）。间接法的优点是不需分组可直接以个体水平进行标准化。由于间接法把组间差异同质化（认为组间无差异）， x 变量的系数在组间有差异，因此两种标准化法得到的结果有差异，差异的程度依赖于直接法中的分组。

（二）因变量为分类变量的标准化

如果因变量为分类变量，如健康状况变量中是否患病，卫生服务利用变量中是否利用卫生服务，因变量均为二分类变量；卫生服务利用中就诊次数和住院天数取值为非负整数计数值，且大量的观察值取值为 0（没有利用）而极少量观察值取较大值（利用较多），因此，可考虑把是否利用和在利用的基础上利用次数两部分分开分析。不论是二分类还是取值为非负整数计数值，间接标准化的线性回归法不能保证预测值为两个值或非负整数值，线性回归法不适用，需用非线性模型。

记 y 为卫生服务利用变量，取值为二分类或计数。需要变量为 x（向量），如年龄、性别、患病等；控制变量为 z（向量），如收入、教育程度、职业等。非线性模型为

$$y_i = G(\alpha + \sum_j \beta_j x_{ji} + \sum_k \gamma_k z_{ki}) + \varepsilon_i \qquad (11\text{-}6)$$

式中， G 为一般的函数形式，可为 Probit、Logit 模型、Poisson 模型、负二项模型（negative binomial model）或广义的负二项模型（generalized negative binomial model）。

如果式（11-6）中没有 z 变量，则模型中得到的预测值称为期望利用。此时标准化利用可用实际利用减去期望利用得到

$$\hat{y}_i^{IS} = y_i - \hat{y}_i^X + \bar{y} \qquad (11\text{-}7)$$

为保证标准化利用的均值和实际利用均值相等，式（11-7）中加的是预测均值。

当式（11-6）中有 z 变量时，把 z 变量赋值为均值或任意的其他常数向量并不能消除 z 变量对标准化利用的效应，因此标准化利用的方差将依赖于标准化过程中 z 变量的设置，这将影响收入相关公平性的测量，如集中指数。如果把 z 变量赋值为均值，定义标准化利用为：

$$\hat{y}_i^{IS} = y_i - G(\hat{\alpha} + \sum_j \hat{\beta}_j x_{ji} + \sum_k \hat{\gamma}_k \bar{z}_k) + \frac{1}{n} G(\hat{\alpha} + \sum_j \hat{\beta}_j x_{ji} + \sum_k \hat{\gamma}_k \bar{z}_k) \qquad (11\text{-}8)$$

式中， n 为样本含量，预测值为 z 变量设为均值得到。此时预测值的均值和 y 的观测值的均值相等。

第三节 卫生服务利用公平性评价方法与指标

卫生服务利用公平性评价方法包括单因素分析方法和多因素分析方法，单因素分析方法常用 χ^2 检验、秩和检验等；多因素分析方法常用 Logistic 回归、Poisson 回归等。卫生服务公平性评价指标大多来源于计量经济学中测量收入公平性的指标，如基尼系数、集中指

数、泰尔指数等。本节主要介绍公平性评价指标。

一、集中曲线

集中曲线最早用于收入公平性的研究。在卫生服务公平性研究中，集中曲线最早被 Kakwani、Wagstaff 等用于描述人群按经济状况从最差到最好排序后与人口累计百分比相关的健康状况。现在集中曲线在卫生服务公平性研究中的应用非常广泛，可用于评估相关指标的健康变量或卫生服务利用变量的公平性。

集中曲线可以直观地反映卫生服务利用公平性状况，两个变量中，一个是研究的主要变量 y，如健康或卫生服务利用变量（可以是经过标准化的变量）；一个是分组变量 x，如不同经济收入组或不同文化程度组。横轴 X 轴为分组变量的人口累计百分比，如按经济收入从低到高的组别的累计人口百分比；纵轴为相应的感兴趣变量的累计百分比，如卫生服务利用变量的累计百分比。如果不同经济组的人有相同的卫生服务利用状况，则集中曲线为斜率 45° 的直线，称为公平线。如果经济收入较低组卫生服务利用变量取值较高，则集中曲线位于公平性上方；如果经济收入较高组卫生服务利用变量取值较高，则集中曲线位于公平性下方。集中曲线离公平线越远，表示卫生服务利用变量越集中在较低经济收入组或较高经济收入组，见图 11-1。

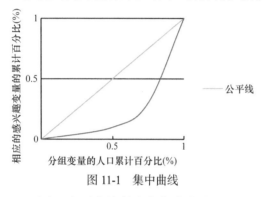

图 11-1　集中曲线

同一个图中绘制多条集中曲线时，如果一条集中曲线始终位于另一条的上方，则该曲线代表的不公平程度高于另一条；如果两条曲线间有交叉，则可通过计算不公平指数来比较公平程度。选择的不公平指数不一样，则不公平程度也不一样。

集中曲线是用样本数据绘制的，如果要判断集中曲线间或集中曲线与公平线是否存在统计学差异，不能凭曲线的高低下结论，要做假设检验。假设检验的一个决定准则是如果曲线间在一个方向上至少存在一个显著差异而其他没有显著差异，则拒绝无差异的原假设。如果曲线 A 至少在一个分位点显著高于曲线 B，且曲线 B 没有分位点上高于曲线 A，则曲线 A 高于曲线 B。在此决定准则下如果用常规的临界值，由于多重比较时没有校正检验水准会过度拒绝原假设，可通过使用从学生化的极大系数分布（studentized maximum modulus，SMM）得到的临界值解决。另一个决定准则要求所有分位点间均存在显著差异才拒绝无差异的原假设，此准则减少了错误的拒绝无差异的概率，但当有差异时也大大地减少了检测出有差异的功效。

除了考虑准则，还要选择分位点以进行比较。如果分位点的数据太少，则很难检验出有差别。大样本时常用 19 分位数。

二、集中指数

集中曲线可用于判断是否存在不公平，但没有给出不公平程度的数值度量，不利于多个指标间的比较。集中指数（CI）由 Kakwani 提出，量化了不同组别健康变量的不公平程度，被用于测量和比较与社会经济学相关的不公平程度，如儿童死亡率、儿童免疫、儿童营养不良、成年人健康、卫生服务利用等。

（一）集中指数的计算

集中指数被定义为集中曲线和公平线间面积的 2 倍。如果不存在不公平性，集中指数为 0。当集中曲线位于公平性上方时，集中指数为负值，意味着卫生服务利用变量集中在低收入组；当集中曲线位于公平性下方时，集中指数为正值，意味着卫生服务利用变量集中在高收入组。

集中指数的取值为–1～1。集中指数取值为 0 时存在两种情况：一种是集中曲线就是公平线；另一种是集中曲线位于公平线两边，且与公平线交叉上方面积与下方面积相等抵消。因此在判断公平性时最好联合集中指数和集中曲线进行判断。

集中指数的符号表示 y 和 x 变量分布位置相关的方向，大小表示相关的强度及 y 变量变异的程度。

集中指数的性质如下。

（1）集中指数不受度量衡单位的影响，即 y 和 x 的单位不影响集中指数的大小。

（2）如果 y 为等级资料，则不能计算集中指数。一种解决办法是把等级资料二分类，但二分类会导致集中指数的范围不是–1～1，而是依赖于变量 y 的均值。大样本时，集中指数范围为 $\mu-1$～$1-\mu$，当均值增大时此范围缩小。因此，当用集中指数比较不同国家或不同指标的公平性时，要注意指标均值的差异。另一种解决办法是把集中指数标准化：集中指数/（$1-\mu$）。

（3）如果 y 既取正值又取负值，则集中指数的范围不是–1～1。特别当 y 的均值为 0 时，无法计算集中指数。

集中指数的公式为

$$CI = 1 - 2\int_0^1 L(x)dx \tag{11-9}$$

式中，$L(x)$ 为健康或卫生服务利用的累计分布，是 x（如收入）的函数。集中指数的公式根据 x 是否为原始数据分为两种情况：x 为原始数据（离散型或连续型）；x 为频数表数据。

1）x 为原始数据（离散型或连续型）：如果数据为离散型或连续型，公式（11-9）为

$$CI = \frac{2}{n\mu}\sum_{i=1}^n y_i r_i - 1 - \frac{1}{n} \tag{11-10}$$

式中，y_i 为感兴趣的变量，如健康变量；μ 为 y 的均值（如果 y 为是否患病，是为 1，否为 0 时，均值为患病率）；$r_i = i/n$ 为个体 i 相应的分数秩，如果 x 轴为经济水平，则 $i=1$ 为经济最差，$i=n$ 为经济最好。公式（11-10）也可写为

$$CI = \frac{2}{\mu}cov(y,r) \tag{11-11}$$

式中，$cov(y, r)$ 为 y 和 r 的协方差，r 为分数秩。

集中指数的估计值还可从 y 与分数秩 r_i 的最小二乘法回归得

$$2\sigma_r^2\left(\frac{y_i}{\mu}\right) = \alpha + \beta r_i + \varepsilon_i \tag{11-12}$$

式中，σ_r^2 为分数秩的方差；β 为最小二乘法估计，即集中指数的估计值。

原始数据集中指数的方差公式为

$$\mathrm{var}(\hat{\mathrm{CI}}) = \frac{1}{n}\left[\frac{1}{n}\sum_{i=1}^{n}a_i^2 - (1+\mathrm{CI})^2\right] \tag{11-13}$$

式中，$a_i = \frac{y_i}{\mu}(2r_i - 1 - \mathrm{CI}) + 2 - q_{i-1} - q_i$；$q_i$ 为集中曲线的纵坐标 $q_i = \frac{1}{\mu n}\sum_{j=1}^{i}y_j$，$q_0$=0。

从集中指数的公式可看出，集中指数只依赖于 y 轴变量和 x 轴变量的秩次，并不依赖于 x 轴变量的变异，即 x 轴变量的变异大小对集中指数的计算没有影响。如果 y 轴为卫生服务利用变量，x 轴为经济水平，则经济水平变异程度的改变并不会影响卫生服务利用的集中指数。如一个地区收入分布差异大，一个地区收入分布较均匀，集中指数分辨不了这种与收入变异相关的卫生服务利用不公平程度。

2）x 为频数表数据时集中指数的计算：如果 x 分为 t =1，2，…，T 个组，则集中指数的公式为

$$\mathrm{CI} = 1 - \sum_{t=1}^{T-1}(x_t L_{t+1} - x_{t+1}L_t) \tag{11-14}$$

式中，x_t 为 x 排序后在第 t 组的人口累计百分比；L_t 为相应 y 的累计百分比。式（11-14）等价于：

$$\mathrm{CI} = 1 - \sum_{t=0}^{T-1}(x_{t+1} - x_t)(L_{t+1} + L_t) \tag{11-15}$$

式中，x_0=0；L_0=0。

频数表数据中集中指数方差的计算：假定 f_t 为 x 变量在第 t 组的百分比，定义第 t 组的分数秩为到第 t 组组中值的累计百分比：

$$R_t = \sum_{i=1}^{t-1}f_i + \frac{1}{2}f_t \tag{11-16}$$

频数表数据集中指数方差的公式

$$\mathrm{var}(\hat{\mathrm{CI}}) = \frac{1}{n}\left[\sum_{t=1}^{T}f_t a_t^2 - (1+\mathrm{CI})^2\right] + \frac{1}{n\mu}\sum_{t=1}^{T}f_t \sigma_t^2 (2R_t - 1 - \mathrm{CI})^2 \tag{11-17}$$

式中，n 为样本含量；σ_t^2 为第 t 组 y 的方差；μ 为均值；$a_t = \frac{\mu_t}{\mu}(2R_t - 1 - \mathrm{CI}) + 2 - q_{t-1} - q_t$，

q_t 为集中曲线的纵坐标，$q_t = \frac{1}{\mu}\sum_{i=1}^{t}\mu_i f_i$，$q_0$=0。

如果组间方差 σ_t^2 未知，则假定组间方差为 0，同时样本含量 n 用 T 代替，式（11-17）为

$$\mathrm{var}(\hat{\mathrm{CI}}) = \frac{1}{T}\left[\sum_{t=1}^{T}f_t a_t^2 - (1+\mathrm{CI})^2\right] \tag{11-18}$$

（二）集中指数人口学特征指标的标准化

如果要控制人口学特征指标或卫生服务需求的影响来测量经济状况对健康或卫生服务利用的公平性，如不同经济组卫生服务需求不相同，会影响卫生服务利用的可比性，此时可用前面介绍过的标准化法消除不同经济组间卫生服务需求的影响，得到卫生服务利用指标的标准化变量，用标准化后的变量来计算集中指数。

如果要标准化所有的变量，即标准化时变量均为 x，没有 z 变量，则间接标准化集中

指数可把标准化变量直接放到回归中得到，即

$$2\sigma_r^2(\frac{y_i}{\mu}) = \alpha_2 + \beta_2 r_i + \sum_j \delta_j x_{ji} + \tau_i \qquad (11\text{-}19)$$

式中，x_j 为混杂变量（如卫生服务需求等）；最小二乘法估计 $\hat{\beta}_2$ 为间接标准化集中指数的估计值。

（三）集中指数的评价准则

集中曲线和集中指数源于经济学领域中收入公平性的评价。集中指数作为基尼系数的改进，对社会经济阶层的人口构成敏感。在收入公平性评价中，评价准则为：如果集中指数的绝对值小于 0.2，表示绝对平均；0.2～0.3 表示比较平均；0.3～0.4 表示基本合理；0.4～0.5 表示差距较大；0.5 以上表示差距悬殊。而在卫生服务利用公平性评价中，由于不同经济组人群的健康指标或卫生服务利用指标的变异度远远低于经济领域中数据的变异度，集中指数的取值也远远小于收入公平性评价的取值。在检索到的文献中，反映健康或卫生服务利用的集中指数很少有大于 0.2 的。当用集中指数评价卫生服务公平性时，用集中指数的符号表示不公平的方向，集中指数的相对大小表示不公平的程度，没有相关的评价准则。卫生服务公平性评价中集中指数大小的评价准则有待于制定。

（四）集中指数的分解

如果存在卫生服务利用的不公平，则哪些因素对不公平有贡献？不公平的分解可回答此问题。不公平的分解目的是通过一系列因素来解释结果变量的分布，揭示相关因素在多大程度上解释了健康不公平的程度。如卫生服务利用的差异可由教育程度、收入、保险覆盖情况、卫生服务机构的服务质量的差异解释。基于卫生服务利用变量和相关因素的回归分析的分解方法只是描述性的，用于揭示卫生服务利用不平等特征的相关性。

集中指数分解是把集中指数分解为不同因素对集中指数的贡献，得到造成差异性的主要原因。如果集中指数是与经济相关的健康集中指数，则集中指数可分解为不同因素对经济相关卫生服务利用不公平的贡献，每一个因素的贡献是该因素对卫生服务利用的敏感性和该因素对经济相关不公平程度的乘积。

1. 未标准化时集中指数的分解　如果卫生服务利用变量 y 表达为线性回归模型

$$y = \alpha + \sum_k \beta_k x_k + \varepsilon \qquad (11\text{-}20)$$

则 y 的集中指数为

$$\text{CI} = \sum_k (\beta_k \bar{x}_k / \mu) C_k + GC_\varepsilon / \mu \qquad (11\text{-}21)$$

式中，μ 为 y 的均值；$\bar{x}_k$ 为 x_k 的均值；C_k 为 x_k 的集中指数；GC_ε 为误差项的集中指数。集中指数 CI 为 k 个自变量集中指数的加权后求和，C_k 的权重为 y 对 x_k 的弹性：$\eta_k = \beta_k \bar{x}_k / \mu$；最后一项反映了没有被自变量的变异解释的与收入相关的卫生服务利用不公平。

各因素对集中指数的贡献是弹性和该因素的集中指数的乘积。弹性表示卫生服务利用对相关因素变异的敏感性，弹性越大，敏感性越高。弹性大不一定贡献大，该因素的集中指数大不一定贡献大，只有两者的乘积大时才说明贡献大。

误差项的贡献可用总的集中指数减各因素的贡献得到。

如果模型是非线性的，可把模型近似线性处理。非线性计数模型可用偏效应（partial

effects）估计回归系数。偏效应估计回归系数的优点是实际应用中采用线性模型，虽然只是近似。缺点是分解不唯一而依赖于计算偏效应时的取值。如果采用在均值处计算得到偏效应的估计值，可得到式（11-22）。

2. 标准化时集中指数的分解 在分析收入相关的公平性时，人们往往对与收入相关的变量标准化后得到的公平性感兴趣（如对年龄和性别进行标准化）。为评估卫生服务利用的公平性，也有必要标准化"需要"的差异。由于卫生服务利用变量为二分类（是否利用）或频数变量（如就诊次数或住院次数），采用非线性模型，步骤如下。

（1）第一步：采用 Probit 回归模型或 Logistic 回归模型或 Poisson 回归模型计算自变量对卫生服务利用的边际效应。在回归分析中，影响卫生服务利用的变量主要包括需要变量和控制变量，需要变量为在分析中需要标准化的变量；控制变量是指与卫生服务利用不相关但如果不包含在模型中会导致需要变量回归系数产生偏倚的变量。在分析健康结果时，需要变量通常包括性别和年龄；其他变量为控制变量。在分析卫生服务利用时，需要变量通常为性别、年龄、两周是否患病、是否患慢性疾病等；其他变量为控制变量。

$$y_i = \alpha^m + \sum_j \beta_j^m x_{ji} + \sum_k \gamma_k^m z_{ki} + \varepsilon_i \qquad (11\text{-}22)$$

式中，y_i 为卫生服务利用变量；x_j 为需要变量；z_k 为控制变量；β_j^m 和 γ_k^m 为边际效应；ε_i 为残差项。

（2）第二步：将卫生服务利用的集中指数分解为各自变量对其的贡献。

$$C = \sum_j (\beta_j^m \bar{x}_j / \mu) C_j + \sum_k (\gamma_k^m \bar{z}_k / \mu) C_k + GC_\varepsilon / \mu \qquad (11\text{-}23)$$

式中，C 为 y 的非标准化集中指数；C_j 为 x_j 的集中指数；C_k 为 z_k 的集中指数；GC_ε 为残差项的集中指数；$\bar{x}_j$ 为 x_j 的均数；$\bar{z}_k$ 为 z_k 的均数；μ 为卫生服务利用均值。

此时弹性为：$\eta_k = \beta_k^m \bar{x}_k / \mu$ 或 $\eta_k = \gamma_k^m \bar{x}_k / \mu$。各因素对集中指数的贡献是弹性和该因素的集中指数的乘积。

三、水平不公平指数

水平不公平指数即为标准化后的集中指数，用来测量水平公平性，是在集中指数分解的基础上，剔除需要变量对集中指数的贡献计算得到。水平不公平指数的取值范围和意义与集中指数相同。水平不公平指数为

$$C_{标化} = C - \sum_j (\beta_j^m \bar{x}_j / \mu) C_j \qquad (11\text{-}24)$$

四、泰 尔 指 数

（一）泰尔指数的计算

泰尔指数又称泰尔熵标准，是由经济学家 Theil 提出的。不平等指标族基于"熵"的概念，在热力学中，熵是混乱或无序的测量，当应用到收入分布中，熵意味着和完全公平的偏离。

广义不公平指标的定义为

$$E(\alpha) = \frac{1}{n(\alpha^2 - \alpha)} \sum_i \left[\left(\frac{y_i}{\overline{y}} \right)^{\alpha} - 1 \right] \qquad (11\text{-}25)$$

α 取值不同，得到的指标也不同。当 $\alpha=1$ 时，$E(1)$ 称为泰尔指数：

$$E(1) = \frac{1}{n} \sum_i \left(\frac{y_i}{\overline{y}} \right) \ln \left(\frac{y_i}{\overline{y}} \right) \qquad (11\text{-}26)$$

式中，y_i 为第 i 个个体的收入。当收入 y_i 为 0 时无定义。此时一种方法是把 0 收入用任意小的数值代替，此时 $E(1)$ 近似于极大值 $\ln(n)$。

由于泰尔指数的取值并不在 0～1 范围内，不利于比较。相对泰尔指数（RE）定义为泰尔指数与其最大值的比值

$$RE(1) = \frac{E(1)}{\max E(1)} = \frac{1}{n\ln(n)} \sum_i \left(\frac{y_i}{\overline{y}} \right) \ln \left(\frac{y_i}{\overline{y}} \right) \qquad (11\text{-}27)$$

相对泰尔指数的取值范围在 0～1。

实际应用中很多时候得到的是分组数据。如入户调查时，常用收入是家庭平均收入，而不是每一个人的收入。分组变量可为地域变量（如不同国家、不同省市、城市或农村）、性别、民族、教育程度、不同收入组等。当把数据分组后，公平性意味着各组人口比重与分析变量在各组的比例相同。如按经济状况分组时两周患病的公平性分析，人口比重为各经济分组的人口比重，分析变量比例为各经济分组的两周患病人数占两周患病总人数的比例。在分组数据中，泰尔指数计算公式为

$$TI = \sum_{i=1}^{k} Q_i \lg \frac{Q_i}{P_i} \qquad (11\text{-}28)$$

式中，P_i 为不同组中人口数占总人口数的比重；Q_i 为不同组收入（也可是健康或卫生服务利用）所占比例。TI 越接近 0 则公平程度越高。

泰尔指数测量了组间收入（卫生服务利用）分布和人口分布的差异，通过求每一组收入（卫生服务利用）构成比和人口构成比比值的对数值的加权和来比较收入（卫生服务利用）和人口分布结构。当某组的收入（卫生服务利用）构成比和人口构成比比值为 1 时，该组对不公平的贡献为 0；当所有组的比值均为 1 时，泰尔指数为 0，表示完全公平。泰尔指数对收入从贫转富敏感，当贫富间差异加大时，敏感度增加。

如果要了解不公平主要是来自于组间还是组内，可对泰尔指数进行分解。

（二）泰尔指数的分解

作为卫生服务利用分布结构和人口分布结构的差异的数值度量，泰尔指数可被分解为对总的不公平测量的组间贡献和组内贡献。

1. 分组数据泰尔指数的分解　如果要研究全省卫生服务利用的公平性，需调查全省 k 个市共 N 个县的数据，可通过泰尔指数的分解，分析不公平是来自于市（组间），还是来自于县（组内）。泰尔指数的分解：

$$TI_{总} = TI_{组间} + TI_{组内} = \sum_{i=1}^{k} Q_i \lg \frac{Q_i}{P_i} + \sum_{i=1}^{k} Q_i TI_i \qquad (11\text{-}29)$$

式中，P_i 为第 i 个市人口占全省人口的比重；Q_i 为第 i 个市的卫生服务利用指标占全省总卫生服务利用指标的比重。再把每一个市按县分组，每一个市用式（11-28）计算得到的泰尔指数即为 TI_i，用 Q_i 作为权重，计算 TI_i 的加权和即为 $TI_{组内}$。

如果记 $Q_{县ij}$ 为第 i 个市的第 j 个县卫生服务利用指标占第 i 个市卫生服务利用指标的比例；$P_{县ij}$ 为第 i 个市的第 j 个县人口占第 i 个市人口的比例，则式（11-29）为

$$\mathrm{TI}_{省} = \mathrm{TI}_{市} + \mathrm{TI}_{县} = \sum_{i=1}^{k} Q_{市i} \lg \frac{Q_{市i}}{P_{市i}} + \sum_{i=1}^{k} Q_{市i} \sum_{j=1}^{n_i} Q_{县ij} \lg \frac{Q_{县ij}}{P_{县ij}} \qquad （11\text{-}30）$$

式中，$Q_{市i}$ 为第 i 个市卫生服务利用指标占总卫生服务利用指标的比例；$P_{市i}$ 为第 i 个市人口占总人口的比例。

2. 未分组数据泰尔指数的分解　如果数据没有分组，计算的是用个体数据得到的泰尔指数，则泰尔指数计算的基本公式为式（11-26）。此时有

$$\mathrm{TI}_{省} = \mathrm{TI}_{市} + \mathrm{TI}_{县} + \mathrm{TI}_{个体} \qquad （11\text{-}31）$$

式中，$\mathrm{TI}_{市}$ 测量了市间的公平性；$\mathrm{TI}_{县}$ 测量了市内的公平性；$\mathrm{TI}_{个体}$ 测量了县的个体之间的公平性。

$$\mathrm{TI}_{省} = \frac{1}{n} \sum_{i} \left(\frac{y_i}{\bar{y}} \right) \ln \left(\frac{y_i}{\bar{y}} \right) \qquad （11\text{-}32）$$

式中，n 为全省人口数；y_i 为每一个人的健康指标；$\bar{y}$ 为全省的平均健康指标。

$$\mathrm{TI}_{市} = \sum_{j=1}^{m} \left(\frac{n_{市j}}{n} \right) \left(\frac{\bar{y}_{市j}}{\bar{y}} \right) \ln \left(\frac{\bar{y}_{市j}}{\bar{y}} \right) \qquad （11\text{-}33）$$

式中，m 为地（州）的个数；$n_{市j}$ 为第 j 个市的人口数；$\bar{y}_{市j}$ 为第 j 个市的平均卫生服务利用指标。

$$\mathrm{TI}_{县} = \sum_{j=1}^{m} \left(\frac{n_{市j}}{n} \right) \left(\frac{\bar{y}_{市j}}{\bar{y}} \right) \mathrm{TI}_{县}^{j} = \sum_{j=1}^{m} \left(\frac{n_{市j}}{n} \right) \left(\frac{\bar{y}_{市j}}{\bar{y}} \right) \sum_{l=1}^{q_j} \left(\frac{n_{县l}^{j}}{n_{市j}} \right) \left(\frac{\bar{y}_{县l}^{j}}{\bar{y}_{市j}} \right) \ln \left(\frac{\bar{y}_{县l}^{j}}{\bar{y}_{市j}} \right) \qquad （11\text{-}34）$$

式中，$\mathrm{TI}_{县}^{j}$ 为测量了第 j 个市的县之间的公平性；q_j 为第 j 个市的县的个数；$n_{县l}^{j}$ 为第 j 个市的第 l 个县的人口数；$\bar{y}_{县l}^{j}$ 为第 j 个市的第 l 个县的平均卫生服务利用指标。

$$\mathrm{TI}_{个体} = \sum_{l=1}^{q} \left(\frac{n_{县l}}{n} \right) \left(\frac{\bar{y}_{县l}}{\bar{y}} \right) \mathrm{TI}_{个体}^{l}$$
$$= \sum_{l=1}^{q} \left(\frac{n_{县l}}{n} \right) \left(\frac{\bar{y}_{县l}}{\bar{y}} \right) \sum_{t=1}^{n_{县l}} \left(\frac{1}{n_{县l}} \right) \left(\frac{y_{县lt}}{\bar{y}_{县l}} \right) \ln \left(\frac{y_{县lt}}{\bar{y}_{县l}} \right) = \frac{1}{n\bar{y}} \sum_{l=1}^{q} \sum_{t=1}^{n_{县l}} y_{县lt} \ln \left(\frac{y_{县lt}}{\bar{y}_{县l}} \right) \qquad （11\text{-}35）$$

式中，$\mathrm{TI}_{个体}^{l}$ 为第 l 个县的个体间的泰尔指数；q 为全省的县的个数；$n_{县l}$ 为第 l 个县的人数；$\bar{y}_{县l}$ 为第 l 个县的平均卫生服务利用指标；$y_{县lt}$ 为第 l 个县的第 t 个对象的卫生服务利用指标。

如果观测数据是不同年份的同样市，每个市对全省不公平的贡献是两个因子的乘积：分布效应[该市（县）之间的不公平水平不同年份环比的比值，即市（县）内的泰尔指数不同年份环比的比值]和该市收入占全省收入比重效应（不同年份的比重环比的比值）。同一市（县）不同年份的乘积变化可看出不公平的趋势是增加还是减少，且该乘积还可显示主要是分布效应导致还是比重效应导致。

泰尔指数的缺陷之一是不能显示不公平的经济倾向，即不公平是倾贫还是倾富。而在卫生服务利用公平性分析中，要求的是卫生服务利用只与需要相关而不受社会经济因素的影响，不论是倾贫还是倾富都是对公平的偏离。集中指数可很好地体现卫生服务是倾贫还是倾富。

在卫生服务利用中泰尔指数的计算如果要消除需要变量对利用的影响，可用对需要进行标准化后的利用变量进行计算，即泰尔指数中的 y 为经需要标准化后的利用变量值。如果实际利用和经需要标准化后的利用都相同，则泰尔指数为 0。

五、不相似指数

不相似指数（index of dissimilarity，ID）也称为差异指数，表示指标分组中（如社会经济、教育程度等）人群卫生服务利用的分布与同组人群的人口分布间的差异，反映的是人群卫生服务利用在每个指标分组分布的差异，而不是这种差异与各组之间指标状况的比较，不能反映指标状况对卫生服务利用不公平的影响。基本思想是用部分阶层的卫生服务利用比例和它相对的人口比例的比值，测量卫生服务利用集中在特定的阶层，还是均匀地分布在各个阶层中，并且可以计算出各个阶层的差异程度。计算公式：

$$\text{ID} = \frac{1}{2}\sum \left| S_{jh} - S_{jp} \right| \tag{11-36}$$

式中，j 为社会阶层的层数；S_{jh} 是第 j 阶层人群卫生服务利用水平的比例；S_{jp} 是第 j 阶层人口比例；ID 介于 0～1，越接近于 0，说明分布接近均匀；越接近于 1，说明分布越不均匀。

六、不平等斜率指数

不平等斜率指数（SII）是将人群按指标（如社会经济、教育程度等）分组，分别计算各组的卫生服务利用指标的平均值，然后按分组指标排序。不同指标组的卫生服务利用指标平均值与其对应的指标分组的秩次之间回归线的斜率即为不平等斜率指数，反映了从最低组到最高组之间卫生服务利用情况的改变，能反映指标对卫生服务利用不公平的影响。其绝对值越小，代表影响越小，越公平。其特点是能反映指标对不公平的影响。

七、利用/需要法

利用/需要法又称 Le Grand 法，该指标由 Le Grand 最先提出。其计算方法是以每类服务的次均费用与所利用服务量的乘积之和表示。最后以各经济收入组间利用/需要大小的比较来表示卫生服务利用的公平程度。

$$R_i = \frac{M_{op} \times n_{opi} \times 26 + M_{Ip} \times n_{Ipi}}{N_{pi}} \tag{11-37}$$

式中，M_{op} 为患者两周就诊的次均门诊费用；n_{opi} 为第 i 组患者两周就诊数；M_{Ip} 为次均住院费用；n_{Ipi} 为第 i 组年住院人次数；N_{pi} 为第 i 组人群患者总人数（过去一年内有过患病状态的人数）；26 为以两周估计 1 年的系数。

该比值 R 反映了不同社会经济特征人群平均每一个患者按平均消费水平所利用的卫生服务资源，表示有相同卫生服务需要者的卫生服务利用量。

考虑到不同人群由于健康状况不同所导致的门诊和住院需要的差别，对每一组患者的卫生服务资源利用量再按合计的两周患病人次和需住院人次的比例进行标准化，有

$$R_i = \frac{M_{op} \times n_{opi} \times 26 \times N_{op} + M_{Ip} \times n_{Ipi} \times N_{Ip}}{N_{op} + N_{Ip}} \times \frac{1}{N_{pi}} \tag{11-38}$$

式中，N_{op} 和 N_{Ip} 分别为两周患病人次数和一年需住院人次数。

八、极　差　法

极差法（range）是最粗略地测量公平性的方法，首先将人群按指标（如社会经济、教

育程度等）分组。如果是计量资料的分组，可用 4 分位或 5 分位或更多分位的分组方法将其分为 4 组或 5 组或更多组。然后比较最高组与最低组之间反映卫生服务利用公平性指标的差异，从而说明卫生服务利用在不同分组人群间的公平性。

第四节　卫生服务利用的影响因素分析

卫生服务利用的影响因素分析方法有单因素分析方法和多因素分析方法。单因素分析方法常用 χ^2 检验和秩和检验，多因素分析方法根据数据有无层次结构分为一般模型和多水平模型。本节主要介绍多因素分析方法。

在卫生服务利用变量的影响因素多因素分析模型中，卫生服务利用变量为因变量，相关的变量为自变量。

一、影响因素分析模型

在分析卫生服务利用影响因素时，分析数据集有两种情况。一种数据集只包括对卫生服务有需要的群体信息，一种数据集包括所有调查对象的信息。

只包括对卫生服务有需要的群体信息的数据集。考虑到卫生服务利用与卫生服务需要相关，没有需要的人（如不患病）不会利用卫生服务，所以分析数据时只在有需要的群体中分析卫生服务利用情况，数据集为对卫生服务有需要的群体的信息。如分析两周患病就诊情况时，只在两周患病的群体中分析就诊情况，数据集为两周患病的人群数据。这种处理方法的好处是体现了有需要的群体的利用情况；缺点是由于人群患病率不高，有需要的群体的人数不会多，即使调查对象的样本含量较大，但实际分析的数据集却小，调查得到的大部分信息没有被利用。此时卫生服务利用的影响因素分析方法与健康变量的分析方法相同：如果因变量为二分类变量（是否就诊），选择 Logistic 回归或 Probit 回归；如果因变量为计数变量（就诊次数），选择 Poisson 回归、负二项回归或两部模型。

包括所有调查对象信息的数据集。考虑到不包括无卫生服务需要的群体会损失大量信息，要尽可能地利用所有的数据，分析时利用所有的调查对象的信息，而把卫生服务需要变量作为自变量纳入到回归方程中，以体现需要对利用的影响。如分析两周就诊情况时，数据集为全部调查对象的数据，把两周是否患病作为自变量纳入回归方程。这种分析方法的优点是既利用到所有信息，又考虑了需要对利用的影响；缺点是把卫生服务需要变量作为自变量纳入回归方程，能否真正体现有需要的人的利用情况还有待探讨。

卫生服务利用的影响因素分析中，如果因变量为二分类变量（是否就诊），选择 Logistic 回归或 Probit 回归；如果因变量取值为正整数值和 0 值，如就诊次数，称为计数变量，此时影响因素的分析常用 Poisson 回归和负二项回归。

当卫生服务利用变量为有限因变量，即因变量在大部分范围内连续，而出现大量某个值或多个特定值时称为有限因变量（limited dependent variable）。如就诊次数，未生病的人就诊次数取值均为 0，生病的人中部分未就医，就诊次数也为 0，因此就诊次数的取值大多数为 0，就诊次数此时就称为有限因变量。有限因变量的影响因素分析常用方法有两部模型（two-part model）、Tobit 模型、样本选择模型（sample selection model）等。

1. Logistic 回归和 Probit 回归　对于两分类的因变量，如就诊与未就诊，常用的影响因素分析模型有 Logistic 回归模型和 Probit 回归模型。如假定 $y=1$ 为就诊，$y=0$ 为未就诊，定义 p 为 y 取值为 1 的概率，即 $p=P\,(\,y=1\,)$。

Logistic 回归模型为

$$\mathrm{logit}(p) = \ln\frac{p}{1-p} = \beta_0 + \beta_i x_i + \cdots + \beta_k x_k + \varepsilon \qquad （11-39）$$

式中，β_i 是 OR 值的对数值，即有：OR $=\exp\,(\,\beta_i\,)$。β_i 的解释为：当其他自变量固定时，x_i 每改变 1 个单位，优势比的对数值的改变量。

Probit 回归模型为

$$\mathrm{Probit}(p) = F^{-1}(p) = \beta_0 + \beta_i x_i + \cdots + \beta_k x_k + \varepsilon \qquad （11-40）$$

式中，F 为累计标准正态分布概率函数，F^{-1} 为 F 的逆函数。β_i 的解释为：当其他自变量固定时，x_i 每改变 1 个单位，概率单位的改变量。由于概率单位在卫生服务领域没有合理的解释，所以 Logistic 回归在卫生服务领域更常用。

Probit 回归模型和 Logistic 回归模型的区别是误差项的假定不同，前者的误差项服从标准正态分布，后者的误差项服从 Logistic 分布。回归系数的估计方法均用极大似然估计（maximum likelihood）。两种模型都只能估计解释变量的相对效应而不是绝对效应。由于正态分布和 Logistic 分布相似，两种模型都较常用，而 Logistic 回归中可直接得到 OR 值的估计值，虽然分布相似，由于两种分布的方差不同，两种模型的回归系数不能直接比较。Logistic 回归系数乘以 0.625 可以和 Probit 回归系数相比较。Probit 估计除以 2.5、Logistic 估计除以 4 可以和线性概率模型估计比较。

两种模型中 β 均为就诊倾向的偏效应。如果对就诊概率的偏效应更感兴趣，即更感兴趣的是就诊概率而不是就诊倾向如何随收入改变，则偏效应的计算分为两种情况：自变量为连续型变量和自变量为哑变量。当 X_k 为连续型变量时，偏效应为

$$\frac{\partial P(X_i\hat{\beta})}{\partial X_{ki}} = \frac{\partial F(X_i\hat{\beta})}{\partial X_{ki}} = f(X_i\hat{\beta})\hat{\beta}_k \qquad （11-41）$$

式中，f 为概率密度函数，在 Probit 模型中为标准正态分布，在 Logistic 回归模型中为 Logistic 分布。

当 X_k 为哑变量时，偏效应为

$$F(\hat{\beta}_i X_{i1} + \cdots + \hat{\beta}_{K-1} X_{iK-1} + \hat{\beta}_K) - F(\hat{\beta}_i X_{i1} + \cdots + \hat{\beta}_{K-1} X_{iK-1}) \qquad （11-42）$$

上两式中的偏效应并不是常数，可随观察值的改变而改变。计算偏效应时有两种方式：一种方式是自变量用观测值的均值或中位数代入计算；另一种方式是计算每一个对象的偏效应，再求其均值。大样本时两种方法得到的偏效应相似。

2. Poisson 回归和负二项回归 如果变量值取值为正整数值和 0 值，如就诊次数，称为计数变量。因变量为计数变量时影响因素的分析常用 Poisson 回归和负二项回归。

Poisson 回归中观测到的频数 y_i 的概率服从 Poisson 分布，即当解释变量为 X_i 时，y_i 的概率为

$$P(y_i|X_i) = \frac{\lambda_i^{y_i} e^{-\lambda_i}}{y_i!} \qquad （11-43）$$

式中，$y_i=0$，1，2，…；λ_i 为均数，常见形式为

$$\lambda_i = E\big[y_i|X_i\big] = \exp(X_i\boldsymbol{\beta}) \qquad （11-44）$$

式中，$\boldsymbol{X}_i$ 为协变量向量；$\boldsymbol{\beta}$ 为未知参数向量。即 Poisson 回归模型为

$$\lambda = \exp(\beta_0 + \beta_i x_i + \cdots + \beta_k x_k) \tag{11-45}$$

$$或 \lg(\lambda) = \beta_0 + \beta_i x_i + \cdots + \beta_k x_k \tag{11-46}$$

Poisson 回归中 β_i 的解释为：当其他自变量固定时，x_i 每改变一个单位，平均事件数对数值将改变 β_i 个单位。

Poisson 分布的一个特征是均值和方差相等，均为 λ。而如果出现均值小于方差的情况，称为过度离散（overdispersion），此时用 Poisson 分布会导致有零计数的观察值的数量被过低估计，常用负二项分布。

负二项回归模型：

$$\lg(\lambda) = \beta_0 + \beta_1 x_1 + \cdots + \beta_k x_k \tag{11-47}$$

负二项分布中，因变量的方差为 λ（$1+\kappa\lambda$），λ 服从 Γ 分布。当 $\kappa=0$ 时，负二项回归退化为 Poisson 回归。（$1+\kappa\lambda$）称为超离散参数（over-dispersion parameter）。当 $\kappa\neq0$ 时，说明事件的发生不是随机的而是有聚集性的。

在 Poisson 分布中，λ 是常数，且要求事件的发生是独立的。在负二项分布中，λ 是服从 Γ 分布的一个随机变量，事件发生没有独立性要求。

3. 两部模型　在就诊次数的分析中，由于不生病的人是大多数，大部分数据取值为 0，这种变量的分布为右偏态分布，即大多数数据取值为 0，右长尾。此时存在着严重的过度离散。如果采用 Poisson 回归，会导致估计的偏倚过大。两部模型可解决此问题。两部模型将数据的分析分为两个部分：第一部分考虑事件是否发生（非零计数是否发生），如果非零计数发生则进入第二部分；第二部分考虑事件发生的次数。常用的两部模型包括 Hurdle 模型和零膨胀模型（zero-inflated model）。Hurdle 模型中第二部分事件至少发生 1 次，而零膨胀模型的两个过程中都存在零计数。

（1）Hurdle 模型：常用的 Hurdle 模型包括 Poisson Hurdle 模型和负二项 Hurdle 模型。Hurdle 模型将数据中的零计数和非零计数分开，认为是两个独立的部分。第一部分是否发生零计数服从二值概率分布，零计数发生的概率为 π_i，可用 Logistic 回归模型或 Probit 回归模型。如果第一部分零计数没有发生，进入第二部分。Poisson Hurdle 模型和负二项 Hurdle 模型的区别在于第二部分的假定不同：如果第二部分计数取值均为正整数，服从零截尾 Poisson 分布，则为 Poisson Hurdle 模型；如果服从负二项分布，则为负二项 Hurdle 模型。从应用上，如果第二部分计数取值均数和方差相等或相近，用 Poisson Hurdle 模型；如果方差大于均数，用负二项 Hurdle 模型。

1）Poisson Hurdle（PH）模型概率分布函数：

$$P(y_i = 0 | X_i) = \pi_i$$

$$P(y_i > 0 | X_i) = (1 - \pi_i) \frac{\exp(-\lambda_i) \lambda_i^{y_i}}{y_i! [1 - \exp(-\lambda_i)]} \tag{11-48}$$

式中，y_i 为计数；X_i 为协变量；$\lambda_i = \exp(X_i\boldsymbol{\beta})$；$\boldsymbol{\beta}$ 为参数向量；π_i 为零计数发生的概率。

2）负二项 Hurdle（NBH）模型概率分布函数：

$$P(y_i = 0 | X_i) = \pi_i$$

$$P(y_i > 0 | X_i) = (1 - \pi_i) \frac{\Gamma(y_i + \alpha^{-1})}{y_i! \Gamma(\alpha^{-1})} \left(\frac{\alpha^{-1}}{\alpha^{-1} + \lambda_i} \right)^{\alpha^{-1}} \left(\frac{\lambda_i}{\alpha^{-1} + \lambda_i} \right)^{y_i} [1 - (1 + \alpha\lambda_i)^{-\alpha^{-1}}]^{-1} \tag{11-49}$$

式中，α 为离散参数，表示 y_i 的变异程度。α 越大，变异越大。

Hurdle 模型允许两过程存在不同的协变量向量，能够发现同一解释变量在二分类过程和计数过程的不同效应。

（2）零膨胀模型：类似于 Hurdle 模型，零膨胀模型也有两个部分：第一部分零计数由二项分布产生；第二部分计数由常规计数分布产生，计数可取 0 或正整数。常用的零膨胀模型有零膨胀 Poisson 模型和零膨胀负二项模型，两种模型的区别是第二部分计数的分布假定不同，一个是假定服从 Poisson 分布，一个是假定服从负二项分布。

1）零膨胀 Poisson 模型（ZIP）分布函数：

$$P(y_i = 0 | X_i) = \pi_i + (1 - \pi_i)\exp(-\lambda_i)$$

$$P(y_i > 0 | X_i) = (1 - \pi_i)\frac{\exp(-\lambda_i)\lambda_i^{y_i}}{y_i!} \tag{11-50}$$

2）零膨胀负二项模型（ZINB）分布函数：

$$P(y_i = 0 | X_i) = \pi_i + (1 - \pi_i)(1 + \alpha\lambda_i)^{-\alpha^{-1}}$$

$$P(y_i > 0 | X_i) = (1 - \pi_i)\frac{\Gamma(y_i + \alpha^{-1})}{y_i!\Gamma(\alpha^{-1})}\left(\frac{\alpha^{-1}}{\alpha^{-1} + \lambda_i}\right)^{\alpha^{-1}}\left(\frac{\lambda_i}{\alpha^{-1} + \lambda_i}\right)^{y_i} \tag{11-51}$$

4. Tobit 模型　两部模型中，假定就诊次数是两个独立决定，即患者决定是否就诊不受就诊次数的影响。Tobit 模型假定是一个独立的决定，即是否就诊并不是由个体决定的，医师和患者都影响着就诊的决定。个体选择极大化其福利的就诊水平：正的就诊次数和意愿（desire）次数相关；零次数意味着收入或健康偏好很低，医疗保健尽量少就诊对个体是最好的。模型可用潜在的就诊次数来描述

$$y_i^* = X_i\beta + \varepsilon_i, \quad \varepsilon_i \sim N(0, \sigma^2) \tag{11-52}$$

假定观测次数和潜在值的关系为

$$y_i = \begin{cases} y_i^*, & \text{如果}\, y_i^* > 0 \\ 0, & \text{其他} \end{cases} \tag{11-53}$$

Tobit 模型可用极大似然估计，也可用两部模型的最小二乘法估计除以样本中非零观测值的比例来估计。预测的就诊次数为

$$E[y_i | y_i > 0, X_i] = X_i\beta + \sigma\lambda_i \quad \lambda_i = \frac{\varphi(X_i\beta / \sigma)}{\Phi(X_i\beta / \sigma)} \tag{11-54}$$

式中，$\varphi(\ )$ 和 $\Phi(\ )$ 分别为标准正态概率密度函数和累积密度函数。

5. 样本选择模型　样本选择模型（SSM）可看做 Tobit 模型的推广。Tobit 模型假定单个的决定过程，两部模型是两个独立的决定，而 SSM 允许两个决定相互依赖。卫生服务利用的决定和选择花费多少被不同但相关的观测因素和不可观测因素影响。模型的潜在变量形式为

$$y_{ji}^* = X_{ji}\beta_j + \varepsilon_{ji}, j = 1, 2 \tag{11-55}$$

$$y_i = \begin{cases} y_{2i}^*, & \text{如果}\, y_{1i}^* > 0 \\ 0, & \text{其他} \end{cases} \tag{11-56}$$

如果两个误差项为联合正态分布，模型可用 Heckman 两部过程或极大似然 ML 估计。Heckman 两部法首先用 Probit 估计非零费用的概率，然后用校正了选择偏倚的估计概率对非零值用最小二乘法。即在第二阶段，模型为

$$y_i = X_{2i}\beta + \rho\sigma_2 \frac{\varphi(X_{1i}\hat{\beta}_1)}{\Phi(X_{1i}\hat{\beta}_1)} + e_{2i} \qquad (11\text{-}57)$$

式中，ρ 是误差项的相关系数；σ_2 是 e_{2i}（$\sigma_1{=}1$）的标准差。选择偏倚可通过率的 t 检验进行。回归中由于包含了估计率标准误需校正。

在选择两部模型和 SSM 时，需考虑分析的目的是预测还是参数估计、选择偏倚的程度及可用来识别模型的信息。

6. 多水平模型（multi-level model） 入户调查时如果调查了家庭的基本情况和每个家庭成员的基本状况，数据有两个层次：一个是家庭层次——高水平层次，一个是个体层次——低水平层次。家庭成员在经济状况、生活环境、饮食习惯上具有某种程度的相似性和聚集性，这将导致家庭成员在卫生服务需要和利用水平上也存在一定程度的相似性和聚集性，即调查的每个个体的数据并非都是独立的。此时若用传统的分析方法，如 Logistic 回归分析将会违背模型的假设，其各参数估计值的有效性和统计特征均会受到影响，最终导致统计推断结论有偏倚。此时可用多水平模型。

多水平模型是分析层次结构数据的有力工具，是将方差成分分析和多元线性回归分析结合起来的一种统计分析方法。其基本思想是按照数据的层次结构，将变异自然地分解到相应的层次上，具有多个相应的误差项并估计相应的残差方差及协方差，从而使低水平单位的随机误差变得更纯，这是多水平模型区别于传统统计模型的最主要的特征。它为人们提供了一个框架：将个体的结局联系到个体特征及个体所在环境或背景特征进行分析，实现了研究的事物与其所在背景的统一。多水平统计模型有不同的形式

（1）方差成分模型基本形式如下：

$$y_{ij}=\beta_{0j}+\beta_1 x_{ij}+e_{ij} \qquad (11\text{-}58)$$

式（11-58）与普通回归模型的区别在于截距估计值 β_{0j}，普通回归模型中的截距估计值为 β_0，为固定效应；而式（11-58）中，β_{0j} 为随机变量，通常假定服从正态分布：$\beta_{0j} \sim N(0, \sigma_{u0}^2)$。假设是协变量对反应变量的回归系数在不同的高水平单位相同，即高水平单位对低水平单位的影响只表现为截距的变异，若考虑这些协变量对反应变量的回归系数在不同的高水平单位不相同，此时扩展拟合随机系数模型，其模型结构为

$$y_{ij}=\beta_{0j}+\beta_{1j}x_{ij}+e_{ij} \qquad (11\text{-}59)$$

式中，$\beta_{0j}=\beta_0+u_{0j}$，$\beta_{1j}=\beta_1+u_{1j}$。将 β_{0j} 和 β_{1j} 的表达式替换式（11-59）中相应的项，得

$$y_{ij}=\beta_0+\beta_1 x_{ij}+u_{0j}+u_{1j}x_{ij}+e_{ij} \qquad (11\text{-}60)$$

式（11-60）表达为固定部分（$\beta_0+\beta_1 x_{ij}$）与随机部分（$u_{0j}+u_{1j}x_{ij}+e_{ij}$）之和。

式中，i 为水平 1（低水平）单位，如居民、学生；j 为水平 1 上的水平 2（高水平）单位，如家庭、班级；x 为水平 1 的解释变量；β_0 和 β_1 分别为 β_{0j} 和 β_{1j} 的固定效应；u_{0j} 和 u_{1j} 分别为 β_{0j} 和 β_{1j} 的随机成分。β_0 和 β_1 在高水平的单位之间是恒定的，u_{0j} 和 u_{1j} 代表高水平单位之间的变异。

（2）两水平 Logistic 回归模型：

$$\text{logit}(p_{ij}) = (\beta_0 + u_{0j}) + \beta_1 x_{ij} \qquad (11\text{-}61)$$

$$u_{0j} \sim N(0, \sigma_{u0}^2); \ \text{var}(p_{ij}) = \delta\pi_{ij}(1-\pi_{ij})/n_{ij}$$

式中，σ_{u0}^2 为随机参数，数值越大说明数据在高水平单位的聚集性越强，当 σ_{u0}^2 为 0 时，即为传统的 Logistic 回归模型。δ 为尺度参数，拟合模型时，若反应变量服从二项分布，

则 δ 为 1;否则可允许 δ 为待估参数,进一步验证低水平方差是否满足"超二项分布"的假定,可根据估计的尺度参数值和 1 的差值与 δ 的估计标准误之比做正态性 Z 检验。

(3)多水平模型参数估计方法:多水平模型中的参数估计常采用"迭代广义最小二乘法"(IGLS)或"限制性迭代广义最小二乘法"(RIGLS)。当模型的随机变量在每个水平上均服从多变量正态分布,则 IGLS 等价于极大似然估计,RIGLS 等价于限制性极大似然估计。此外还有一些其他参数估计方法,如广义估计方程(GEE)、MCMC 方法等。

对于离散型多水平模型,由于不知道 π_{ij} 的真实值,于是利用每次迭代中参数的当前估计值 $\hat{\beta}$ 来预测 $\hat{\pi}_{ij}$,再计算 $\hat{\pi}_{ij}(1-\hat{\pi}_{ij})/n_{ij}$ 的值,由于迭代中仅用到二项分布的均值和方差进行估计,所以这种估计方法称为"拟似然法"(quasi-likelihood)。

(4)组内相关系数(intra-class correlation,ICC):因为层次结构数据在各层次内的观察对象不独立,即存在组内相关,其值可以在一定程度上反映不同水平单位上的聚集性。ICC 的值在 0~1,当 ICC 趋于 1 时,说明组间的变异程度相对于组内来说很大,资料的层次结构明显,需要多水平模型来处理;当 ICC 趋于 0 时,说明组内各个个体趋于相互独立,没有聚集性,这时多水平模型就可以简化为一般的回归模型。两水平的方差成分模型中水平 1 个体间的相关可以表示为

$$\rho = \frac{\sigma_{u0}^2}{\sigma_{u0}^2 + \sigma_{e0}^2} \tag{11-62}$$

式中,σ_{u0}^2 为水平 2 的方差;σ_{e0}^2 为水平 1 的方差;ρ 为水平 2 方差占总方差的比例,实际反映了水平 1 个体间的相关,也就是水平 1 单位在水平 2 单位中的聚集性或相似性。若 ρ 为 0,提示数据完全不具有层次结构,可以忽略高水平的存在,此时就可以简化为传统的单水平模型;反之,若 ρ 不为 0,则提示高水平存在变异,不能忽略数据的层次结构。

如果数据具有 3 个水平的层次结构,可以计算 2 个组内相关系数,即水平 3 和水平 2 的组内相关。分别以 var(1)、var(2)、var(3)代表水平 1、水平 2 和水平 3 的方差,则水平 1 单位在水平 3 单位上的聚集性可以表示为

$$\rho = \frac{\text{var}(3)}{\text{var}(1) + \text{var}(2) + \text{var}(3)} \tag{11-63}$$

水平 1 单位在水平 2 单位和水平 3 单位上的聚集性可以表示为

$$\rho = \frac{\text{var}(2) + \text{var}(3)}{\text{var}(1) + \text{var}(2) + \text{var}(3)} \tag{11-64}$$

水平 2 单位在水平 3 单位上的聚集性可以表示为

$$\rho = \frac{\text{var}(3)}{\text{var}(2) + \text{var}(3)} \tag{11-65}$$

(5)偏差信息准则(deviance information criterion,DIC):用于对多水平 Logistic 回归模型进行拟合检验。

(何利平)

第12章　某市卫生服务利用公平性评价

第一节　某市农村居民卫生服务利用公平性研究

一、研究背景

卫生服务的公平性是评价卫生政策的重要指标之一。卫生服务的最终目的是实现健康的公平性，即不同人群的健康状况基本相似，人人都平等地享有良好的健康状况。为了提高人群的健康，实现健康的公平性，20世纪80年代开始，许多国家先后实施了致力于改善卫生服务的效率、公平、质量的卫生改革，相关措施的实施在一定程度上促进了人群的卫生服务利用，但健康不公平和卫生服务利用不公平依然存在。中国也在进行一系列的卫生改革，如2003年起在部分市（县）试点实施的"新农合"制度，2010年基本覆盖全国农村居民。2009年3月国务院下发了《中共中央　国务院关于深化医药卫生体制改革的意见》，明确指出要大力发展农村医疗卫生服务体系，进一步健全以县级医院为龙头、乡镇卫生院和村卫生室为基础的农村医疗卫生服务网络。总体目标是建立和健全覆盖城乡居民的基本医疗卫生制度，为群众提供安全、有效、方便、价廉的医疗卫生服务。实现这一目标的最艰巨、最繁重的任务在农村，也关系到我国卫生事业的兴衰成败。因此要实现人人享有基本医疗服务，改善农村居民卫生服务公平性以提高健康水平，不仅要依靠生物医学成就、先进的疾病防治技术，还需要对农村居民进行卫生服务研究，为改善卫生服务指明方向和重点。近30年来，卫生服务研究的经验在全国范围内得到推广和应用，许多学者从卫生服务需要、利用及公平性等方面对卫生服务进行评价。结果显示，农村居民健康状况不容乐观，慢性疾病已成为主要的健康问题，卫生服务呈现出"高需要、低利用"的特点，而经济困难是限制农村居民卫生服务利用的主要因素。虽然"新农合"制度在一定程度上刺激农村居民对卫生服务的利用，但不公平依然存在；同时由于城乡居民收入差距较大，卫生资源分配不均，使卫生服务公平性明显受损。经济水平越低的地区，居民医疗服务供求关系越不合理，卫生服务越不公平。为进一步提高人群的健康及为相关政策的制定提供参考，对某市进行了卫生服务调查，目的是了解当地居民的健康状况和卫生服务利用情况及其影响因素，并对其公平性进行评价。

调查市是市级行政区，位于云南、贵州、四川三省结合处，共辖1区10县143个乡镇（办事处），有23个少数民族，少数民族人口占总人口的10.17%，经济发展水平在云南省相对滞后。

二、资料来源与方法

（一）抽样方法

采用多阶段分层整群随机抽样，将该市的区（县）按经济发展、地理位置、人口密度等情况分为好、中、差3层，每层随机抽取1个区（县），分别抽取了A区、B县及C县3个区（县）。在每个区（县）又抽取1个经济发展较好和1个经济较差的乡镇，每个乡镇随机抽取1~2个行政村，调查约600户农村居民。共调查3663户10 584人，应答率为100%，其中，有效问卷 3484 户共 10 044 人，有效率为 94.9%。

（二）调查内容

本研究的数据来源于以调查市 3 区（县）6 个乡镇的农村居民为调查对象进行的现场入户调查。调查以户为单位，调查户主或对家庭情况熟悉的成员。调查内容包括以下几个方面：①被调查者的家庭基本情况及家庭成员的人口学特征；②居民健康状况及卫生服务需要水平：包括两周患病情况、慢性疾病患病情况及需住院情况等；③居民卫生服务利用情况：包括两周患病就诊情况、住院情况、慢性疾病患病就诊情况等。

（三）质量控制

调查前制定调查方案，统一各项指标的标准，并多次对设计方案进行讨论，以确保调查方案的可行性，由培训合格的调查员进行入户调查，并由村医或村委会成员带队进行入户，以降低入户调查的难度和提高效率。调查员每做完 1 份调查问卷都要进行核查，如有疑问或缺项，要及时询问和填补，经全面检查，发现无误后，方可签字确认。

（四）公平性评价方法和指标

采用集中曲线、集中指数、水平不公平指数、泰尔指数、不相似指数和不平等的斜率指数评价公平性，用集中指数分解分析因素对不公平的贡献。采用 Logistic 回归分析两周患病和就诊的影响因素，零膨胀 Poisson 模型分析两周就诊次数的影响因素。各指标及回归分析的意义及计算方法参见第 11 章相关内容。

统计分析及图表制作采用 SPSS22.0、Stata13.0、Excel 等软件进行。

三、主　要　结　果

由于卫生服务利用指标较多，分析方法类似，本部分以分析两周患病和就诊的影响因素及对其公平性进行评价为例。其余指标的分析不再赘述。

（一）调查对象的基本情况及患病和就诊情况

1. 调查对象的基本情况　调查对象共 10 044 人。年龄在 45 岁以下占 59.2%，其中 15~24 岁所占比例高（24.5%）；男性所占比例（52.3%）高于女性（47.7%）；文化程度以小学和小学以下为主（65.9%）；民族以汉族为主（96.7%）；职业以农民为主（70.4%）；婚姻状况以在婚为主（70.1%）。收入根据家庭人均收入的五分位数从低到高分为五个组，Ⅰ组 0~1799 元，Ⅱ组 1 800~3 699 元，Ⅲ组 3 700~5 999 元，Ⅳ组 6 000~9 999 元，Ⅴ组 10 000 元及以上。见表 12-1。

表 12-1　调查对象的人口学指标

指标	调查人数（n）	人口百分比（%）
年龄（岁）		
15~24	245 9	24.5
25~34	169 9	16.9
35~44	178 3	17.8
45~54	171 0	17.0
55~64	123 8	12.3
65 及以上	115 5	11.5

指标	调查人数（n）	人口百分比（%）
性别		
男	525 7	52.3
女	478 7	47.7
文化程度		
小学以下	297 3	29.6
小学	365 0	36.3
初中	238 0	23.7
高中及以上	104 1	10.4
民族		
汉族	971 6	96.7
少数民族	328	3.3
职业		
农民	707 1	70.4
其他	297 3	29.6
婚姻状况		
未婚	243 5	24.2
在婚	704 1	70.1
离婚及丧偶	568	5.7
收入组别（元）		
1800 以下	199 1	19.8
1 800～3 699	201 6	20.1
3 700～5 999	195 0	19.4
6 000～9 999	202 3	20.1
10 000～	206 4	20.5

2. 调查对象的患病、就诊和医保情况 调查对象的两周患病率为 6.6%；两周就诊率为 4.8%；两周患病就诊率为 73.1%。过去一年慢性疾病患病率为 15.8%；慢性疾病就诊率为 13.1%；慢性疾病患病就诊率为 82.7%。过去一年需住院率为 9.0%；住院率为 8.7%；应住院者住院率为 97.7%。有医保者占 98.9%，97.9%的人是合作医疗。见表 12-2。由于有医保的比例较高，变量"有无医保"的变异度较小，后面的影响因素分析中没有纳入自变量的范围。

表 12-2 调查对象的患病及就诊情况

指标	调查人数（n）	人口百分比（%）
两周是否患病		
否	938 5	93.4
是	659	6.6
两周是否就诊		
否	956 2	95.2
是	482	4.8
两周患病是否就诊		
否	177	26.9
是	482	73.1

续表

指标	调查人数（n）	人口百分比（%）
过去一年是否患慢性疾病		
否	845 8	84.2
是	158 6	15.8
慢性疾病是否就诊		
否	873 3	86.9
是	131 1	13.1
慢性疾病患病是否就诊		
否	275	17.3
是	131 1	82.7
过去一年是否有需要住院的情况		
否	914 5	91.0
是	899	9.0
过去一年是否住院		
否	916 6	91.3
是	878	8.7
应住院者是否住院		
否	21	2.3
是	878	97.7
是否有医保		
否	114	1.1
是	993 0	98.9
是否合作医疗		
否	212	2.1
是	983 2	97.9

3. 调查对象不同人口学指标的患病及就诊情况　表 12-3 是调查对象不同人口学指标的健康指标和就诊指标。

表 12-3　调查对象不同人口学指标的患病率和就诊率　　　　（单位：%）

指标	两周患病率	两周就诊率	两周患病就诊率	慢性疾病患病率	慢性疾病就诊率	慢性疾病患病就诊率	应住院率	住院率	应住院者住院率
年龄（岁）									
15～24	2.4	1.7	71.7	0.8	0.7	84.2	3.3	3.2	96.3
25～34	3.4	2.4	70.7	3.4	2.6	77.2	4.6	4.5	97.5
35～44	6.8	5.4	79.5	12.7	10.0	78.9	8.0	7.8	97.9
45～54	9.4	7.1	75.8	23.5	19.4	82.6	11.1	10.8	97.4
55～64	10.3	6.9	66.9	34.3	29.1	84.7	14.4	14.1	98.3
65 及以上	11.3	8.1	71.8	39.5	32.9	83.3	19.8	19.4	97.8
性别									
男	5.4	3.7	69.1	13.2	10.6	79.7	7.2	7.0	98.1
女	7.8	6.0	76.2	18.6	15.8	84.9	10.9	10.6	97.3

续表

指标	两周患病率	两周就诊率	两周患病就诊率	慢性疾病患病率	慢性疾病就诊率	慢性疾病患病就诊率	应住院率	住院率	应住院者住院率
文化程度									
小学以下	10.2	7.3	71.1	30.7	25.7	83.8	13.7	13.4	97.5
小学	6.4	4.9	77.3	13.5	10.9	80.6	9.1	8.9	97.9
初中	3.7	2.8	75.3	6.1	5.0	82.2	5.0	4.8	97.5
高中及以上	3.2	1.8	57.6	3.2	2.7	84.8	3.9	3.8	97.6
民族									
汉族	6.5	4.7	72.7	15.7	13.0	83.0	9.0	8.8	97.9
少数民族	8.5	7.0	82.1	19.5	14.3	73.4	8.2	7.3	88.9
职业									
农民	7.7	5.4	70.5	19.4	16.1	82.8	10.4	10.1	97.7
其他	3.8	3.3	85.8	7.1	5.8	82.0	5.5	5.4	97.6
婚姻状况									
未婚	2.3	1.9	82.1	1.6	1.1	70.0	2.7	2.6	95.5
在婚	7.6	5.6	72.8	19.1	16.0	83.6	10.3	10.1	98.1
离婚及丧偶	11.6	7.9	68.2	35.0	27.6	78.9	18.5	17.8	96.2
收入组别（元）									
1800 以下	8.3	5.7	69.1	24.4	19.5	80.0	10.1	9.7	96.0
1800~3699	7.2	5.6	77.4	17.9	14.7	82.2	9.2	8.9	96.8
3700~5999	6.2	4.3	68.6	14.5	11.9	82.3	8.3	8.2	98.1
6000~9999	6.3	4.5	72.4	12.4	10.9	87.6	8.9	8.7	98.3
10 000~	4.8	3.9	80.0	10.0	8.4	84.1	8.2	8.2	99.4

（二）两周患病和就诊的影响因素单因素分析结果

两周患病和就诊的单因素分析方法采用 χ^2 检验。单因素分析结果显示，两周患病和两周就诊的影响因素相同，为年龄、性别、文化程度、职业、婚姻状况和收入，高年龄、女性、文化程度低、职业为农民、离婚或丧偶、低收入者两周患病率和两周就诊率高；两周患病就诊率的影响因素为性别和职业，女性、职业为其他职业两周患病就诊率高，见表 12-4。

表 12-4　两周患病和就诊的单因素分析结果　　　　　　　（单位：%）

指标	两周患病率	两周就诊率	两周患病就诊率
年龄（岁）			
15~24	2.4	1.7	71.7
25~34	3.4	2.4	70.7
35~44	6.8	5.4	79.5
45~54	9.4	7.1	75.8
55~64	10.3	6.9	66.9
65 及以上	11.3	8.1	71.8
χ^2	189.191	133.041	5.953
P	<0.001*	<0.001*	0.311

续表

指标	两周患病率	两周就诊率	两周患病就诊率
性别			
男	5.4	3.7	69.1
女	7.8	6.0	76.2
χ^2	23.373	26.694	4.128
P	<0.001*	<0.001*	0.042*
文化程度			
小学以下	10.2	7.3	71.1
小学	6.4	4.9	77.3
初中	3.7	2.8	75.3
高中及以上	3.2	1.8	57.6
χ^2	115.733	80.380	6.958
P	<0.001*	<0.001*	0.073
民族			
汉族	6.5	4.7	72.7
少数民族	8.5	7.0	82.1
χ^2	2.158	3.636	1.206
P	0.142	0.057	0.272
职业			
农民	7.7	5.4	70.5
其他	3.8	3.3	85.8
χ^2	52.482	21.814	11.197
P	<0.001*	<0.001*	0.001*
婚姻状况			
未婚	2.3	1.9	82.1
在婚	7.6	5.6	72.8
离婚及丧偶	11.6	7.9	68.2
χ^2	108.875	66.026	3.166
P	<0.001*	<0.001*	0.205
收入组别（元）			
1800 以下	8.3	5.7	69.1
1800～3699	7.2	5.6	77.4
3700～5999	6.2	4.3	68.6
6000～9999	6.3	4.5	72.4
10000～	4.8	3.9	80.0
χ^2	21.785	11.996	6.423
P	<0.001*	0.017*	0.170

*为 $P<0.05$

（三）两周患病和就诊的影响因素多因素分析结果

1. 两周患病的影响因素多因素分析 两周患病的影响因素用二分类 Logistic 回归分析，后退法选择自变量。因变量为两周是否患病，患病赋值为 1，不患病赋值为 0；自变量包括年龄、性别、婚姻状况、文化程度、民族、职业、是否患慢性疾病、人均收入（分组）。结果显示两周患病的影响因素为性别、年龄、职业和是否患慢性疾病。男性相对于女性是两周患病的保护因素。与 15～24 岁组比较，年龄为 35 岁以上组均为危险因素；35～44 岁组、45～54 岁组、55～64 岁组和 65 岁及以上组两周患病的可能性分别是 15～24 岁组的 2.354 倍、2.993 倍、3.006 倍、3.325 倍。相较于农民，其他职业是保护因素。患慢性疾病者两周患病的可能性是未患慢性疾病者的 2.009 倍，见表 12-5。

表 12-5　两周患病影响因素 Logistic 回归分析结果

指标	B	S.E	Wald	P	OR	OR 的 95% CI	
						下限	上限
性别（女*）	−0.314	0.083	14.430	<0.001	0.730	0.621	0.859
年龄（岁）（15～24*）			73.127	<0.001			
25～34	0.259	0.189	1.872	0.171	1.295	0.894	1.877
35～44	0.856	0.168	25.994	<0.001	2.354	1.694	3.271
45～54	1.096	0.166	43.497	<0.001	2.993	2.161	4.146
55～64	1.101	0.175	39.494	<0.001	3.006	2.133	4.238
65 及以上	1.201	0.173	48.355	<0.001	3.325	2.370	4.664
职业（农民*）	−0.266	0.114	5.412	0.020	0.766	0.613	0.959
是否患慢性疾病（否*）	0.698	0.095	54.439	<0.001	2.009	1.669	2.419
Constant	−3.121	0.222	196.818	<0.001	0.044		

*表示为该变量的参考类别

2. 两周就诊的影响因素多因素分析　两周就诊的影响因素用二分类 Logistic 回归分析，后退法选择自变量。因变量为两周是否就诊，就诊赋值为 1，不就诊赋值为 0；自变量包括年龄、性别、婚姻状况、文化程度、民族、职业、是否患慢性疾病、人均收入（分组）。结果显示两周就诊的影响因素和两周患病的影响因素类似，为性别、年龄和是否患慢性疾病。女性就诊的可能性高于男性，是男性的 0.664 倍。年龄为 35 岁以上组就诊的可能性均高于 15～24 岁组；35～44 岁组、45～54 岁组、55～64 岁组和 65 岁及以上组两周就诊的可能性分别是 15～24 岁组的 2.848 倍、3.465 倍、3.029 倍、3.485 倍。患慢性疾病者两周就诊的可能性是未患慢性疾病者的 2.080 倍，见表 12-6。

表 12-6　两周就诊影响因素 Logistic 回归分析结果

指标	B	S.E	Wald	P	OR	OR 的 95% CI	
						下限	上限
性别（女*）	−0.410	0.096	18.165	<0.001	0.664	0.550	0.801
年龄（岁）（15～24*）			66.706	<0.001			
25～	0.306	0.221	1.925	0.165	1.358	0.881	2.094
35～	1.047	0.188	31.128	<0.001	2.848	1.972	4.113
45～	1.243	0.185	45.302	<0.001	3.465	2.413	4.976
55～	1.108	0.198	31.281	<0.001	3.029	2.054	4.466
65 岁及以上	1.248	0.197	40.169	<0.001	3.485	2.369	5.127
是否患慢性疾病（否*）	0.732	0.109	45.528	<0.001	2.080	1.681	2.572
Constant	−3.837	0.160	577.637	<0.001	0.022		

*表示为该变量的参考类别

3. 两周患病就诊的影响因素多因素分析　两周患病就诊的影响因素分析用二分类

Logistic 回归分析，后退法选择自变量。分析的数据集是两周患病的人群。因变量为患病后是否就诊，就诊赋值为 1，没有就诊赋值为 0；自变量包括年龄、性别、婚姻状况、文化程度、民族、职业、人均收入（分组）。结果显示两周患病就诊的影响因素为性别、职业和文化程度。女性就诊的可能性高于男性，是男性的 0.649 倍；其他职业就诊的可能性高于农民，是农民的 4.398 倍；文化程度高中及以上者就诊的可能性低于小学以下者，是小学以下者的 0.232 倍，见表 12-7。

表 12-7　两周患病就诊影响因素 Logistic 回归分析结果

指标	B	S.E	Wald	P	OR	OR 的 95% CI	
						下限	上限
性别（女*）	−0.432	0.191	5.111	0.024	0.649	0.446	0.944
职业（农民*）	1.481	0.365	16.454	<0.001	4.398	2.150	8.998
文化程度（小学以下）			16.044	0.001			
小学	0.398	0.213	3.471	0.062	1.488	0.980	2.261
初中	0.019	0.297	0.004	0.949	1.019	0.569	1.824
高中及以上	−1.463	0.483	9.186	0.002	0.232	0.090	0.596
Constant	0.944	0.141	44.884	<0.001	2.570		

*表示为该变量的参考类别

4. 两周就诊次数的影响因素多因素分析　两周就诊次数的频数分布见表 12-8。

表 12-8　两周就诊次数频率分布表

就诊次数	人数（人）	人口百分比（%）	人口累计百分比（%）
0	10 085	95.201	95.201
1	366	3.644	98.845
2	55	0.548	99.393
3	32	0.319	99.711
4	13	0.129	99.841
5	8	0.080	99.920
6	4	0.040	99.960
7	1	0.010	99.970
9	1	0.010	99.980
10	1	0.010	99.990
11	1	0.010	100.000

　　两周就诊次数既反映居民的健康水平，也反映居民对卫生资源的利用。从表 12-8 中可知，被调查的 10 085 人中，就诊次数为 0 的占 95.2%，该资料存在零膨胀现象；就诊次数越多，人数占比越少，就诊次数为 5 及 5 以下时，所占的比例为 99.92%，数据呈正偏态分布，其均数为 0.07，标准差为 0.40，标准差是均数的 5.7 倍，所以该资料存在过离散。本案例采用零膨胀 Poisson 模型分析两周就诊次数的影响因素，结果见表 12-9。

表 12-9 两周就诊次数的零膨胀 Poisson 模型

过程	变量名	系数	Z	P	OR	OR 的 95%CI	
						下限	上限
计数过程	性别	−0.153	−1.15	0.252	0.858	0.660	1.115
	年龄	0.119	2.19	0.028*	1.126	1.013	1.252
	民族	0.048	0.21	0.837	1.049	0.663	1.660
	小学	−0.163	−1.08	0.282	0.850	0.631	1.143
	初中	−0.506	−2.45	0.014*	0.603	0.403	0.903
	高中及以上	−0.628	−1.98	0.048*	0.534	0.287	0.994
	职业	−0.475	−2.92	0.004*	0.622	0.452	0.856
	在婚	0.266	0.80	0.421	1.305	0.682	2.497
	离婚或丧偶	0.219	0.57	0.569	1.245	0.586	2.641
	人均收入 1800~3699 元	−0.096	−0.56	0.572	0.908	0.652	1.266
	人均收入 3700~5999 元	0.012	0.07	0.948	1.012	0.703	1.458
	人均收入 6000~9999 元	−0.143	−0.81	0.419	0.867	0.613	1.226
	人均收入 10 000 元~	0.317	1.29	0.197	1.373	0.849	2.221
	截距	−2.167	−3.26	0.001*	0.115	0.031	0.421
0 过程	性别	0.830	1.44	0.150	2.293	0.741	7.099
	年龄	−0.422	−1.82	0.068	0.656	0.417	1.033
	民族	−1.898	−1.06	0.291	0.150	0.004	5.089
	小学	−0.981	−1.40	0.161	0.375	0.095	1.477
	初中	−2.023	−2.52	0.012*	0.132	0.027	0.637
	高中及以上	−3.548	−1.96	0.050*	0.029	0.001	1.001
	职业	−0.991	−1.37	0.170	0.371	0.09	1.527
	在婚	−1.307	−1.23	0.220	0.271	0.033	2.186
	离婚或丧偶	−4.438	−0.95	0.343	0.012	<0.001	113.296
	人均收入 1800~3699 元	−0.724	−0.47	0.641	0.485	0.023	10.176
	人均收入 3700~5999 元	0.850	0.67	0.501	2.340	0.197	27.799
	人均收入 6000~9999 元	−0.647	−0.41	0.685	0.524	0.023	11.882
	人均收入 10 000 元~	2.780	2.28	0.023*	16.119	1.470	177.151
	截距	3.089	1.05	0.293	21.955	0.069	6988.352

*表示 $P<0.05$

注：参考类别如下所示，性别—女性；民族—汉族；文化程度—小学以下；职业—农民；婚姻状况—未婚；人均收入—低于 1800 元

零膨胀 Poisson 模型结果显示，在是否就诊的 Logistic 回归中，文化程度、收入进入模型，表明居民的文化程度和收入是影响就诊的主要因素。收入最高组就诊的可能性是收入最低组的 16.119 倍；文化程度高者就诊的可能性低于文化程度低者。在就诊次数的 Poisson 回归中，年龄、文化程度、职业进入模型。年龄越大，职业为农民，文化程度越低的人偏向于更多的就诊次数。

（四）两周患病和就诊的公平性评价

公平性评价中，以不同收入组的两周患病和就诊的公平性评价为例介绍公平性评价方法。两周患病和就诊的公平性评价采用集中曲线和集中指数、水平不公平指数、泰尔指数、不相似指数和不平等斜率指数。

1. 集中曲线和集中指数　集中指数和集中曲线结果：调查居民不同经济收入组的两周患病率、两周就诊率和两周患病就诊率的集中指数分别为–0.0945、–0.0752、0.0193。其中两周患病率和两周就诊率的集中指数均为负值，两条集中曲线均位于公平线的上方，表明其卫生服务需要和需求均偏向于低收入水平人群，存在不公平性；而两周患病就诊率的集中指数为正值，集中曲线位于公平线的下方，表示卫生服务利用偏向于高收入人群。线性趋势检验结果显示两周患病率和两周就诊率均随着收入的增加而减少；而两周患病就诊率与收入无线性趋势。见表 12-10 和图 12-1。

表 12-10　某市居民不同经济收入组两周患病及两周就诊情况

指　标	I 组	II 组	III 组	IV 组	V 组	χ^2	P	CI
两周患病率（%）	8.3	7.2	6.2	6.3	4.8	20.365	<0.001*	–0.094 5
两周就诊率（%）	5.7	5.6	4.3	4.5	3.9	10.029	0.002*	–0.075 2
两周患病就诊率（%）	69.1	77.4	68.6	72.4	80.0	1.562	0.211	0.019 3

*表示线性趋势检验结果 $P<0.05$，有线性趋势

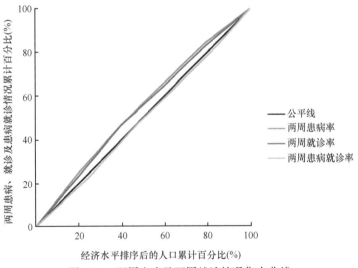

图 12-1　两周患病及两周就诊情况集中曲线

表 12-11 是不同区（县）两周患病及就诊的集中指数。不论是两周患病还是两周就诊，从经济状况最差的 C 县到最好的 A 县，集中指数的绝对值都逐渐减少，说明经济状况好的地区卫生服务需要和需求的公平性高于经济状况差的地区。两周患病就诊的集中指数的绝对值从 C 县到 A 县逐渐升高，说明经济状况好的地区卫生服务利用的公平性低于经济状况差的地区；并且 C 县和 B 区集中指数为负值，说明经济状况差的地区卫生服务利用偏向于经济收入低的人群，而 A 县集中指数为正值，说明经济状况好的地区卫生服务利用偏向于经济收入高的人群。

表 12-11　不同区（县）两周患病及就诊的集中指数

指标	C 县	B 区	A 县	总集中指数
两周患病	−0.166 56	−0.070 96	−0.032 49	−0.094 5
两周就诊	−0.171 41	−0.086 91	0.025 431	−0.075 2
两周患病就诊	−0.007 37	−0.017 93	0.056 947	0.019 3

2. 集中指数分解及水平不公平指数　根据集中指数分解方法对居民两周患病、两周就诊和两周患病就诊的集中指数进行分解，以消除需要变量对健康结果及卫生服务利用不公平的影响。将 Probit 回归模型中变量的边际效应代入公式，计算各个变量对两周患病及两周就诊的不公平性的贡献，最后得到水平不公平指数，即标准化后的集中指数。结果中各项因素对集中指数的贡献率分为正值和负值两种类型，分别代表了扩大或缩小的不公平性程度。模型中因变量分别为两周是否患病、两周是否就诊、两周患病后是否就诊，其中两周是否患病和两周是否就诊分析的数据集为所有调查对象，两周患病后是否就诊分析的数据集为两周患病的调查对象。自变量中"需要"变量及"控制"变量赋值情况见表 12-12。

表 12-12　需要变量和控制变量赋值情况

变量	赋值
需要变量	
性别	女性*=0，男性=1
年龄（岁）	15～24*=1，25～34=2，35～44=3，45～54=4，55～64=5，65～=6
慢性疾病是否患病	否*=0，是=1
控制变量	
婚姻状况	未婚*=1，在婚=2，离婚及丧偶=3
文化程度	小学以下*=1，小学=2，初中=3，高中及以上=4
民族	汉族*=1，少数民族=2
职业	农民*=1，其他职业=2

*表示其在模型中为参考变量

（1）两周患病集中指数分解和水平不公平指数：两周患病集中指数为−0.094 5。两周患病集中指数分解结果：年龄为 35 岁以上组，婚姻状况为在婚、离婚及丧偶组、文化程度高中及以上组，其他职业组的贡献率为正值，增加了偏低收入者的患病的不公平。男性、少数民族、文化程度为小学及初中、人均经济收入的贡献率均为负值，降低了偏低收入者的患病的不公平。其中，人均经济收入的贡献最大，为 41.52%；其次是年龄、婚姻状况，其贡献率分别为 27.89%、23.48%；第三位是性别，其贡献率为 17.25%；其他因素对两周患病不公平性贡献较小，见表 12-13。

水平不公平指数为−0.0844。提示剔除"需要"变量对集中指数的贡献后，两周患病仍倾向于低收入水平人群，低收入者的健康较差。

此结果显示，女性、高年龄组、在婚或离婚及丧偶、高文化程度、职业为其他职业者增加了偏低收入者的患病的不公平。在剔除性别和年龄对集中指数的贡献后，水平不公平指数还是为负值，且和集中指数差别不大。两周患病倾向于低收入者。

表 12-13　两周患病集中指数分解和水平不公平指数

因素	边际效应	X 的均数	C	贡献	贡献率（%）
需要变量					
性别（以女性为参照）	−0.017 8	0.523 6	−0.114 1	0.016 3	−17.25
年龄（岁）（以 15～24 为参照）	—	—	—	—	27.89
25～34	0.000 1	0.169 4	0.089 7	<0.000 1	−0.03
35～44	0.027 4	0.177 6	−0.033 7	−0.002 5	2.65
45～54	0.047 6	0.170 8	−0.064 7	−0.008 1	8.53
55～64	0.053 3	0.122 7	−0.098 7	−0.009 9	10.46
65 岁及以上	0.057 8	0.114 6	−0.058 5	−0.005 9	6.28
小计	—	—	—	−0.010 1	10.64
控制变量					
民族（以汉族为参照）					—
少数民族	0.020 5	0.032 4	0.049 9	0.000 5	−0.54
婚姻状况（以未婚为参照）					23.48
在婚	0.021 0	0.701 4	−0.084 3	−0.019 0	20.09
离婚及丧偶	0.031 1	0.056 3	−0.120 0	−0.003 2	3.40
文化程度（以小学以下为参照）					−0.25
小学	−0.005 4	0.363 3	−0.045 1	0.001 4	−1.44
初中	−0.011 9	0.237 3	−0.002 9	0.000 1	−0.13
高中及以上	−0.006 5	0.103 9	0.121 5	−0.001 2	1.32
职业（以农民为参照）	—	—	—	—	—
其他职业	−0.011 9	0.295 8	0.097 6	−0.005 2	5.55
人均经济收入自然对数	−0.003 3	8.329 4	−0.092 3	0.039 2	−41.52
小计	—	—	—	0.012 5	13.27
残差	—	—	—	−0.096 9	102.63
合计	—	—	—	−0.094 5	100.00
水平不公平指数			−0.084 4		

（2）两周就诊的集中指数分解和水平不公平指数：两周就诊集中指数为 −0.0796。两周就诊集中指数分解结果显示：年龄为 45 岁及以上组，婚姻状况为在婚、离婚或丧偶组，文化程度为高中及以上组对两周就诊不公平的贡献率均为正值，加剧了偏低收入的两周就诊的不公平。男性、少数民族、职业为其他职业、人均经济收入对两周就诊的贡献率为负值，降低了偏低收入的两周就诊的不公平。其中，年龄对两周就诊不公平性的贡献最大，贡献率为 24.55%；其次为性别，其贡献率为 21.44%；人均经济收入对两周就诊不公平性的贡献为第三位；民族、婚姻状况、文化程度及职业对两周就诊不公平性的贡献较小。

水平不公平指数为 −0.0785。说明剔除"需要"变量对集中指数的贡献后，两周就诊偏向于低收入人群，低收入人群对就诊的需求较多，见表 12-14。

此结果和两周患病结果类似，女性、高年龄组、在婚或离婚及丧偶、高文化程度增加了偏低收入者的两周就诊的不公平。在剔除性别和年龄对集中指数的贡献后，水平不公平指数还是为负值，且和集中指数差别不大。两周就诊倾向于低收入者。

表 12-14　两周就诊集中指数分解和水平不公平指数

因素	边际效应	X 的均数	C	贡献	贡献率（%）
需要变量					
性别（以女性为参照）	−0.017 3	0.523 6	−0.084 9	0.016 1	−21.44
年龄（岁）（以 15~24 为参照）					24.55
25~34	0.004 4	0.169 4	0.018 6	0.000 3	−0.39
35~44	0.030 1	0.177 6	0.006 9	0.000 8	−1.03
45~54	0.040 9	0.170 8	−0.047 7	−0.007 0	9.29
55~64	0.034 1	0.122 7	−0.101 7	−0.008 9	11.88
65 岁及以上	0.039 3	0.114 6	−0.038 2	−0.003 6	4.80
慢性疾病是否患病	0.040 0	0.157 5	0.042 3	0.005 6	−7.44
小计	—	—	—	0.003 3	−4.33
控制变量					
民族（以汉族为参照）	—	—	—	—	—
少数民族	0.018 9	0.032 4	0.127 0	0.001 6	−2.17
婚姻状况（以未婚为参照）	—	—	—	—	3.75
在婚	0.002 2	0.701 4	−0.071 1	−0.002 3	3.10
离婚及丧偶	0.004 4	0.056 3	−0.093 7	−0.000 5	0.65
文化程度（以小学以下为参照）	—	—	—	—	4.45
小学	0.002 0	0.363 3	−0.003 6	<−0.000 1	0.07
初中	−0.005 7	0.237 3	−0.017 8	0.000 5	−0.67
高中及以上	−0.015 7	0.103 9	0.111 2	−0.003 8	5.05
职业（以农民为参照）	—	—	—	—	—
其他职业	0.002 8	0.295 8	0.119 3	0.002 1	−2.74
人均经济收入自然对数	−0.000 6	8.329 4	−0.075 5	0.007 4	−9.82
小计	—	—	—	0.004 9	−6.53
残差	—	—	—	−0.083 4	110.86
合计	—	—	—	−0.075 2	100.00
水平不公平指数			−0.078 5		

（3）两周患病就诊的集中指数分解和水平不公平指数：两周患病就诊集中指数为0.0193。两周患病就诊集中指数分解结果显示：男性、年龄为25~34岁组及55~64岁组、在婚和离婚及丧偶的贡献率为负值，减小了偏高收入的不公平程度；其他因素的贡献率为正值，增大了偏高收入水平的不公平程度。其中，年龄和婚姻状况对两周患病就诊不公平性的贡献程度最大，分别为18.94%和18.99%；其次是文化程度和性别，分别为8.94%和8.36%；其他因素对两周患病就诊不公平性的贡献较小。

水平不公平指数为0.0170。提示消除"需要"变量的影响后，两周患病就诊偏向于高收入水平人群，高收入人群较多地使用卫生服务。见表12-15。

此结果显示，女性、高年龄组、未婚、高文化程度、职业为其他职业者增加了偏高收入者的患病就诊的不公平。在剔除性别和年龄对集中指数的贡献后，水平不公平指数还是为正值，且和集中指数差别不大。两周患病就诊倾向于高收入者。

表 12-15　两周患病就诊率集中指数分解和水平不公平指数

因素	边际效应	X 的均数	C	贡献	贡献率（%）
需要变量					
性别（以女性为参照）	−0.083 3	0.433	0.032 6	−0.001 6	−8.36
年龄（岁）（以 15~24 为参照）	—	—	—	—	18.94
25~34	0.194 6	0.089	−0.080 3	−0.001 9	−9.87
35~44	0.282 6	0.185	0.041 8	0.003 0	15.58
45~54	0.270 4	0.243	0.017 3	0.001 6	8.10
55~64	0.206 4	0.194	−0.009 4	−0.000 5	−2.70
65 及以上	0.233 0	0.198	0.023 9	0.001 5	7.83
是否患慢性疾病	0.026 1	0.346	0.016 7	0.000 2	1.07
小计	—	—	—	0.002 2	11.65
控制变量					
民族（以汉族为参照）	—	—	—	—	—
少数民族	0.075 7	0.040	0.075 1	0.000 3	1.61
婚姻状况（以未婚为参照）	—	—	—	—	−18.99
在婚	−0.189 2	0.813	0.012 5	−0.002 6	−13.65
离婚及丧偶	−0.245 5	0.101	0.030 3	−0.001 0	−5.35
文化程度（以小学以下为参照）	—	—	—	—	8.94
小学	0.069 0	0.352	0.042 8	0.001 4	7.39
初中	0.020 6	0.136	−0.014 6	−0.000 1	−0.29
高中及以上	−0.320 7	0.051	−0.015 9	0.000 4	1.84
职业（以农民为参照）	—	—	—	—	—
其他职业	0.204 0	0.170	0.015 9	0.000 8	3.93
人均经济收入自然对数	0.005 8	8.195	0.016 3	0.001 1	5.55
小计	—	—	—	0.000 2	1.03
残差	—	—	—	0.016 8	87.31
合计	—	—	—	0.019 3	100.00
水平不公平指数			0.017 0		

3. 两周患病和就诊的泰尔指数　表 12-16 是总调查对象和不同区（县）的泰尔指数。两周患病、两周就诊和两周患病就诊的泰尔指数分别为 0.027 20、0.029 69、0.009 42，此结果显示两周患病和两周就诊的不公平性高于两周患病就诊的不公平性，且 3 个指标的区域内泰尔指数均高于区域间泰尔指数，提示不论是两周患病、两周就诊还是两周患病就诊，不公平性主要来自于区（县）内，而两周患病就诊的区域间和区域内泰尔指数相差不大，说明区域间不公平也有贡献。经济状况从差到好的 C 县、B 区和 A 县的两周患病和两周就诊的泰尔指数逐渐降低，说明随着经济水平的提高，健康不公平性逐渐减少。而经济状况最好的 A 县两周患病就诊泰尔指数最高，说明经济状况好的区（县）卫生服务利用的不公平性高于经济状况差的区（县）。

表 12-16 不同区（县）两周患病及就诊的泰尔指数

指标	C县	B区	A县	区域内	区域间	总泰尔指数
两周患病	0.051 55	0.017 61	0.007 55	0.026 22	0.000 98	0.027 20
两周就诊	0.047 79	0.024 48	0.001 08	0.024 26	0.005 43	0.029 69
两周患病就诊	0.004 77	0.002 82	0.009 48	0.005 50	0.003 92	0.009 42

4. 两周患病和就诊的不相似指数 表 12-17 是总调查对象和不同区（县）的不相似指数。两周患病、两周就诊和两周患病就诊的总不相似指数分别为 0.072 98、0.072 01、0.027 12，此结果显示调查地区两周患病和两周就诊的不公平性高于两周患病就诊的不公平性。经济状况从差到好的 C 县、B 区和 A 县的两周患病和两周就诊的不相似指数逐渐降低，说明随着经济水平的提高，健康不公平性逐渐减少。而经济状况最好的 A 县两周患病就诊不相似指数最高，说明经济状况好的区（县）卫生服务利用的不公平性高于经济状况差的区（县）。

表 12-17 不同区（县）两周患病及就诊的不相似指数

指标	C县	B区	A县	总不相似指数
两周患病	0.236 25	0.162 19	0.087 91	0.072 98
两周就诊	0.270 51	0.196 30	0.036 99	0.072 01
两周患病就诊	0.037 88	0.034 78	0.049 05	0.027 12

5. 两周患病和就诊的不平等斜率指数 两周患病、两周就诊和两周患病就诊的不平等斜率指数分别为：−0.008、−0.005、0.017，见表 12-18。两周患病和两周就诊的不平等斜率指数均为负值，说明两周患病和两周就诊倾向于收入低的人群；而两周患病就诊的总不平等斜率指数大于两周患病和两周就诊的斜率指数且为正值，说明卫生服务利用倾向于高收入人群且不公平高于健康不公平。经济状况较差的 C 县两周患病和两周就诊的不平等斜率指数均为负值且绝对值在 3 个区（县）中最大，说明 C 县不公平性高于其他两个区（县）。经济状况从差到好的 C 县、B 区和 A 县的两周患病和两周就诊的不相似指数逐渐降低，说明随着经济水平的提高，健康及卫生服务利用不公平性逐渐减少。经济状况最好的 A 县两周患病就诊不平等斜率指数最高且为正值，说明经济状况好的区（县）卫生服务利用的不公平性高于经济状况差的区（县），且卫生服务利用倾向于经济收入高的人群。

表 12-18 不同区（县）两周患病及就诊的不平等斜率指数

指标	C县	B区	A县	总不平等斜率指数
两周患病	−0.013	0.006	−0.003	−0.008
两周就诊	−0.009	−0.006	0.001	−0.005
两周患病就诊	0.004	−0.011	0.055	0.017

四、结 论

1. 两周患病及就诊的影响因素分析结果

（1）两周患病的危险因素有：女性、高年龄、职业为农民、患慢性疾病者。

（2）两周就诊的影响因素有：性别、年龄和是否患慢性疾病。女性、高年龄、患慢性疾病者两周就诊的可能性高。

（3）两周患病就诊的影响因素有性别、职业、文化程度。女性、其他职业、文化程度低者卫生服务利用的可能性更高。

就诊次数的影响因素为年龄、文化程度、职业。年龄越大、职业为农民、文化程度越低的人偏向于更多的就诊次数。

2. 按照经济收入分组的公平性分析结果

（1）两周患病、两周就诊的集中指数、水平不公平指数和不平等斜率指数均为负值，而两周患病就诊相关的指数均为正值，此结果提示：不论是两周患病还是两周就诊，均偏向于经济收入较低组；而两周患病就诊偏向于经济收入高的人群。

（2）两周患病和两周就诊的集中指数、水平不公平指数、泰尔指数和不相似指数的绝对值均大于两周患病就诊，此结果提示：两周患病和两周就诊的不公平性高于两周患病就诊的不公平性。

集中指数分解结果显示，女性、高年龄组、高文化程度加剧了两周患病及就诊的不公平。其中女性、高年龄组、在婚或离婚及丧偶、高文化程度、职业为其他职业者增加了偏低收入者的患病的不公平；女性、高年龄组、在婚或离婚及丧偶、高文化程度增加了偏低收入者的两周就诊的不公平；女性、高年龄组、未婚、高文化程度、职业为其他职业者增加了偏高收入者的患病就诊的不公平。

泰尔指数分解结果显示，区（县）内泰尔指数均大于区（县）间泰尔指数，特别是两周患病和两周就诊差距较大，此结果提示：不论是两周患病、两周就诊还是两周患病就诊，不公平性主要来自于区（县）内。

经济水平越高的区（县），健康的公平性越高，而卫生服务利用的公平性越低。各区（县）的集中指数、泰尔指数和不相似指数结果显示：经济水平越高的县，两周患病和两周就诊的泰尔指数和不相似指数越低，说明随着经济水平的提高，不公平性逐渐减少；而经济状况最好的 A 县两周患病就诊集中指数、泰尔指数和不相似指数最高，说明经济状况好的区（县）卫生服务利用的不公平性高于经济状况差的区（县）。

3. 公平性评价指标的比较

（1）如果要反映不公平的偏向，选择集中指数、水平不公平指数和不平等斜率指数，这 3 个指数的符号正负号可以反映不公平的偏向。

（2）如果要了解不公平是来自于区域间还是区域内，可利用泰尔指数的分解。

（3）如果要了解哪些因素促进了不公平，用集中指数的分解。

五、对策与建议

1. 适应医学模式的转变，加快实施"预防为主"的卫生发展策略　随着经济的发展、人口老龄化的进程加快及疾病谱的改变，慢性非传染性疾病已经成为影响居民健康的主要问题，因此要顺应疾病谱的改变，在"生物-心理-社会医学模式"的指导下，重视对慢性疾病的预防和治疗。一方面要开展慢性疾病患者的管理，完善健康档案，并让乡村医师定期随访，提供治疗和康复指导；另一方面，根据农村居民患病的影响因素制订相关的预防措施，如健康教育、扩大农村改水改厕受益率等措施，有效降低疾病的发病率和死亡率、保护人群健康、提高生命质量。

2. 调整卫生服务重点，关注高危人群的健康状况 慢性疾病是影响居民卫生服务需要和利用的重要因素，因此未来的卫生服务重点放在控制传染病的同时，也应向慢性非传染病的诊治及预防伤害等方面转变。此外不同人群的健康差异较大，女性、老年人群、低文化程度者、离婚或丧偶人群是卫生服务需要和利用的主要对象，因此在卫生政策的制定、医院科室设置、卫生人力配置的时候，应考虑到妇女、儿童、老年人的健康需求，并向这些高危人群倾斜，积极开展各项有关疾病的预防、治疗和康复工作。

3. 加强健康教育，增强居民健康意识 健康教育是一项最廉价的健康投入，是一项最有社会效应的预防措施，是解决当前社会公共卫生问题、预防疾病、促进健康的主要手段。因此政府、医疗机构、学校等要大力开展健康教育，倡导健康文明的生活方式，应充分利用现代媒体多方位、多渠道地宣传健康知识，并根据农村居民和低文化程度者需求的特点，选择通俗易懂的健康知识，采用参与式的健康教育方法，或将健康知识融于广大群众喜闻乐见的表演中，加强当地卫生知识的宣传和教育，使农村居民的卫生消费观念从治疗疾病转向预防保健、提高生命质量等方面。

第二节　多水平模型在农村居民两周患病和两周就诊影响因素分析中的应用

多水平模型用于数据具有层次结构时的多因素分析。本节用某地农村居民两周患病和两周就诊的多水平模型影响因素分析为例，说明多水平模型在健康和卫生服务利用中的应用。

数据来源于课题组于 2009 年 8 月对该地农村居民进行的卫生服务调查，采用多阶段分层整群随机抽样，共抽取 3659 户 15 309 人。调查方式为入户问卷调查。入户调查时调查了家庭的基本情况和每个家庭成员的基本状况。

一、主要结果

（一）年人均收入分组

将调查对象的人均年收入按照 4 分位数分为 4 组，并从低到高排序，I 组为低收入组，IV组为高收入组，各组所占的比例分别为 26.2%、24.4%、24.0%和 25.4%，见表 12-19。

表 12-19　调查对象人均年收入分组情况

收入分组	调查人数（人）	人口百分比（%）	家庭年纯收入		收入百分比（%）
			年均（元）	人均（元）	
I	4012	26.2	3463	725.9	7.5
II	3738	24.4	6845	1497.0	15.4
III	3672	24.0	9227	2263.4	23.3
IV	3887	25.4	20 889	5227.2	53.8

（二）公平性分析——集中指数

不同经济组之间的两周患病率、两周就诊率差异无统计学意义，也无线性趋势；而未就诊比例呈线性趋势，且随经济收入的增加呈下降趋势。两周患病率、两周就诊率、未就诊比例的 CI 均为负值，提示该地农村居民卫生服务需要呈现出偏向于低收入者的不公平，而卫生服务利用偏向于经济收入高者。未就诊比例的集中指数的绝对值远大于两周患病率和两周就诊率，卫生服务利用的不公平高于健康的不公平，见表 12-20。

表 12-20　不同经济状况组农村居民卫生服务需要和利用公平性评价

指标	I 组	II 组	III 组	IV 组	χ^2	P	CI
两周患病率（%）	7.2	7.1	7.1	6.8	0.587	0.899	−0.020 0
两周就诊率（%）	6.3	6.0	6.4	6.4	0.441	0.932	−0.003 0
未就诊比例（%）	14.5	13.3	9.7	5.7	12.602	0.004*	−0.194 5

*表示趋势性 χ^2 检验结果 $P<0.05$，有线性趋势。

（三）影响因素分析——多水平模型

本研究采用多阶段分层整群随机抽样，所获得的资料具有明显的层次结构（乡镇—行政村—家庭—个人）。现采用 MLwiN2.02 拟合二分类多水平 Logistic 回归模型来分析两周患病和两周就诊影响因素，其相关变量名称及赋值，见表 12-21。

表 12-21　两周患病和两周就诊影响因素变量名称及赋值表

变量	名称	定义及赋值
结局变量（Y）		
Y1	两周患病	0=否，1=是
Y2	两周患病就诊	0=否，1=是
解释变量（X）*		
人口学特征		
X1	性别	0=男，1=女
X2	年龄（岁）	0=0～14，1=15～29，2=30～44，3=45～64，4=65～
X3	民族	0=汉族，1=彝族，2=其他
X4	职业	0=农民，1=其他职业，2=学生
X5	文化程度	0=小学以下，1=小学，2=初中，3=高中及以上
X6	婚姻状况	0=未婚，1=在婚，2=离婚，3=丧偶
家庭一般情况		
X7	家庭人口数（人）	0=1～，1=6～
X8	人均年收入（元）	0=<1200，1=1200～1999，2=2000～2999，3=3000～
X9	饮用水类型	0=自来水，1=非自来水
X10	厕所类型	0=卫生厕所，1=非卫生厕所
可及性情况		
X11	医保类型	0=无，1=有
X12	就诊距离（km）	0=0～，1=1～，2=3～
其他因素		
X13	县/市经济状况	0=差，1=中，3=好
X14	两周患病持续天数	0=1～，1=7～

*解释变量纳入模型时，均以赋值为 0 组作为对照。对于无序多分类变量是以哑变量的方式纳入模型，而对于有序多分类变量是以分组线性变量还是哑变量方式纳入模型，则需要根据似然比检验结果加以判断，即将这些变量分别以分组线性变量和哑变量方式拟合模型 I 和模型 II，并计算两个模型对数似然函数的负二倍值（−2lnL）之差，根据此两模型拟合优度提高的似然比统计量 G 是否有统计学意义来判断变量纳入模型的形式：无统计学意义时以分组线性变量的形式纳入模型，否则以哑变量形式纳入模型。

1. 两周患病影响因素分析　本研究采用两周是否患病作为反应变量来分析两周患病的影响因素，首先以家庭作为高水平即水平 2，个人作为低水平即水平 1，拟合不含任何解释变量的零模型，见表 12-22。

表 12-22　两周患病两水平零模型

两周患病	参数	估计值	标准误	χ^2	P
固定部分（截距）	β_1	−2.568	0.035	5 279.913	<0.001
随机部分					
水平 2	σ_{u0}^2	1.171	0.111	111.653	<0.001
水平 1	σ_{e0}^2	0.912	0.012	5 945.287	<0.001
DIC	6 996.710				

由表 12-22 可知，模型中水平 1 的方差接近 1，提示反应变量基本满足二项分布假定。计算水平 1 单位在水平 2 上的聚集性，$\rho=0.5622$，结合零模型中水平 2 方差具有统计学意义（$\chi^2=111.653$，$P<0.001$），提示数据存在层次结构，即不同家庭内的个人两周患病情况存在聚集性，不能采用传统的 Logistic 回归分析。

在零模型的基础上进一步引入解释变量（$X_1 \sim X_{13}$）拟合两水平 Logistic 回归模型，由于年龄、文化程度等部分变量属于有序多分类变量，故在拟合模型之前，先根据似然比检验来判断有序多分类变量纳入方式，结果见表 12-23。

表 12-23　两周患病相关有序多分类变量纳入模型方式检验结果

变量	模型 I	模型 II	G	V	P
年龄	6 776.115	6 722.478	53.637	1	<0.001
文化程度	6 871.948	6 870.447	1.501	1	0.221
年人均收入	6 998.608	6 976.850	21.758	1	<0.001
就诊距离	6 989.972	6 984.425	5.547	1	0.019
市（县）经济状况	6 991.769	6 973.255	18.514	1	<0.001

从表 12-23 可知，在两周患病的影响因素分析中，年龄、年人均收入、就诊距离、市（县）经济状况以哑变量形式纳入模型，而文化程度则以分组线性变量形式纳入模型。最终拟合的两周患病两水平 Logistic 回归模型与两水平零模型相比，DIC 下降了 458.817，模型拟合有效，结果见表 12-24。

表 12-24　两周患病两水平 Logistic 回归模型结果

参数	估计值	标准误	χ^2	P	OR	OR 的 95% CI	
						上限	下限
固定部分							
截距	−3.745	0.482	60.345	<0.001	—	—	—
性别	0.262	0.063	17.149	<0.001	1.30	1.14	1.46
年龄（岁）							
15～29	−0.441	0.148	8.910	0.003	0.64	0.45	0.83
30～44	0.034	0.166	0.042	0.838	1.03	0.69	1.37
45～64	0.458	0.163	7.857	0.005	1.58	1.08	2.08

续表

参数	估计值	标准误	χ^2	P	OR	OR 的 95% CI	
						上限	下限
65～	0.447	0.180	6.178	0.013	1.56	1.01	2.11
文化程度	−0.109	0.049	5.068	0.024	0.90	0.81	0.99
是否患慢性疾病	0.878	0.096	82.885	<0.001	2.41	1.96	2.86
家庭人口数	−0.263	0.096	7.537	0.006	0.77	0.63	0.91
市（县）经济状况							
中	−0.268	0.120	4.985	0.026	0.76	0.58	0.94
好	0.149	0.104	2.030	0.154	1.16	0.92	1.40
随机部分							
水平 2	1.376	0.118	137.031	<0.001	—	—	—
水平 1	0.907	0.012	5955.963	<0.001	—	—	—
DIC	6 537.893						

表 12-24 显示，影响调查对象居民两周患病的主要因素有性别、年龄、文化程度、是否患慢性疾病、家庭人口数和市（县）经济状况。女性两周患病的风险高于男性，其患病可能性是男性的 1.30 倍；与 0～14 岁组相比，15～29 岁组是两周患病的保护因素，45～64 岁、65 岁～组是危险因素；15～29 岁、45～64 岁、65 岁～组患病的可能性分别是 0～14 岁组的 0.64 倍、1.58 倍和 1.56 倍；文化程度越高，两周患病的可能性越小；患有慢性疾病的居民两周患病可能性是未患慢性疾病的居民的 2.41 倍；与人口数小于 6 相比，大于等于 6 的家庭人口规模是两周患病的保护因素；较差经济状况的市（县）居民两周患病的可能性是中等经济状况的市（县）居民的 1.32 倍，而较差经济状况的市（县）居民的两周患病可能性与较好经济状况的市（县）居民相比，差异无统计学意义。

结合本资料还具有更高层次机构的特征，拟合三水平零模型，结果见表 12-25。

表 12-25　两周患病三水平零模型

两周患病	参数	估计值	标准误	χ^2	P
固定部分（截距）	β_1	−2.629	0.107	600.514	<0.001
随机部分					
水平 3	σ_{v0}^2	0.107	0.054	3.916	0.048
水平 2	σ_{u0}^2	1.225	0.121	101.785	<0.001
水平 1	σ_{e0}^2	0.961	0.012	5 942.259	<0.001

根据三水平组内相关系数的计算公式，可知水平 1 单位在水平 3 单位上的组内相关系数为 ρ_1=0.046 66，水平 1 单位在水平 2 和水平 3 单位上的组内相关系数 ρ_2=0.580 89，水平 2 单位在水平 3 单位上的组内相关系数 ρ_3=0.080 33。由此可见，在两周患病模型中，水平 1 单位在水平 3 单位上的聚集性（ρ_1=0.046 66）较小，虽然在零模型中水平 3 方差具有统计学意义（χ^2=3.916，P=0.048），但是本研究主要关注的是个人在家庭水平上的聚集性，故在拟合两周患病和两周就诊的 Logistic 回归模型时不考虑乡镇水平，仅保留家庭和个人两水平。

2. 两周就诊影响因素分析　本研究采用两周是否就诊作为反应变量来分析两周就诊的影响因素，首先以家庭作为高水平即水平 2，个人作为低水平即水平 1，拟合不含任何解释变量的零模型，见表 12-26。

表 12-26　两周就诊两水平零模型

两周就诊	参数	估计值	标准误	χ^2	P
固定部分（截距）	β_1	−2.694	0.037	5 301.414	<0.001
随机部分					
水平 2	σ_{u0}^2	1.133	0.121	88.249	<0.001
水平 1	σ_{e0}^2	0.924	0.012	5 954.912	<0.001
DIC	6 499.095				

计算水平 1 单位在水平 2 上的聚集性，ρ=0.550 8，结合零模型中水平 2 方差具有统计学意义（χ^2=88.249，P<0.001），提示数据存在层次结构，即不同家庭内的个人两周就诊情况存在聚集性。

在零模型的基础上进一步引入解释变量（$X_1 \sim X_8$，$X_{11} \sim X_{14}$）拟合两水平 Logistic 回归模型，先对有序多分类变量进行似然比检验来判断其纳入模型方式，结果见表 12-27。

表 12-27　有序多分类变量纳入模型方式检验结果

变量	模型 I	模型 II	G	V	P
年龄	6 329.284	6 250.621	78.633	1	<0.001
文化程度	6 376.678	6 364.578	12.100	1	<0.001
年人均收入	6 498.811	6 493.706	5.105	1	0.0239
就诊距离	6 486.252	6 472.930	13.322	1	<0.001
县/市经济状况	6 475.699	6 455.268	20.431	1	<0.001

从表 12-27 中可知，在两周就诊的影响因素分析中，5 个有序多分类变量都是以哑变量形式纳入模型。最终拟合的两周就诊两水平 Logistic 回归模型与两水平零模型相比，DIC 下降了 609.859，模型拟合有效，结果见表 12-28。

表 12-28　两周就诊两水平 Logistic 回归模型

参数	估计值	标准误	χ^2	P	OR	OR 的 95% CI	
						上限	下限
固定部分							
截距	−2.595	0.176	218.059	<0.001	—	—	—
性别	0.249	0.068	13.560	<0.001	1.28	1.11	1.45
年龄（岁）							
15～29	−0.413	0.157	6.926	0.008	0.66	0.46	0.86
30～44	0.045	0.173	0.066	0.797	1.05	0.69	1.41
45～64	0.455	0.171	7.082	0.008	1.58	1.05	2.11
65～	0.424	0.174	5.938	0.015	1.53	1.01	2.05
文化程度							
小学	−0.183	0.096	3.636	0.057	0.83	0.67	0.98
初中	−0.331	0.114	8.376	0.004	0.72	0.56	0.88
高中及以上	−0.234	0.181	1.659	0.198	0.79	0.51	1.07
是否患慢性疾病	0.603	0.107	31.695	<0.001	1.83	1.45	2.21
家庭人口数	−0.327	0.100	10.716	0.001	0.72	0.58	0.86
市（县）经济状况							
中	−0.672	0.124	29.444	<0.001	0.51	0.39	0.63
好	0.038	0.103	0.133	0.715	1.04	0.83	1.25

续表

参数	估计值	标准误	χ^2	P	OR	OR 的 95% CI	
						上限	下限
随机部分							
水平 2	1.162	0.124	87.672	<0.001	—	—	—
水平 1	0.939	0.012	6 009.901	<0.001	—	—	—
DIC	5 889.236						

表 12-28 显示，影响调查对象两周就诊的主要因素有性别、年龄、文化程度、家庭人口数、是否患慢性疾病和市（县）经济状况。女性两周就诊高于男性，其就诊的可能性是男性的 1.28 倍；与 0～14 岁组相比，15～29 岁组是两周就诊的保护因素，45～64 岁、65 岁～组是危险因素；15～29 岁、45～64 岁、65 岁～组两周就诊的可能性分别是 0～14 岁组的 0.66 倍、1.58 倍和 1.53 倍；初中文化程度组两周就诊的可能性是小学以下组的 0.72 倍，是保护因素；与人口数小于 6 相比，大于等于 6 的家庭人口规模是两周就诊的保护因素；患慢性疾病是两周就诊的危险因素，其就诊的可能性是非慢性疾病居民的 1.83 倍；较差经济状况的市（县）居民其两周就诊的可能性是中等经济状况的市（县）居民的 1.96 倍，而较差经济状况的市（县）居民其两周就诊的可能性与较好经济状况的市（县）居民相比，差异无统计学意义。

二、结　论

调查地区农村居民卫生服务需要和利用均存在不公平。经济收入低的人群卫生服务需要高，而卫生服务利用低。两周患病和就诊偏向于低收入者，而卫生服务利用偏向于经济收入高者；卫生服务利用的不公平高于健康的不公平。

女性、高年龄、文化程度低、患慢性疾病、家庭人口少、市（县）经济状况差是该地农村居民两周患病和两周就诊的主要危险因素。

（何　左　吴　骥　孟金良　王　杰　孙晓梅　母凤婷）

第五篇　卫生系统反应性研究

第13章 卫生系统反应性研究概述

WHO 的《2000 年世界卫生报告》提出分析国家卫生系统绩效的新框架。其 3 个主要内容：①健康公平性；②卫生筹资的公平性；③卫生系统的反应能力。卫生系统的反应能力即卫生系统反应性（health system responsiveness），它可用于评价卫生系统提供卫生服务的公平性。

第一节 卫生系统反应性研究的概念及意义

一、卫生系统反应性的定义

卫生系统的运作目标就是满足人们对卫生服务的合理需求，这些合理需求为卫生系统反应性，它是卫生系统的产出之一。WHO 将卫生系统反应性定义为：卫生系统在多大程度上满足了人民群众在医疗卫生机构中接受卫生服务时"非健康"（非医疗技术）方面普遍的、合理的期望。

从 WHO 对卫生系统反应性的界定可以看出，反应性与医疗技术无关，它强调两方面：①非健康因素；②普遍、合理的期望。首先，界定健康和非健康的概念，对避免重复测量卫生系统健康和反应性的绩效很重要，反应性不包括公众对改善健康方面的期望。其次，反应性不是指对个人期望的反应，而是对公众普遍、合理期望的反应，这对评价卫生系统非常重要。个人的期望往往是建立在自身和社会经验的基础上，不同的人群、社会、经济环境对卫生系统的期望不同。为了克服人群期望的差异，在评价卫生系统的反应性的时候，强调的是普遍、合理的期望，它是公认的原则或标准。在评价卫生系统时，由于个人对卫生系统的期望不同，贫困人群和社会地位低下的人群往往期望较低，满意度较高；而富裕人群和社会地位较高的人群的期望较高，满意度较低，要克服期望的差异，对"合理"期望进行界定非常必要。

反应性一词往往被等同于患者的满意度，反应性与患者的满意度和服务质量之间有许多相同之处，但是也有区别，主要区别：①范畴不同。患者的满意度主要体现在特定卫生服务环境下对医疗活动的反应，而反应性则是对整个卫生系统的评价。②范围不同。患者的满意度包括医疗和非医疗两个方面，而反应性仅指卫生系统的非医疗方面。③原理不同。患者的满意度是根据个人的期望和医疗活动经历，对已接受的服务进行的评价；而反应性是指个人对卫生系统的认知与"合理的"普遍期望的评价。特别需要提出的是，反应性试图使个人用一系列客观标准对卫生系统进行评分，而不是评价满意度。目前，有许多涉及满意度的文章和调查涉及的不是反应性。患者满意度与反应性的区别主要体现在常规的期望上，而不是体现在理想的期望或预期的期望上。

从概念上讲，反应性主要包含两个方面的内容；①对患者的尊重，包括患者尊严、自主性、保密性、交流等方面的内容；②以患者为中心，包括治疗的及时性、社会支持、基本设施质量和卫生服务提供者的选择性等方面的内容。WHO 指出，卫生系统反应性应该从两个维度来进行评价，一个维度是纵向的反应性强度比较，即上述两个方面的平均水平；

另一个维度是横向反应性分布的比较，即不同人群的分布公平性比较。分布的不公平性可以表现为社会的不公平性、经济的不公平性、地理位置的不公平性。社会福利水平的增加依靠反应性分布的改善和评级水平的提高。

二、卫生系统反应性的构成

目前，卫生系统反应性由两个部分构成，即"对患者的尊重"（respect of persons）和"以患者为中心"（client orientation），每个部分各包含了 4 个方面。"对患者的尊重"包含了尊严（dignity）、自主性（autonomy）、保密性（confidentiality）、交流（communication）4 个方面；"以患者为中心"包含了及时性（prompt attention）、社会支持（social support networks）、基础设施质量（quality of basic amenities）、选择性（choice of providers）4 个方面。

（一）对患者的尊重

1. 尊严　尊严是指患者在治疗过程中受到卫生服务提供者尊重的一种状态。随着物质生活的提高，人们对卫生服务的需求由以医疗需求为重点转向了开始追求非医疗需求方面的内容，患者在接受卫生服务时理应受到尊重，这体现了患者的基本人权。具体可以体现在患者在治疗和咨询过程中受到尊重；接受体检或治疗时，身体（特别是隐私部分）应受到保护；患者有权要求避开他人甚至医师等。

2. 自主性　自主性是指患者有自主参与治疗决定的权利。在患者需要接受检查或治疗前，卫生服务提供者尽可能地提供几个可选方案，并告知每个方案的利弊，患者有权决定检查或治疗方案；在执行治疗或化验检查前，卫生服务提供者应事先取得患者的同意，患者有权拒绝他认为不合适的方案。

3. 保密性　保密性是指患者就诊信息有权获得保密。患者在接受医疗服务时，患者的病史、治疗过程、转归、结局等都应受到保密，医疗服务提供方必须保守患者的隐私，这些隐私不管是患者自己陈述的，还是医师检查得到的都应该保密。

4. 交流　早期 WHO 测量反应性的量表并不包含交流方面，因为有学者认为交流已经涵盖在患者尊严的内容中。2001 年 WHO 测量反应性的量表对人的尊重部分中将交流作为单独的一个方面列出，即医护人员应该认真倾听患者诉说；耐心向患者解释，使患者能够理解；另外还要让患者有时间提问，医护人员尽量地回答，让患者满意。充分交流是尊重患者的体现，也是患者自主选择、参与决定的基础。因此目前多倾向于将交流单独列为卫生系统反应性的一个因素。

（二）以患者为中心

1. 及时性　及时性是指患者应得到及时诊治。及时性体现在卫生服务机构离家不应太远，到达不需要花费太多的时间；急诊患者应能够迅速得到医治；患者有权在合理的时间内获得诊治，包括非急诊治疗和手术；等待咨询的时间较短；等待预约的时间应合理；进行化验检查时要快。及时性的增加可以降低患者的紧张心理，增进患者的良好心境，改善卫生体系的反应性。

2. 社会支持　社会支持是指患者作为一个完整的人，应得到家人、朋友的照顾和帮忙，患者在整个治疗过程中应得到社会支持。医疗服务提供机构应允许亲友探视；亲友提供医院没有的食品和其他消费品；患者参加不妨碍医疗活动或其他患者的宗教活动；收听收音机，阅读报纸或其他读物；对病情恶化或终末期患者的支持；出院后的支持等。

3. 基础设施质量　基础设施质量是指医疗服务提供部门应提供舒适整洁的基本环境设施。包括提供清洁的环境、足量的医疗设备、足够的家具、卫生可口营养的食品、良好的通风设施，洁净的水、厕所、床单、被罩，以及定期打扫和维修医院的建筑、办公室和病房等。

4. 选择性　选择性是指患者可以自主选择卫生机构和卫生服务提供者。包括患者有权自主选择医疗卫生机构，有权选择卫生服务提供者，发生严重的或慢性疾病或急症时可以对卫生服务提供者进行二次选择，患者有选择专家的权利。

二、卫生系统反应性研究的意义

1. 了解公众的合理期望是卫生系统管理的核心。如卫生系统管理的重要职责之一就是维护各方积极参与的水平，而实际上消费者处在被动的位置上，卫生系统的管理者有责任为消费者提供足够的信息，保护消费者的参与水平，信息的交流就是反应性的关键因素。

2. 反应性涉及基本人权。卫生系统、教育、经济、政治和文化系统都把反应性作为其目标之一，无论哪一种系统要想取得成功，都必须了解公众的合理需求。反应性目标的核心就是保护和提高基本人权。

3. 卫生系统不需要大量的投入即可改善服务态度，也不需要高新技术，可能也不需要重新立法。然而，并不是所有指标的改善都是低成本的，选择性和及时性的改善就需要另外投入。但总体来讲，在不需要大量投入的情况下就可对卫生系统反应性进行测量。

4. 反应性的改善可能是最快捷的，因为不需要大量投入，同时，干预措施的结果可立即显现，反应性的改善比健康的改善要快得多。

第二节　卫生系统反应性研究现状

一、卫生系统反应性研究进展

1999 年，WHO 对包括中国在内的 35 个成员国进行了关键知情人调查（key informant survey，KIS），对 3 个国家进行了家庭调查（household survey，HS），而后将数据进行外推至 191 个成员，并进行了排序。我国以成员国身份参与了 1999 年 WHO 在全球的反应性预调查，当时得出的结论是中国（以山东省为例）的反应性总体水平和分布原始值很高，但经校正外推后，最终在《2000 年世界卫生报告》（*World Health Report 2000*）公布时在 WHO 191 个成员中我国的排名为：反应性水平在 88~89 位，分布在 105~106 位。2000—2001 年，WHO 又在包括我国在内的 12 个国家进行家庭调查，在 60 个国家进行自我填写方式的信访调查，在 191 个国家进行关键知情人调查，运用重叠调查设计进行矫正，进一步完善反应性的测量。《2000 年世界卫生报告》公布以后，卫生系统反应性作为卫生系统绩效评价的新的逻辑框架，已经逐步被各国卫生组织意识到其研究的重要性，也由此在世界范围内得到了广泛的普及和应用。

在欧洲，各国政府已经认识到未来的社会保健服务的优劣取决于它们是否有能力寻求适当的方法满足人们不断变化的需求，以维持公众的信心。2005 年，有学者在德国、意大利等 8 个欧洲国家进行随机人群电话调查，旨在调查医师和患者之间的沟通质量及患者对医师和治疗方法的选择，结果表明，欧洲许多患者希望在医疗决策方面有更多的自主权。政策制定者和临床医师应考虑如何缩小公众的期望与实际经历的差距。

2009 年 WHO 在南非进行了一项基于人群的全球健康调查（world health survey，WHS），通过评估卫生服务系统的反应性程度和比较个人在公共和私人卫生服务机构的不同经历来评估成员国的卫生系统绩效。调查结果得出，与门诊服务高度相关的主要有医疗卫生服务的及时性、交流、自主性。同时该调查显示，公立医疗机构的反应性明显低于私立机构，歧视也是反应性低的主要原因之一。

在土耳其，学者利用 WHO 开发的关键知情人调查问卷对医院高层管理人员（包括主管医师、医院管理人员、主管护士及他们的助手）进行问卷调查，最终对 WHO 的反应性评价方法给出了新的建议：①每个国家的文化和价值观是不同的，在测量反应性水平时，应该在各自的国家选取关键知情人来进行调查，这样才能评估出该国的实际水平，不能直接采用 35 国的测量结果进行类推。②与用户有关的反应性要素的改善，并不需要大量的卫生投入。因此，不用通过花费昂贵的投资，通过强调尊严、自主性和保密性来提高卫生系统的反应性水平，也可以获得很好的社会效益。

2000 年 WHO 在我国仅调查了山东一个地区，由于我国地域、人口及经济差异很大，山东省的资料不足以代表整个中国的卫生系统反应性，2001 年 5 月，卫生部在 23 个省、自治区、直辖市进行了家庭入户调查（household survey，HS），该调查发现中国的卫生系统（主要指医院）的反应性状况并不令人乐观，还有许多值得中国医疗卫生服务的管理者和提供者努力改进和提高的部分。从对患者"尊重"的角度来说，做得相对较好的是"维护患者尊严"和"对患者的情况保密"，相对较差的是"患者的自主性选择"和"与患者的沟通"；从"以患者为中心"的角度来说，做得相对较好的是"社会支持"的反应性，做得最不好的是"患者就医环境"的反应性；从被考察的 8 个方面来看，不管是哪一方面都还有较大的空间可以改善，离公众的普遍期望还有一定差距。其后文献显示国内的一些专家学者对上海、广东（深圳）、陕西、河南、辽宁、四川、山西、河北等 8 个省、直辖市和海军部队医疗卫生系统各侧面的反应性作了 KIS 和 WHS 调查研究，虽然统计学方法略有差异，但绝大多数地区的总体反应性水平处于良好和一般之间，城乡之间、不同学历、职业或收入层次的调查对象对反应性认识有较大的差距；普遍表现出对社会支持网络反应性最好，医疗自主性和及时关注较差；超过半数的门诊和住院患者可方便地从社区或新闻媒介获得就医信息，能得到医务人员对病情合理解释和相当的人格尊重；由于医师职业在群众心中的地位，大部分患者会把个人隐私无保留地向医师陈述。也有文献报道被调查者对就诊医疗机构的投诉及查询费用方便程度十分关注，大多数患者对医疗机构存在一定程度的不满意，其最不满意的方面主要是医疗费用高，其次是设备、环境差等，这与目前群众对医疗服务价格承受力和医患关系紧张有关。

二、卫生系统反应性研究的应用

1. 卫生系统反应性的现状评价　除 WHO 组织的几次大范围的卫生系统反应性评价外，世界各国也对各地的卫生系统反应性情况展开了调查，如 Coulter 等在欧洲 8 个国家开展调查，发现欧洲患者希望在医疗决策方面有更多的自主权；2011 年，Jones 再次对欧洲 25

个国家进行反应性调查。以色列、南非共和国、印度、伊朗、爱沙尼亚等国家均进行了卫生系统反应性调查。

2. 特殊人群对卫生系统反应性的评价 在开展人群反应性评价的时候,部分学者对特殊人群也展开了反应性调查研究。例如,Bramesfeld 等在德国采用 WHO 多国调查问卷调查了精神疾病患者,提出精神疾病反应性调查中需要加入连续性评价方法;Liabsueltakul 调查了泰国分娩妇女的卫生系统反应性;Peltzer 调查了南非老年人的卫生系统反应性;Karami 调查了伊朗心脏病患者的反应性;Sajjadi 则调查了伊朗糖尿病门诊患者的反应性。我国不少学者也调查了特殊人群的反应性,如魏俊涛等调查了艾滋病农村患者的反应性,发现艾滋病人群对农村艾滋病卫生服务系统反应性水平的评价基本满意,但在尊严、保密性、基础设施质量方面有待进一步提高。刘晓荣等调查了海军部队卫生系统反应性,发现70%以上调查对象认为医院反应性程度高(很好和好),反应性评价总得分为 7.839,但在社会支持和选择性上还需进一步改进。秦江梅等则调查了新疆牧区居民的反应性,发现牧民对"以患者为中心"的反应性最差,牧民在及时性、基础设施质量、可及性等方面不满意。

3. 卫生系统反应性的影响因素 除了评价反应性的水平和分布外,不少学者还研究了反应性的影响因素。如 2011 年 WHO 在世界 66 个国家开展了反应性调查研究,发现卫生系统反应性国家影响因素为人均卫生费用、公共设施投入、教育发展水平。2015 年 WHO 的调查显示,行为影响因素为:社会经济学、健康状况、卫生价值系统。Pratt 等在中低收入国家调查反应性影响因素为:环境相关、政策驱动、目标联系。国内不少学者也开展了反应性影响因素研究,如赵倩倩等研究发现河南省反应性的主要影响因素是地区差异及弱势人群;杨德华等在深圳市社区卫生服务反应性测量中发现影响社区卫生服务反应性的因素是居住区域、年龄、民族和经济收入;Chao 等研究了江苏省的反应性,发现影响因素为年龄、区域经济发展水平和城乡地理区域差别。

第三节 卫生系统反应性研究存在的问题及应对措施

一、卫生系统反应性研究存在的问题

1. 概念的界定不清 反应性一词往往被等同于患者满意度,如前所述,其实它们之间有很多不同。反应性之所以成为卫生系统绩效评估框架的组成部分是因为单靠健康成果和筹资公平性尚不足以对绩效进行评估,这与我们把患者的满意度作为对医院服务进行评价不同。患者的满意度包括了医疗方面和非医疗方面,而反应性仅指卫生系统的非医疗方面;患者的满意度是根据个人的期望和医疗活动经历,对已接受的服务进行的评价,而反应性是指个人对卫生系统的认知与"普遍、合理"期望的评价。

2. "普遍、合理"的界定不清 个人期望往往是建立在自身和社会经验的基础上,不同人群、社会、经济环境对卫生系统的期望是不同的。为了克服人群期望的差异,在评价卫生系统反应性的时候,强调的是普遍、合理的期望。WHO 给"普遍、合理"的定义是:公众普遍接受或遵守的原则或标准,伦理标准在大多数情况下可以被设置成"最佳理想的行为过程"。例如,传染病患者希望在保证个人隐私的情况下得到医疗咨询,但对于传染病患者的保密就等于损害了其他人的利益,类似于这样的争论在卫生系统内并不少见。由于耐受区间的存在，卫生服务的"普遍的伦理标准"在不同的人群之间如何确定是比较困难的，到目前为止还没有一个"普遍的"参考标准。家庭调查、新的 KIS 量表采用了情节小品来校正个人期望值的不同，即针对不同目的设计的一些情景故事，最后根据调查对象对情节小品的应答值与真实值之间的关系和反应性的应答值与真实值之间的关系，运用HOPIT 模型校正人群的期望差异，推出反应性总体水平的"真值"。但是情节小品都是个人的经历，而不是整个社会公认的准则或标准，它的运用是否合理，有待进一步探讨。

3. 卫生系统反应性的测量工具缺乏科学、统一的标准　目前国内对卫生系统反应性的研究较多采用的是 WHO 研发的关键知情人调查问卷，但仍有一定比例的研究是利用家庭卫生服务调查或社区卫生服务调查的相关问题进行反应性分析，与反应性的内涵存在一定差距，因此研究的科学性和代表性有待进一步商榷。同时，关键知情人调查问卷在引入我国的研究中，不同的专家对问卷内容作了调整和修改，导致研究结果的可比性较差。如国内学者虽然通过专家咨询、层次分析、秩和比等方法来确定各子条目的权重，但不同研究之间的权重差异较大。此外，调查问卷所有答案选项均是等级资料，采用利克特量化方法，但不同研究的量化等级和赋值不尽相同。

4. 对卫生系统反应性的分析缺乏全面性　《2000 年世界卫生报告》指出，卫生系统的绩效由筹资公平性、健康水平和分布、反应性的水平和分布 5 个方面组成，因此卫生系统的反应性分析应开展水平和分布两方面的研究。但目前国内仅仅从反应性水平进行分析，忽略了反应性分布研究。

5. 卫生系统反应性分布的测量方法有待完善　在卫生系统反应性研究中，测量方法存在一定的差别。WHO 利用研究人群中各种弱势群体的比例，如贫困人群、老年人、妇女、少数民族等测算 191 个成员的反应性分布。但由于对脆弱人群的界定不明确，且缺乏各类脆弱人群的真实分布资料，以及脆弱人群之间存在一定的交叉重叠，因此该方法存在较大的局限性。国内在卫生系统反应性研究中，对反应性分布的测量主要采用个体—均数差异（IMD）法，IMD 法是用于评价平等性的方法之一，但国内研究人员在使用该方法时，对其理解和应用存在一定偏差。IMD 的取值范围应该是[0, +∞]，由于反应性的评分赋值不同，有的研究取值[0, 10]，有的研究取值[0, 100]，同一资料采用不同的赋值方法，其计算结果是不同的，因此，结果的可比性也大大降低。国内相关研究在计算 IMD 时，均认为取值范围为 0~1，越接近于 1，说明反应性分布越不均衡。出现这一理解偏差的原因，可能是将基尼系数或集中指数的含义和取值范围错误地理解成 IMD 的含义和取值范围。

6. 调查偏倚难以控制　反应性研究中主要的偏倚包括：①趋中偏倚（被调查者不愿将自己的回答归为"很差"或"很好"这样极端的一类）；②被调查者对总体的印象影响了具体的某类指标；③对不同的问题的选择是根据问题设计的框架来回答，而不是根据问题的实际内容来回答。这些问题在一定程度上影响了部分应答者回答问题的可信度。

二、应对措施

1. 提供一个清楚的反应性概念框架　与测量健康状态和健康产出比较，反应性的测量是评价卫生系统多方面运作绩效的新手段。所以，反应性的概念化不仅仅基于测量与其有关的因素，它应该得到更清楚和更广泛的交流和应用。随着反应性策略的进一步开展和有关数据的收集，WHO 还将进一步验证当前反应性内容的框架和确定这些验证是否正确。

反应性策略还在发展中，反应性测量的贯彻还面临多方面的挑战。其中最具有挑战性的是解释反应性对卫生决策者、卫生服务提供者和卫生服务消费者意味着什么。文献报道，建立这些反应性因素主要基于卫生服务消费者对他们接受卫生服务过程的感受和评价。所以，对于消费者来讲这些反应性因素是合理有效的，而对卫生决策者和卫生服务提供者未必是这样。因此，反应性的概念框架需要进一步研究论证。

考虑到反应性，假设以下两个测量目标。

（1）第一个目标是测量卫生系统与消费者之间的相互影响发生了什么（what happens）。这个目标似乎是报告卫生系统的行为、事件或行动，也就是测量它们之间发生了什么。WHO 测量反应性的主要策略是测量和报告卫生系统在反应性方面的运作，测量卫生系统中的反应性，也就是测量发生了什么。

（2）第二个目标是测量人们是否认识到发生了什么（person's perception of what happens）。这个目标主要测量人们对接受医疗服务过程的感知和体会，在接受服务时，卫生服务系统是怎样对待他们的，报告他们对这些感受的反应和评价。对于卫生决策者来说，重要的是了解和懂得人们对卫生系统的反应意味着什么。卫生决策者应根据社会的反映，制定适合于社会的卫生政策。

2. 使反应性测量具有可靠性和有效性　目前，反应性的测量主要是：卫生系统以什么样的方式和怎样对待卫生服务利用者。所以，要获得可靠和有效的反应性测量信息，主要来源于这些文化层次不同、受教育程度不同的人群及他们在接受医疗服务时的经历、感受和他们期望获得服务水平等情况的反映。WHO 设计了一套可靠和有效的反应性测量方法。这些方法主要包括：利用报告和评价的方式；认知检验和现场测试相结合的方式；反应性因素重要性排序规则；反应性分布的评价；被调查者报告有效性的测定；个人卫生服务外变量的测定；参与反应性调查的国家相互配合，进一步改善反应性调查技术的可操作性；等。

3. 通过测量反应性为改善反应性搭桥　WHO 评价卫生系统绩效的最终目标是改善卫生系统的运作。反应性测量的策略也包括对卫生系统运作的测量，根据测量结果提出指导性依据，促使卫生系统的运作更趋于完善。

（张晓磬　欧玉英）

第14章 卫生系统反应性评价方法

反应性是一项新的绩效评价指标，是一个新的领域，因此全国许多地方都展开了对反应性测量的研究。WHO 在开发测量反应性工具上采取了灵活的数据收集策略和多种调查相结合的方式，现在主要的调查方法有关键知情人调查（key informant survey，KIS）、家庭调查（household survey，HS）、信访（postal survey，PS）及其他调查方法。多数研究中测量反应性采用的是关键知情人和家庭调查问卷。关键知情人调查是选择对卫生系统有一定程度了解的不同层次、职业的政府和私人部门人员和研究人员，如卫生系统行政人员、省市县各级医疗机构的医师和私人开业者、保险组织、疾病团体、大学和研究所研究人员等进行调查，家庭调查是随机抽样入户进行面对面询问式调查。问卷内容主要由反应性 8 个方面内容构成，WHO 提供了统一设计，在实际运用中，各地根据具体情况或翻译都有修改。

一、调 查 问 卷

目前使用最多的问卷是 WHO 的 KIS 问卷，其将关键知情人确定为各级与卫生系统相关行业的、对卫生系统有一定程度了解的、不同层次的领导、专家、学者、工作者，如卫生行政人员、医师、医疗保险组织、大学和研究所研究人员等。另外还有很重要的一个人群是卫生服务利用者，他们是卫生系统的知情者，因此在对其进行调查时他们对被调查问题的感受性最强。KIS 问卷包括几大部分内容：①被调查者的社会背景情况，主要包括国籍、居住城市、性别、年龄、文化水平、工作环境、健康保险情况、就医情况等。②被调查者个人整体健康情况。③患者的卫生服务利用情况。④卫生系统反应性调查。⑤假设情景调查，用于调整期望值对反应性的潜在影响，要求被调查者针对各个不同的假设情景进行评价，然后根据得出的评价结果进行分析。⑥从整体人群的角度，而不是从个人的角度来对公立和私立医疗卫生机构的评估。⑦采用假设情景进行健康状况评价。

二、调查问卷发展

WHO 先后对反应性调查问卷进行了多次修订，形成了不同的调查问卷，使用者可以到 WHO 网站下载，介绍如下。

1. Key Informant Questionnaire（1999）for World Health Report 2000 该问卷是最早的一个版本，包含了反应性的 7 个方面（不含"交流"），每个方面由若干条目（按 1～4 计分）和 1 个总体评价该方面的条目（按 0～10 计分）构成。

例如，保密性见表 14-1。

表 14-1　引用 WHO 问卷（保密性）

请圈出以下相关答案：

A3.1	在咨询过程中对患者隐私的保护如何？	从不 1	有时 2	一般 3	总是 4
A3.2	对患者提供的信息的保密性如何？（其他卫生人员需要的信息除外）	从不 1	有时 2	一般 3	总是 4
A3.3	对所保存患者的医疗记录的保密性如何？（其他卫生人员需要的信息除外）	从不 1	有时 2	一般 3	总是 4

A3.4 根据以上报告的所有因素，你用 0～10 分对你国家卫生系统在保护患者隐私方面进行评分，0 分表示最差，10 分表示最好。

该问卷各方面的条目数及计分详见表 14-2。

表 14-2　Key Informant Questionnaire（1999）for World Health Report 2000

方面	条目数	计分	备注
及时关注	4+1	按 1～4 计分，每个方面增加 1 条总的评价该方面的问题，按 0～10 分计分	该问卷没有"交流"方面。"社会支持"方面只针对住院患者。问卷最后增加了 1 条对总体反应性的评价条目，按 0～10 分计分
尊严	5+1		
自主性	3+1		
保密性	3+1		
选择性	3+1		
基础设施质量	7+1		
社会支持	3+1		
总体反应性评价	1		

该问卷于 1999 年在 35 个国家进行调查，每个国家至少有 50 个关键人物参与调查。中国山东省参与了这次调查，调查结果被写入《2000 年世界卫生报告》中。

2. Key Informant Survey 2001　该问卷在 1999 年问卷的基础上进行了改进，分为住院患者调查和门诊患者调查，并加入了假设情景调查，住院患者调查包含了反应性 8 个方面的 12 个条目，门诊患者包含了反应性 8 个方面的 39 个条目，见表 14-3。

表 14-3　Key Informant Survey 2001

方面	条目数		计分	备注
	住院患者	门诊患者		
及时关注	3	6	分为两种计分方式：	门诊患者在评价时
尊严	1	5	按发生频率评价的指标按 1～4 计分，	又按公立医院、私
交流	1	6	即"经常、有时、偶尔、从不"	立医院分别进行
自主性	1	3	按评价者的主观感受评价的指标按 1～	评分
保密性	1	4	5 计分，即"很好、好、一般、差、	
选择性	1	4	很差"	
基础设施质量	1	6		
社会支持	4	5		

2001 年度 41 个国家使用该问卷进行了调查，调查对象包括了卫生专业人员、民间社会团体成员和学术界人士等，87% 的问卷都是 WHO 代表和联络员负责完成的。

3. Multi-Country Survey Study（MCSS）（多国调查研究）　该问卷分为门诊患者、

家庭治疗和住院患者调查，门诊患者调查含反应性 7 个方面（不含"社会支持"）26 个条目，住院患者调查含反应性 8 个方面 12 个条目，家庭治疗含反应性 5 个方面 17 个条目（不含"社会支持""基础设施质量"和"及时关注"），若患者有实验室检查项目，需加入"及时关注"的 2 个条目。该问卷可根据研究目的，选取 60min 完成的短表或 90min 完成的长表，见表 14-4。

表 14-4 **Multi-Country Survey Study**

方面	条目数			计分	备注
	住院	门诊	家庭治疗		
及时关注	2	2	2	分为两种计分方式：	MCSS 开发了电话访
尊严	1	4	3	按发生频率评价的指标按 1～4 计分，即	谈问卷和信访问卷，
交流	1	4	4	"经常、有时、偶尔、从不"	并开发了法语、西班
自主性	1	3	3	按评价者的主观感受评价的指标按 1～	牙语、阿拉伯语等多
保密性	1	3	3	5 计分，即"很好、好、一般、差、	语言问卷
选择性	1	3	3	很差"	
基础设施质量	1	3			
社会支持	3				

该问卷在 61 个国家开展调查，14 个国家进行了 90min 的家庭调查，27 个国家进行了 60min 的面对面调查，2 个国家进行了电话访谈，28 个国家进行了信访。

4. World Health Survey（WHS） 该问卷分为门诊患者和住院患者调查，门诊患者调查含反应性 7 个方面（不含"社会支持"）21 个条目，住院患者调查含反应性 8 个方面 25 个条目，每个条目按 1～5 计分。该问卷也有长表和短表，并形成了专门的入户调查问卷，见表 14-5。

表 14-5 **World Health Survey**

方面	条目数		计分	备注
	住院	门诊		
及时关注	3	3	按 1～5 计分	WHS 开发了专门用于入户调
尊严	3	3		查的问卷
交流	3	3		
自主性	3	3		
保密性	3	3		
选择性	3	3		
基础设施质量	3	3（家庭护理不填写）		
社会支持	3			

该问卷在 71 个国家进行调查，其中 54 个国家进行了 90min 的家庭调查，13 个国家进行了简短的面对面调查，4 个国家进行了电话调查。

三、卫生系统反应性评价方法

（一）反应性水平评价

1. WHO 推荐的算法 对 KIS 问卷的每个问题以 1～5 分为例计分，计算各方面得分，将选项为总是（很好）、经常（好）、有时（一般）、很少（差）、从不（很差）分别赋值 5、4、3、2、1，按式 14-1 计算各方面的得分平均值。

$$v_i=[（评分人数 \times 5）+（评分人数 \times 4）+（评分人数 \times 3）$$
$$+（评分人数 \times 2）+（评分人数 \times 1）]/评分人数 \qquad (14\text{-}1)$$

此时计算的平均值为粗分（raw score，RS），为了便于相互比较，WHO 推荐将原始分转化为满分为 10 分的标准得分（standard score，SS），可采用极差化法进行转换，即：SS=（RS−min）$\times$10/R。式中，SS 为标准化分；RS 为原始分；min 为该领域/侧面/总量表得分的最小值；R 为其得分极差，即最大值减去其最小值（R=max−min）。

考虑到不同国家、地区和人群的社会、经济等多种因素，以及调查对象对反应性 8 个方面重要性的评价，WHO 对反应性的各个部分权重进行了设定，见表 14-6。

表 14-6　WHO 给定的反应性各部分权重

维度	对人的尊重（0.5）				以患者为中心（0.5）			
方面	尊严	保密性	自主性	交流	及时性	选择性	基础设施质量	社会支持
权重	0.125	0.125	0.125	0.125	0.2	0.15	0.1	0.05

反应性总体水平按下式计算：

$$\mathrm{Resp} = \sum_{i=1}^{8} W_i S_i \qquad (14\text{-}2)$$

式中，S 代表反应性各组成部分的平均分；W 代表各部分的权重。

2. 模糊综合评价法　模糊综合评价法是根据模糊数学的基本原理，把定性评价转化为定量评价，即用模糊数学对受到多种因素制约的事物或对象做出一个总体的评价。它具有结果清晰、系统性强的特点，能较好地解决模糊的、难以量化的问题，适合各种非确定性问题的解决。由于居民对社区卫生服务的体验并无明确的界限，含义的外延比较模糊，故很多学者也采用模糊综合评价的方法对卫生系统反应性进行评价（王群进，2013）。

（1）建立矩阵：首先，根据调查对象对反应性 8 个方面的打分，算出各个方面评价为"总是（很好）、经常（好）、有时（一般）、很少（差）、从不（很差）"的百分比，构成模糊矩阵 **R**。

$$\boldsymbol{R} = \begin{bmatrix} r_{11} & \cdots & r_{15} \\ \vdots & & \vdots \\ r_{81} & \cdots & r_{85} \end{bmatrix}$$

其中，r 代表某一反应性方面选择某一等级的人数所占的比例。

（2）确定权重：由于构成反应性的 8 个方面有不同的权重，故 WHO 给出了 8 个方面推荐的权重系数，见表 14-5，有学者直接用该权重作为权重系数向量 **A**；也有学者采用优序表法根据专家意见设置权重；也有学者根据调查对象对 8 个方面重要性排序的结果计算权重。还有学者采取 RSR 来确定权重，根据各评价单位的 8 个方面得分高低进行编秩，分别计算 8 个评价指标的秩和比（RSR），再把各个秩和比与总的秩和比相除，得到 8 个评价指标的实际分比（SR），然后与 WHO 推荐的经验权重相乘，得出权重向量 **A**。

（3）确定评价集：对评价变量"总是（很好）、经常（好）、有时（一般）、很少（差）、从不（很差）"进行赋值，可按（100、60、0、−60、−100）进行赋值，也可以按（10、8、6、4、2）进行赋值，得到评价集 D_j。通过计算后，可以根据最终计算得分看总体反应性的水平。如按（100、60、0、-60、-100）进行赋值，若最终反应性总体水平得分为 82.38，则可认为该地反应性总体水平介于"很好"和"好"之间。

（4）计算总体反应性水平：按照模糊综合评价方法，通过权重向量 A 和评价矩阵 R 的模糊变化，得到模糊评判集 B：

设 $A=(\mu_{ij})$，$R=(r_{ij})$，则

$$B = A°R = (\mu_1, \mu_2, ..., \mu_n)° \begin{bmatrix} r_{11} \cdots r_{1i} \\ \vdots \quad \vdots \\ r_{i1} \cdots r_{ij} \end{bmatrix} = (b_1, b_2, b_3, ..., b_j)$$

从 B 集合可以看出，总体来说评价为"总是（很好）、经常（好）、有时（一般）、很少（差）、从不（很差）"的人数比例。

计算模糊评价总分 J，则：

$$J = \sum b_j d_j \tag{14-3}$$

（二）反应性分布评价

WHO 通过 KIS 问卷，利用知情人强度分数和各脆弱人群（如贫困人群、妇女、老年人等）在整个人群中所占的比例计算出反应性不公平分数来代替反应性的不公平程度。计算步骤为：

1. 计算关键知情人强度分数（KII）

$$\text{KII=知情人中某一脆弱人群的总数/调查人数} \tag{14-4}$$

2. 计算反应性不公平分数（RIS）

$$\text{RIS}_{4f} = 1 - [(1 - \text{KII}_P \times P_P)(1 - \text{KII}_W \times P_W)(1 - \text{KII}_O \times P_O)(1 - \text{KII}_{DE} \times P_{DE})] \tag{14-5}$$

因各脆弱人群之间存在交叉，仅计算 RIS_{4f} 不够，因此进行了粗略的校正，即：计算贫困人群的 RIS，然后两个数值相加求平均。

$$\text{RIS}_{\text{adj}} = (\text{KII}_P \times P_P + \text{RIS}_{4f})] \div 2 \tag{14-6}$$

3. 计算反应性不公平指数（responsiveness equality index）

$$\text{Index=1-RIS} \tag{14-7}$$

4. 计算 80% 的不确定区间

通过反应性平等指数反映反应性的分布，其取值范围为 0～1，越接近 0 越不平等，越接近 1 越平等。

WHO 利用研究人群中各种弱势群体的比例，如贫困人群、老年人、妇女、少数民族等测算 191 个成员的反应性分布。但由于对脆弱人群的界定不明确，且缺乏各类脆弱人群的真实分布资料，以及脆弱人群之间存在一定的交叉重叠，因此该方法存在较大的局限性。国内在卫生系统反应性研究中，对反应性分布的测量主要采用个体—均数差异（IMD）法，即：

$$\text{IMD}(\alpha, \beta) = \sum_{i=1}^{n} |y_i - \mu|^{\alpha} / n\mu^{\beta} \tag{14-8}$$

式中，y_i 为每个对象的反应性得分；μ 为样本调查人群反应性均数；n 为样本含量；α 取值的改变在很大程度上影响反应性分布尾端值的意义，α 值越大则赋予分布尾端值的权重越大；β 则控制 IMD 是绝对指标还是相对指标。若 $\alpha=2$，$\beta=0$，IMD 为绝对指标；$\alpha=2$，$\beta=1$，则 IMD 为相对指标。当然，α、β 还可以取别的值，但 α、β 的取值目前还需要 WHO 进一

步研究来确定。IMD 越接近 0，分布越公平。

（三）假设情景调查

由于认识到《2000 年世界卫生报告》中反应性评价中没有校正被调查者的期望差异对调查结果的影响，WHO 在新一轮的家庭调查和知情人调查中添加了一系列的情节小品（vignette），即针对不同目的设计的一些情景故事，最后根据调查对象对情节小品的应答值与真实值之间的关系和反应性的应答值与真值之间的关系，常用的分析模型有 HOPIT（Tandon A，2001）模型和 CHOPIT 模型，通过模型可以校正人群的期望差异，推出反应性总体水平的"真值"。

1. HOPIT 模型　HOPIT 模型是由顺序概率单位模型（ordered probit model，OPM）发展而来的一种潜变量评估模型。如调查对象 i 的潜在水平，是一个潜在的连续尺度，服从正态分布 $N(\mu_i，1)$，μ_i 为对象 i 人口社会学等指标的线性函数，表示为 $\mu_i = X_i \beta + \varepsilon_i$，其中 ε_i 为抽样误差，服从 $N(0，1)$。对象 i 的自评结果为 y_i，它是由潜变量 $\dot{y}_i$ 的连续尺度上的一套切点 $\tau_{i,0}$，$\tau_{i,1}$，…，$\tau_{i,5}$ 决定的。y_i 和 $\dot{y}_i$ 的关系如下：

$$y_i = k \text{ 时，} \quad \tau_{i,k-1} < \dot{y}_i \leqslant \tau_{i,k} \text{，其中 } k=1，2，3，4，5；\tau_{i,0} = -\infty；\tau_{i,5} = \infty$$

切点即为调查对象根据自身的一套"标准"报告出自己的结果 y_i。但实际"标准"因人而异，因此切点 $\tau_{i,0}$，$\tau_{i,1}$，…，$\tau_{i,5}$ 也就是调查对象 i 的人口社会学等指标的函数，切点有如下关系：

$$\begin{cases} \tau_{i,1} = \gamma_1 X_i \\ \tau_{i,m} = \tau_{i,m-1} + \exp(\gamma_1 X_i), m = 2,3,4 \end{cases}$$

这样，在 $\dot{y}_i \sim N(\mu_i，1)$ 分布下，调查对象 i 做出 $y_i = k$（$k=1，2，3，4，5$），概率则是 $\dot{y}_i$ 分布曲线下区间（$\tau_{i,0}$，$\tau_{i,1}$）、（$\tau_{i,1}$，$\tau_{i,2}$）、（$\tau_{i,2}$，$\tau_{i,3}$）、（$\tau_{i,3}$，$\tau_{i,4}$）、（$\tau_{i,4}$，$\tau_{i,5}$）的面积，即

$$Pr(y_i = k) = \begin{cases} F(\tau_{i,1} - X_i'\beta) & k = 1 \\ F(\tau_{i,2} - X_i'\beta) - F(\tau_{i,1} - X_i'\beta) & k = 2 \\ F(\tau_{i,3} - X_i'\beta) - F(\tau_{i,2} - X_i'\beta) & k = 3 \\ F(\tau_{i,4} - X_i'\beta) - F(\tau_{i,3} - X_i'\beta) & k = 4 \\ 1 - F(\tau_{i,4} - X_i'\beta) & k = 5 \end{cases} \qquad （14\text{-}9）$$

调查对象报告完自我健康水平后，再对 j 个假设情景进行评价，同理，令 θ_j 为第 j 个情景的真实结果，其服从 $N(\theta_j，\sigma_j^2)$，用潜变量表示为 $z_i \sim N(\theta_j，\sigma_j^2)$，调查对象 i 根据自己的评判"标准"报告这个情景的结果为 $Z_{i,j}$，和自报健康一样，$Z_{i,j}$ 和 $Z_{i,j}$ 之间也有这样的关系：

$$Z_{i,j} = k \text{ 时，} \quad \tau_{j,k-1} < Z_{i,j} \leqslant \tau_{j,k} \text{，其中 } k=1，2，3，4，5；\tau_{i,0} = -\infty；\tau_{i,5} = \infty$$

同理，调查对象 i 对第 j 个情景报告的结果 $Z_{i,j} = k$（$k=1，2，3，4，5$）的概率是 $z_{i,j} \sim N(\theta_j，\sigma_j^2)$ 正态曲线下（$\tau_{i,0}$，$\tau_{i,1}$）、（$\tau_{i,1}$，$\tau_{i,2}$）、（$\tau_{i,2}$，$\tau_{i,3}$）、（$\tau_{i,3}$，$\tau_{i,4}$）、（$\tau_{i,4}$，$\tau_{i,5}$）的面积，即

$$\Pr(z_{i,j}=k)=\begin{cases} G(\tau_{i,1}-\theta_j) & k=1 \\ G(\tau_{i,2}-\theta_j)-G(\tau_{i,1}-\theta_j) & k=2 \\ G(\tau_{i,3}-\theta_j)-G(\tau_{i,2}-\theta_j) & k=3 \\ G(\tau_{i,4}-\theta_j)-G(\tau_{i,3}-\theta_j) & k=4 \\ 1-G(\tau_{i,4}-\theta_j) & k=5 \end{cases} \qquad (14\text{-}10)$$

式中，$G(\quad)$ 是正态分布累积概率函数。

根据概率单位模型原理，联合以上公式，构建联合似然函数 $L(\beta,\ \gamma,\ \theta,\ \sigma^2|y,z)$，采用极大似然法进行参数估计，从而获得调查对象 i 的真实测量结果的估计值 $E(\mu_i|X_i)=\hat{\beta}X_i$。

2. CHOPIT 模型　HOPIT 模型中的自我评价部分仅包含一个自评问题，因而也无法实现对误差项 ε 的估计。在实际调查中，针对一个复杂概念通常包含多个自评问题。当包含有多个自评问题时可采用 CHOPIT 模型。后者在 HOPIT 模型的基础上可增加多个自评问题，每个自评问题可以有不同的切点值，并假设第 1 个自评问题的切点值与情景评价问题的切点值相同。由于可以允许多个自评问题共同测量同一复杂概念，而且还可以对真实测量结果 $E(\mu_i|X_i)$ 的误差项 ε 进行估计，其点估计值为 $\hat{\beta}X_i$，通过贝叶斯方法可以得到其可信区间。CHOPIT 模型可以更加精确地测量复杂概念。

（张晓磬）

第15章 云南省某社区医院卫生服务反应性评价

WHO 在《2000 年世界卫生报告》中提出了卫生系统绩效评价的框架，将健康、反应性和筹资公平性作为卫生系统绩效的三大主要目标。其中，反应性是指卫生系统在运行中适当满足个人的普遍、合理期望时的结果。本章把卫生系统反应性作为评价卫生系统绩效的重要方面之一，利用 WHO 提供的测量工具对卫生服务反应性水平进行分析，比较不同人群反应性差距，探讨反应性的测量和分析方法，结合卫生服务的特点设计而成问卷，主要以"对人尊重"和"以患者为中心"两大方面，8 个条目为主要内容，每个条目由若干相关问题体现对卫生服务反应性水平进行测量和分析，做出综合评价，旨在为提高和评价卫生服务反应性提供依据和方法。

一、资料与方法

1. 研究对象 2013 年 3～4 月，通过简单随机抽样调查云南省某市社区医院的患者 397 名，共发放问卷 397 份，收回有效问卷 382 份。住院患者在出院前填写问卷，门诊患者在完成诊疗后填写问卷，年龄小于 18 岁者由监护人填写。所有被调查者均采取自填的方式填写问卷，若为低文化程度和手无法持笔者由调查员辅助完成。

2. 调查方法 在 WHO《健康和卫生系统反应性》调查量表的基础上，参阅大量相关文献和国内学者对反应性调查问卷的形式，结合云南省某市社区卫生服务的特点设计了本次调查问卷调查表，调查内容涉及被调查者的基本情况和"尊重""自主性""保密性""交流""及时性""就医环境""社会支持""选择性"共 8 个反应性要素。

3. 分析方法 本研究资料用 Epidata 2.1 建立数据库，用 SAS 8.12 进行统计分析。采取频数分布、率、构成比等描述性方法来分析某市的社区卫生服务利用者对反应性各要素的评价。对社区卫生服务反应性的整体评价采取模糊综合评价法进行，该方法是根据模糊数学的基本原理，将模糊信息通过模糊判断的手段，求得明确评价的一种综合评价方法。由于居民对社区卫生服务的体验并无明确的界限，含义的外延比较模糊，故采用模糊综合评价比较合适。各维度参照 WHO 的权重标准，采用反应性不平等指数测量反应性分布。

二、主 要 结 果

1. 调查对象基本情况 本次调查共发放问卷 397 份，回收 390 份，实际有效问卷 382 份，有效率为 96.22%。调查者的性别、年龄等基本情况见表 15-1。

表 15-1　调查对象的基本情况

变量	例数（人）	构成比（%）
性别		
男	150	39.27
女	232	60.73
民族		
汉族	372	97.38
其他民族	10	2.62
就医类型		
门诊	160	41.88
住院	222	58.12
婚姻状况		
未婚	51	13.35
在婚	289	75.65
其他	42	10.99
文化程度		
小学以下	105	27.49
小学	175	45.81
初中/中专	89	23.30
高中	12	3.14
大专及以上	1	0.26
职业		
农民	335	87.70
工人	17	4.45
其他	30	7.85

2. 卫生服务反应性得分　在卫生服务反应性的 8 个维度得分中，分数最高的是尊严和自主性两个方面，分别为 8.72 和 8.16，分数最低的是选择性，仅为 7.52，提示在选择性方面需要进一步改善，见表 15-2。

表 15-2　社区卫生服务反应性各要素得分

方面	总是	较多	一般	很少	从不	总人数	得分	排名
尊严	554	468	110	13	1	1146	8.72	1
自主性	299	307	99	39	20	764	8.16	2
保密性	246	291	177	43	7	764	7.90	4
交流	561	570	292	84	21	1528	8.05	3
及时性	366	364	214	160	42	1146	7.49	8
就医环境	186	348	210	16	4	764	7.82	5
社会支持	220	334	123	66	21	764	7.74	6
选择性	271	245	97	96	55	764	7.52	7

3. 卫生服务反应性水平评价

（1）建立指标集合 U 及评价集合 VU = [尊严 X_1，自主性 X_2，保密性 X_3，交流 X_4，及时性 X_5，社会支持 X_6，就医环境 X_7，选择性 X_8]；V = [优 Y_1，良 Y_2，一般 Y_3，差 Y_4]。

（2）建立模糊评价矩阵 **R**：根据调查对象对 8 个因素的评价结果的频数建立模糊矩阵 **R**，见表 15-3。划分为总是、较多、一般、很少、从不 5 个方面。

表 15-3　各因素频数分配结果

方面	总是	较多	一般	很少	从不
尊严	0.48	0.41	0.10	0.01	0.00
自主性	0.39	0.40	0.13	0.05	0.03
保密性	0.32	0.38	0.23	0.06	0.01
交流	0.37	0.37	0.19	0.05	0.01
及时性	0.32	0.32	0.19	0.14	0.04
就医环境	0.24	0.46	0.27	0.02	0.01
社会支持	0.29	0.44	0.16	0.09	0.03
选择性	0.35	0.32	0.13	0.13	0.07

（3）设置权重向量 **A**：设置权重向量 **A**，$A=(a_1, a_2, a_3, a_4, a_5, a_6, a_7, a_8)$。参照世界卫生组织的权重标准，定义 $A=(0.138, 0.129, 0.125, 0.127, 0.189, 0.099, 0.147, 0.047)$。

首先根据各评价单位的 8 个评价指标得分高低进行编秩，分别计算 8 个评价指标的秩和比（RSR），再把各个秩和比与总的秩和比相除，得到 8 个评价指标的实际分比（SR），然后与世界卫生组织推荐的经验权重（w'）相乘，得出本次研究的权重向量 **A**（表 15-4）。

表 15-4　指标的分比（SR）、经验权数（w'）与权重（w）

方面	SR	w'	SR×w'	w
尊严	0.138	0.125	0.017	0.138
自主性	0.128	0.125	0.016	0.128
保密性	0.125	0.125	0.016	0.125
交流	0.127	0.125	0.016	0.127
及时性	0.118	0.200	0.024	0.189
就医环境	0.123	0.100	0.012	0.099
社会支持	0.122	0.150	0.018	0.147
选择性	0.119	0.050	0.006	0.047
合计	1.000	1.000	0.125	1.000

（4）计算评价结果 B、总评分 J 和各个因素的模糊控制量 C_i

$B=A\times R$

$$= (0.138, 0.129, 0.125, 0.127, 0.189, 0.099, 0.147, 0.047) \times$$

$$\begin{array}{ccccc} 0.48 & 0.41 & 0.10 & 0.01 & 0.00 \\ 0.39 & 0.40 & 0.13 & 0.05 & 0.03 \\ 0.32 & 0.38 & 0.23 & 0.06 & 0.01 \\ 0.37 & 0.37 & 0.19 & 0.05 & 0.01 \\ 0.32 & 0.32 & 0.19 & 0.14 & 0.04 \\ 0.24 & 0.46 & 0.27 & 0.02 & 0.01 \\ 0.29 & 0.44 & 0.16 & 0.09 & 0.03 \\ 0.35 & 0.32 & 0.13 & 0.13 & 0.07 \end{array}$$

$$= (0.347, 0.388, 0.176, 0.069, 0.023)$$

以上计算可以在 Excel 上实现，如"优"的评价结果计算过程如下：$Y_1 =$ MMULT(X_1Y_1 : X_8Y_1, A)，其余可采用相同方法计算。

则评价结果 B =对评价集 V（总是，较多，一般，很少，从不）分别赋值（100，60，0，-60，-100），得到向量 D_j，则模糊评价总评分 $J = \sum BD$ =51.54，云南省某市社区卫生服务机构反应性处于中等水平。

4. 卫生服务反应性分布评价 在测算反应性水平的基础上，可进一步计算反应性分布指数。WHO 采用反应性不平等指数测量反应性分布，指数形式为 IMD。指数介于 0～1，0 代表反应性的分布最为均衡，1 代表反应性的分布最不均衡。即

$$\text{IMD}(\alpha,\ \beta) = \frac{\sum |Y_i - \mu|^\alpha}{n\mu^\beta} \qquad (15\text{-}1)$$

式中，Y_i 为每个对象的反应性得分；μ 为样本调查人群反应性均数；n 为样本含量；α 反映反应性分布尾端值的大小，α 越大则赋予尾端值的权重也越大，控制 IMD 是绝对指标还是相对指标。参考国内相关研究，α 取值为 2；因为没有其他指标比较，β 取值为 0，则

$$\text{IMD}(2,\ 0) = \frac{\sum |Y_i - \mu|^2}{n} \qquad (15\text{-}2)$$

当 $n = 382$ 时，IMD = 0.2865，认为人们接受社区卫生服务机构服务的反应性分布较为均衡。

三、讨论与建议

WHO 把反应性作为卫生系统的目标之一，是考虑到居民与卫生系统的相互作用，尤其重要的是当卫生系统与它所服务的患者打交道时应该维护最基本的人权。反应性仅指卫生系统的非医疗方面，不考虑健康结果，也不评估那些致力于改善健康的活动，是一种恒定的指标表现。这与把患者的满意度作为对医院服务进行评价不同。患者满意度（patient's satisfaction）是依据感觉到的绩效与期望之间的差距而做出的一种相对判断。患者满意度明显包含了对医疗质量的期望。当前，在评估卫生系统绩效时，用反应性指标取代患者满意度能更客观、有效地评价卫生系统的绩效。

WHO 提出卫生系统反应性的概念，表示人们对卫生系统本质认识进一步深化，强调了卫生服务"以人为本"的目标的重要性。本研究结果显示云南省某市社区医院卫生服务反应性水平得分为 51.54，低于辽宁省农村地区和深圳市卫生服务系统评价的得分。说明社区卫生服务在反应性方面还存在缺陷，还有提升的空间。8 个调查选项的排序中及时性、选择性、社会支持排到了最后，说明这几个方面有待提高，本研究的反应性分布为 0.2865，比较接近 0，分布较为均衡。

从 8 个方面得分的排序中可以看出，急需改进的是选择性和及时性方面，由于医师与患者之间信息的不对称，患者在接受卫生服务时往往处于被动地位，决定了患者的选择与病情的需要并不能完全划等号。因此，卫生服务提供者应该主动为患者提供有关信息，帮助他们获得满意的卫生服务。国内外有很多研究表明，患者教育、周期性健康检查和健康咨询等措施是患者了解健康问题、初步认识疾病、配合全科医师治疗的有效手段，从而使医患关系更为融洽，健康照顾效果更好，提高对社区人群卫生需求关注的及时性。可考虑

的措施有：合理设置社区卫生机构；改变机构内服务布局和流程，消除不合理环节；合理安排工作人员，减少等候时间；强化防保、医疗。

调查对象对社会支持方面的评价较低，在医疗服务中除了重视医疗服务以外，还应重视满足患者非医疗服务的基本需求，可建议使用社会支持网络的可及性，在治疗中亲友可以探视，和患者接触，在住院期间允许亲友提供食品和其他消费品，在不影响医院活动和患者健康条件下，允许患者进行宗教活动和欢度传统习俗。注意给予患者及时的关注和关怀，在可能的情况下，保证住院患者能够获得更多的社会支持，并逐步改善就医的满意度。

对卫生系统反应性进行测量，要求测量工具简单易行，可操作性要强。本次调查对测量工具进行了修改，简化了问题的条目。在问题回答上，应该统一使用五级评分法，最好避免出现"不清楚"选项。在分析方法上，本研究采取了模糊数学综合评价，得到了一个评价总分，便于各地区的比较。

卫生系统反应性指标的改善一般不需要投入大量资金，通过增加工作的主动性、积极关注待诊患者、对患者隐私部位进行保护、加强与患者的交流与沟通、改善医务人员服务态度等方式，很少的投入就能收到明显的社会效益。目前我国社区举办模式主要有"政办政管""院办院管""市场办管""托管"等形式，不同举办模式社区卫生服务机构的反应性水平如何，政府在评价不同类型的社区卫生服务机构绩效时，评价指标如何设定，还需要进一步研究。

（邓　丽）

参 考 文 献

阿马蒂亚·森.2012.正义的理念.王磊,李航,译.北京:中国人民大学出版社.

安体富,任强.2007.公共服务均等化:理论、问题与对策.财贸经济,28（8）:48-53.

安体富.2007.完善公共财政制度 逐步实现公共服务均等化.东北师大学报（哲学社会科学版），57（3）:88-93.

柏高原,王耀刚,杨文秀,等.2014.卫生资源配置公平性的政策选择.中国卫生资源,17（6）:477-481.

卞鹰,刘兴柱,雷海潮,等.1996.对卫生资源合理配置相关问题的思考.中国卫生经济,（10）:52-53.

曾理斌,倪少凯.2014."双轨"运营模式下的德国全民医保发展经验与启示.中国卫生经济,33(6):92-96.

曾望军,邹力祥.2012.我国卫生服务公平性问题的研究与展望.中国公共卫生管理,28（5）:535-538.

柴源,张玉琼,张列强,等.2017.2010-2015年贵州省卫生资源配置公平性趋势分析.现代预防医学,44(17):3150-3153,3162.

车刚,赵涛.2007.新型农村合作医疗对农村居民卫生服务利用公平性的影响研究.卫生软科学,21（1）:1-4.

陈菲,张培林,郑万会,等.2015.人口流动视域下重庆市公共卫生资源配置的公平性分析.上海交通大学学报(医学版),35(8):1207-1212.

陈家应,龚幼龙.2003.经济转型后卫生公平性研究的意义及其应用.南京医科大学学报,（4）:356-358.

陈鸣声,陈城.2018.全民健康覆盖视野下江苏省卫生服务利用公平性研究.中国卫生事业管理,（3）:177-181.

陈鸣声,江启成,赵郁馨.2010.甘肃省农村卫生筹资公平性分析研究.中国卫生经济,29(3):26-28.

陈雄飞,董晓梅.2011.广东省2008年卫生资源地区分布公平性评价.当代医学,17（2）:154-155.

程旺.2018.宁夏医改项目县农村中老年人住院服务利用预测及公平性研究.银川:宁夏医科大学.

褚金花,于保荣,孟庆跃,等.2009.山东、宁夏农村居民住院卫生服务利用研究.中国卫生事业管理,（12）:826-828.

崔红华.2008.公共医疗资源供给的政府缺失与改进.西安邮电学院学报,13（2）:128-131.

崔克春,徐凌忠.2010.卫生服务利用的公平性及其影响因素研究综述.卫生软科学,24（5）:388-391.

大理白族自治州地方志编纂委员会.2013.大理州年鉴.昆明:云南民族出版社.

迪·麦金泰尔.2010.从2000年世界卫生报告到2010年世界卫生报告:卫生筹资取得了什么进展？中国卫生政策研究,3(11):19-21.

丁国武,韩雪梅,王槐,等.2011.应用加权秩和比法评价定西市7个县区卫生资源配置.中国卫生统计,28（8）:433-434.

丁汉升,胡善联.1994.我国卫生资源分布公平性研究.中国卫生事业管理,68（2）:105-107.

杜乐勋,聂伟,高广颖,等.2003.国有医院项目融资应注意的问题.中国医院管理,23（9）:27-28.

杜乐勋,赵郁馨,刘国祥.2009.建国60年政府卫生投入和卫生总费用核算的回顾与展望.中国卫生政策研究,2(10):15-20.

杜乐勋.2005.谈谈我国公立医院改制改造的政策问题.医院管理论坛,（8）:20-21.

杜玉辉.2015.基于法制视域对医疗卫生资源配置公平性的研究.中国煤炭工业医学杂志,18（6）:1039-1042.

段婷,高广颖,沈文生,等.2014.新农合大病保险制度受益归属与实施效果分析.中国卫生政策研究,7（11）:43-47.

方豪,赵郁馨,王建生,等.2003.卫生筹资公平性研究——家庭灾难性卫生支出分析.中国卫生经济,22(6):5-6.

费舒,秦江梅,刘涵,等.2017.我国西部典型地区卫生筹资公平性实证分析.中国卫生经济,36（12):67-69.

冯星琳,郭岩.2009.卫生筹资的区域公平性研究.中国医院管理,29（7）:6-8.

傅晓,欧阳华生.2008.我国省际间医疗卫生资源配置公平性分析.卫生经济研究,（11）:18-21.

高建民,周忠良.2007.互助医疗改善卫生服务公平性的效果评价.中国卫生经济,26（10）:39-42.

高晶,汪志良,张复亮,等.2013.社区居民对社区健康管理服务认知与需求的调查研究.中国全科医学,16（6）:2060-2062.

高军,陈育德.1999.关于国家与地区卫生状况分类与综合评价方法的探讨.中国卫生统计,16（2）:93-95.

高丽敏.2008.卫生经济学.北京:高等教育出版社.

龚向光,胡善联.2005.各省（自治区）卫生资源配置标准的公平性研究.中国卫生经济,24（5）:26-29.

龚幼龙,严非.2009.社会医学.3版.上海:复旦大学出版社.

顾杏元,姚沟.1996.我国卫生筹资面临的问题与对策.卫生经济研究,9(4):27-28.

郭文菡,范锟,刘梦,等.2017.我国主要乙类大型医用设备配置公平性分析.中国卫生资源,20（4）:296-299.

郭赞.2011.我国城乡卫生资源优化配置问题研究.长春:东北师范大学.

郭振友,马明霞.2017.我国卫生系统反应性研究存在的问题与思考.卫生经济研究,（6):47-49.

郭振友,石武祥. 2013.广西壮族自治区城镇居民卫生筹资公平性研究.现代预防医学,40（2）:269-271,278.

郭振友,石武祥.2012.广西壮族自治区农村卫生筹资公平性分析研究.中国卫生事业管理,28（5）:373-375.

郭振友,吴侃,应国英,等.2017.农民卫生服务利用与受益公平性分析——基于广西桂林的调查.医学与哲学,38（2）:49-52.

国家卫生健康委员会.2018.2018中国卫生健康统计年鉴.北京:中国协和医科大学出版社.

韩娟,石淑华,刘筱娴,等.2001.武汉市已婚流动妇女卫生服务利用状况的调查.中国卫生事业管理,（5）:294-295.

何达,刘佳琦,谷茜,等.2012.某省乙类大型医用设备配置公平性分析.中国卫生事业管理,（6）:436-438.

何军,杨建,孟玲,等.2015.基于洛伦兹曲线和基尼系数的四川卫生资源配置公平性评价.西北人口,36(1):44-47,54.

何利平，李晓梅，白媛莲，等. 2017. 云南省白族居民卫生服务利用公平性研究. 卫生软科学，31（4）：16-20.

何平，孟庆跃. 2005. 基于误差修正模型的卫生总费用与GDP关系研究. 中国卫生经济，24(9):20-22.

何平. 2006. 中国卫生总费用增长因素研究. 统计与信息论坛，21(1):37-41.

贺鹭，郑建中，韩颖. 2006. 山西省新型农村合作医疗家庭筹资公平性分析. 中国农村卫生事业管理，26(11):3-6.

贺买宏，王林，贺加，等. 2013. 我国卫生资源配置状况及公平性研究. 中国卫生事业管理，3：197-199.

侯淑莲，李建立，李石玉，等. 2004. 大型医用设备配置公平性研究方法分析. 中国卫生统计，21（3）：178-179.

侯筱蓉，邓小梅，赵文龙. 2014. 我国医疗卫生信息资源配置现状及对策研究. 中国卫生资源，17（4）：274-277.

胡宏伟，李杨，李玉娇. 2011. 城乡差异、富裕程度、制度公平与老年人卫生服务利用——基于老年人住院服务利用的比较分析. 广西经济管理干部学院学报，（3）：20-28.

胡祖光. 2005. 基尼系数和统计数据——以浙江省为例. 统计研究，(7)：11-14.

黄文佳. 2010. 泰尔指数分析我国卫生资源地区分布公平性. 商场现代化，（19）：164-165.

黄文佳. 2011. 我国卫生资源地区分布公平性研究——基于两种指标的综合应用. 上海：复旦大学.

黄小平，方齐云. 2008. 我国财政卫生支出区域差异研究. 中国卫生经济，27（4）:20-23.

贾松树，施学忠，谢婧，等. 2002. 河南省卫生系统反应性模糊综合评价. 中国卫生统计，19（2）：99-101.

简文清. 2016. 卫生资源配置失衡对居民健康的影响：基于城乡和区域视角. 中国卫生经济，35(8)：55-57.

江芹，胡善联，李国红，等. 2002. 上海市卫生系统反应性初探. 中国卫生事业管理，（6）：324-325,332.

江芹，胡善联，刘宝，等. 2001. 卫生系统反应性的概念与测量. 卫生经济研究，24（7）：9-12.

江芹，胡善联. 2003. 对卫生系统反应性评价的几点不同看法. 卫生经济研究，10（2）：3-5.

江芹. 2003. 上海市卫生系统反应性研究. 上海：复旦大学.

姜垣，王建生，金水高. 2003. 卫生筹资公平性研究. 卫生经济研究，33(3):8-9.

蒋烽，钱军程. 2002. 卫生系统反应性关键知情人调查结果初步分析. 中国卫生人才，4：33-36.

蒋辉，廖彩云. 2010. 卫生资源公平性评价的卡方值方法. 惠州学院学报（自然科学版），30（3）：35-39.

蒋辉. 2009. 我国卫生资源配置公平性现状分析. 惠州学院学报（自然科学版），29（3）：42-46.

解垩. 2008. 城乡居民健康消费差异与分解. 农业技术经济，（5）：57-66.

金春林，李芬，王力男，等. 2013. 居民卫生筹资与医疗费用负担实证分析——上海为例. 中国卫生政策研究，6（5）:32-36.

康楚云，王燕，徐玲，等. 2008. 中国0～17岁人口两周患病服务利用状况分析. 中国儿童保健杂志，16（1）：19-23.

康更洁. 2007. 我国大型医用设备分布公平性研究. 医院院长论坛，（5）：59-62.

赖莎，李倩，高建民. 2015. 政府补助受益归属分析：基于省级数据的实证分析. 中国卫生经济，34（5）：9-11.

雷海潮，周志男. 2013. 中国全民统一健康保障程度的定量研究：基于乘法模型. 卫生经济研究，33（5）：3-9.

李斌. 2006. 黑龙江省卫生筹资累进性研究. 中国卫生经济，25(1):10-15.

李超民. 2014. 美国医保：形态纷呈. 中国医院院长，23（6）：74-76.

李芳伟，付先知，孙长青. 2018. 重庆市卫生服务利用公平性的集中指数评价. 卫生经济研究，（7）：45-47.

李芬，金春林，王力男，等. 2012. 世界银行卫生筹资公平研究框架及应用. 卫生经济研究，（5）：76-78.

李国庆，徐连英. 2003. 论我国医院产业化经营. 中国医院管理，23（3）：54-55.

李杰，王斌，田兆芳，等. 2003. 东营市大型医用设备分布公平性研究. 卫生经济研究，（10）：23-24.

李谨邑，章烈辉，孙奕. 2005. Gini系数的SAS编程计算. 中国卫生统计，22(2)：108-109.

李丽，王传斌. 2010. 安徽省卫生资源配置的公平性分析. 中国卫生统计，27(5)：535-536.

李丽清，钟蔓菁，易飞，等. 2018. 我国卫生筹资水平的公平性分析. 中国卫生经济，37（1）：57-61.

李鲁. 2017. 社会医学. 5版. 北京：人民卫生出版社.

李士雪，曲江斌，王兴洲，等. 2001. 卫生系统反应性——概念与测量. 中国卫生经济，20（2）：44-46.

李晓梅，董留华，王金凤，等. 2008. 新型农村合作医疗卫生服务利用的公平性研究. 中国卫生经济，27（11）：44-46.

李晓梅，董留华，喻箴，等. 2006. 改善新型农村合作医疗实施中卫生服务公平性的探讨. 中国农村卫生事业管理，26（1）：13-15.

李晓西. 2002. 试论我国卫生资源的合理配置. 中国卫生经济，21（2）：1-6.

李晓燕，谢长青，杨明洪. 2008. 新型农村合作医疗制度公平性研究——基于黑龙江省农村新型合作医疗试点县的实证分析. 华南农业大学学报（社会科学版），7（3）：9-15.

李晓燕，谢长青. 2008. 农村卫生机构服务相对效率研究——基于黑龙江省13个地区的实证. 南京农业大学学报（社会科学版），8（2）：14-20.

李晓燕，谢长青. 2009. 农村卫生资源配置公平性研究——基于一年黑龙江省各地区的数据分析. 数理统计与管理，28（3）：402-411.

李阳，段光锋，熊林平. 2017. 2012-2015年上海市卫生资源配置公平性分析. 中国卫生资源，20(5)：390-393.

李媛，乔慧. 2017. 宁夏医改项目县农村居民卫生筹资公平性研究. 银川：宁夏医科大学.

李志刚，杜福贻，李丽清. 2018. 我国社区卫生服务机构卫生资源配置的公平性研究. 中国全科医学，21(10)：1154-1160.

梁贵琪，唐耀华. 2015. 广西卫生筹资公平性研究. 南宁：广西医科大学.

梁万年. 2014. 卫生事业管理学. 北京：人民卫生出版社.

廖国宇. 2009. 二分类多水平统计模型的运用. 重庆：重庆医科大学.

林金雄，龚静，申树群.2018 "十二五"期间广东省医疗卫生资源配置的公平性研究.现代预防医学，45(6)：1048-1051.

林金银.2015.中国医生、护士和床位省际分布的公平性研究.北京：北京协和医学院.

刘楚，尹爱田.2017.我国全科医生的配置公平性研究：基于基尼系数和泰尔指数.中国卫生经济，（1）：49-52.

刘涵，田华伟，张玉润，等.2014."政府办管""院办院管"和"市场办管"三种社区卫生服务模式比较分析.中国全科医学，17（22）：2575-2578.

刘红云，张月，骆方，等.2011.多水平随机中介效应估计及其比较.心理学报，4（6）：696-709.

刘激扬，田勇泉.2008.论公共卫生资源公平配置的政府责任.求索，（2）：74-76.

刘丽娟，任为民，王悦.2011."空巢"对上海市老年人健康与卫生服务利用公平性的影响.中国卫生事业管理，（9）：672-673.

刘民权，李晓飞，俞建拖.2007.我国政府卫生支出及其公平性探讨.南京大学学报（哲学.人文科学.社会科学版），8(3):23-33.

刘睿文，封志明，杨艳昭，等.2010.基于人口集聚度的中国人口集疏格局.地理科学进展，29（10）：1171-1177.

刘胜兰，纪颖，张代均，等.2018.流动人口健康状况及卫生服务利用的公平性研究.卫生经济研究，（1）：39-42.

刘文彬，李跃平，卢若艳，等.2016.2005～2014年福建省卫生资源配置状况与公平性研究.中国卫生经济，35(4)：57-60.

刘晓荣，陈国良，吴俊生，等.2005.海军部队卫生系统反应性调查.中国公共卫生，21（10）：1230-1232.

刘新明.1993.农村卫生资金筹集、利用现状及对策.中国卫生经济，12(1):4-10.

刘叶婷，王东东.2011.财政学常用不均等测度指标比较.合作经济与科技，（3）：22-24.

卢建龙，祁方家，冯莎，等.2014.新型农村合作医疗实施后我国农村卫生筹资公平性研究.中国卫生经济，33（11）：29-30.

卢建龙，徐晓程，张倩，等.2012.卫生筹资公平性研究方法综述.中国卫生资源，15(4):302-305.

卢秀芳，尹畅，李超凡，等.2018.我国妇幼保健院卫生人力资源配置公平性分析：基于资源同质性假设.中国卫生事业管理，（4）：263-265,281.

陆方.2004.安徽省卫生系统反应性研究.合肥：安徽医科大学.

罗艾，毕玉华，王丽娟，等.2012.青海省卫生人力资源配置公平性研究.中国社会医学杂志，29(6)：426-428.

吕文洁.2009.我国城镇卫生筹资公平性研究——基于医疗保健支出累进度的测算.财经研究，35（2）：123-135.

马桂峰，蔡伟芹，王培承，等.2017.我国不同社会医疗保险参保群体卫生服务利用不平等研究.中国卫生经济，36（12）：28-31.

马克·布劳格.1992.20世纪百名经济学巨匠.吴雅杰等译.北京：中国经济出版社.

马晓静，陈瑶，鲁丽静，等.2013.河南省新农合住院服务利用及公平性分析.中国卫生政策研究，6（6）：23-28.

毛璐，秦江梅，芮东升，等.2013.东中西部城市卫生服务利用公平性比较：基于社区卫生综合改革典型城市居民健康询问调查.中国卫生经济，32（11）：54-56.

孟强，张雪海，张新卫.2013.浙江省卫生资源配置的公平性分析.中国卫生经济，14（12）：922-926.

潘蓓，朱梦，荀杨芹，等.2017.甘肃省卫生资源配置公平性和效率研究.中国农村卫生事业管理，37(5)：514-517.

潘冰冰.2017.基于修正集中指数及其分解法评价卫生服务利用公平性——以江西新农合试点县老年人群为例.南昌：南昌大学.

彭志丽，何洁仪.2005.我国卫生资源配置的现状、存在问题及改革的重点难点分析.国际医药卫生导报，（19）：21-23.

乔光曦，韩颖，李婧，等.2017.某县乡镇卫生院卫生人力资源配置公平性研究.基层医学论坛，（1）：10-12.

乔慧，郭文琴，李宁，等.2013.新农合方案调整前后卫生服务利用公平性比较.中国公共卫生，29（10）：1529-1532.

秦江梅，黄昌辉，芮东升，等.2009.新疆牧区居民对卫生系统反应性及满意度分析.中国卫生事业管理，22(11):776-778.

邱向英，蔡青，周良荣.2013.湖南省卫生资源配置公平性研究.湖南环境生物职业技术学院学报，19(1)：27-32.

曲江斌，李士雪，王兴州，等.2001.世界卫生组织关于卫生系统反应性测量的策略.卫生经济研究，（5）：9-11.

任莒，于娣，贾险峰，等.2004.辽宁省农村卫生系统反应性调查与分析.卫生经济研究，（12）：36-38.

沈曦，黄小平，唐力翔.2010.我国卫生筹资区域差异研究.卫生经济研究，（4）：23-27.

师菲.2011.国内外慢性病防治筹资模式的知识集成研究.武汉：华中科技大学.

施卫国.1997.一种简易的基尼系数计算方法.江苏统计，(2):16-18.

施学忠，谢婧，贾松树，等.2002.河南省卫生系统反应性模糊综合评价.中国卫生统计，19（2）：99-101.

史慧静，吴擢春，高军，等.2007.卫生Ⅷ项目对孕产期保健服务利用公平性的影响.中国初级卫生保健，21（12）：6-8.

宋沈超，罗实.2003.贵州省卫生资源分布公平性研究.中国卫生经济，22（2）：33-34.

孙健，王前强，文秋林，等.2017.中国中医药医疗卫生资源配置公平性评价研究.智慧健康，3(13)：61-63.

孙健，文秋林.2016.广西壮族自治区卫生资源配置公平性和利用效率评价.中国初级卫生保健，30(10)：5-7.

孙喜琢，杨秀梅，刘广斌，等.2008.我国卫生保健服务不公平性的主要表现及对策.中国医院管理，28(8):26-28.

孙显元.2017.公平、正义、公正的概念辨析.安徽农业大学学报（社会科学版），26（3）：77-83.

覃娴静，韦波，冯启明.2018.新农合覆盖后广西农村卫生筹资收入再分配效应研究.中国医药导报，15（18）：103-107.

唐缪，阎正民.2006.模糊综合评估法评估卫生资源配置标准.中国卫生事业管理，22（3）：135-136.

唐齐鑫，鞠启明，鲁锋.2018.我国卫生资源配置公平性与效率分析.现代预防医学，45(6)：1043-1047.

田凤调.1993.秩和比法及其应用.北京：中国统计出版社：1-83.

田园.2011.2005～2009年我国孕产保健服务利用公平性分析.中国妇幼保健，26（32）：4968-4970.

万崇华，姜润生.2013.卫生资源配置与区域卫生规划的理论与实践.北京：科学出版社.

万泉，赵郁馨，方豪.2003.卫生筹资的垂直公平和累进性研究.中国卫生经济，22（3）：4-6.

万泉，赵郁馨，张毓辉，等.2004.卫生筹资累进分析方法研究.中国卫生经济，23(7):18-20.

汪洋，Tang s，高军，等.2001.中国农村地区女孩健康的影响因素——健康服务公平性的探讨.中国卫生事业管理，(7):434-437.

王爱芹，孟明珠，孔丽娜，等. 2015. 我国卫生服务利用省际公平性研究. 中国卫生统计，32（5）：815-817.

王朝霞. 2009. 山东省省级医院反应性研究分析. 济南：山东大学.

王海廷，胡怀富，徐凌忠，等. 2007. 威海市居民门诊费用及公平性研究. 山东医学高等专科学校学报，29（6）：467-470.

王建生，姜垣，金水高. 2002. 乡村一体化管理对农村卫生服务利用公平性的影响. 中国农村卫生事业管理，22（8）：8-10.

王晶. 2008. 中国农村医疗筹资公平性研究——基于全国八个农业县医疗筹资系统的实证研究. 社会学研究，（5）:160-185，245.

王黎明，罗家洪，李晓梅，等. 2009. 某市新型农村合作医疗卫生服务利用公平性分析. 中国卫生质量管理，16（2）：6-8.

王丽，赵郁馨，张毓辉，等. 2005. 卫生服务利用公平性分析方法研究. 中国卫生经济，24（7）：8-10.

王禄生，张里程，孟庆跃，等. 2000. 农村税费改革与卫生筹资政策调整研究总报告（一）. 卫生经济研究，2(12)：5-7.

王璐，闫梦青，陈全州，等. 2016. "十二五"期间河南省卫生资源配置的公平性分析. 中国卫生资源，19（5）：380-385.

王谦. 2006. 医疗卫生资源配置的经济学分析. 经济体制改革，（2）：33-38.

王群进，王琼，王金明. 2013. 黄石市社区卫生服务反应性评价. 公共卫生与预防医学，24（6）：121-123.

王艳. 2002. 关于健康不公平性评价方法的研究. 重庆：重庆医科大学.

王艺瑾，贺仁飞. 2014. 县域人口集聚度与经济集聚度的面板数据分析——基于北部湾城镇群的实证研究. 安徽农业科学，42（25）：8778-8782.

峗怡，贺加. 2012. 我国医疗改革进程中卫生资源分配的公平性研究——基于合理问责框架的分析. 道德与文明，（6）:120-125.

峗怡. 2014. 我国公共卫生资源配置的公平性评价研究：基于公平基准方法的实证分析. 中国卫生经济，33(1)：32-34.

维克托·R. 福克斯著. 2000. 谁将生存?健康、经济学和社会选择. 罗汉，焦艳，朱雪琴译. 上海：上海人民出版社.

魏俊涛，朱伟，吴昊，等. 2010. 河南省农村地区艾滋病卫生服务系统反应性分析. 医学与哲学（人文社会医学版），31（3）：22-23.

温俊娜，杨旭东，杨永宏，等. 2017. 我国卫生资源配置公平性的研究概况. 医学与哲学(A)，37(6):60-64.

吴国安，雷海潮，杨炳生，等. 2001. 卫生资源配置标准研究的方法学评述.中国卫生资源，（6）：271-274.

吴静，靳蕾，任爱国，等. 2003. 21个县围生保健服务利用公平性及变化趋势. 中国生育健康杂志，13（1）：21-24.

吴玉婷，褚红女. 2011. 卫生系统反应性研究. 健康研究，31（5）：368-372.

席保玲，陈在余，马爱霞. 2011. 新型农村合作医疗对农民医疗筹资公平性的影响分析. 中国药物经济学，8(5):12-17.

肖黎. 2007. 贵州省农村地区卫生系统反应性研究. 武汉：华中科技大学.

谢小平，刘国祥，李斌，等. 2007. 卫生服务利用公平性方法学研究. 中国卫生经济，26（5）：74-76.

徐伟，刘鹏程. 2012. 长江中下游地区卫生资源配置区域差异研究.中国卫生资源，15（1）：48-53.

徐印州，于海峰，温海滢. 2004. 对我国公共卫生事业财政支出问题的思考.财政研究，25（5）：16-17.

许飞. 2012. 我国区域发展不平衡现状与对策建议. 对外经贸，（12）：86-88.

许敏，王小万，王增武，等. 2018. 社区高血压患者门诊服务利用的公平性分析. 中南大学学报（医学版），43（6）：668-678.

薛秦香，马吏，高建民，等. 2009. 互助医疗项目对改善卫生服务利用公平性的效果评价. 中国卫生经济，28（4）：29-32.

雅各布·明塞尔著. 2001. 人力资本研究. 张凤林译. 北京：中国经济出版社.

闫永亮，闫菊娥，徐艳，等. 2012. 三种基本医疗保障制度卫生服务利用公平性研究. 医学与哲学，33（4）：49-51.

杨德华，李谨邑，孙奕，等. 2005. 深圳市社区卫生服务反应性测量及影响因素分析. 中国全科医学，8（5）：359-362.

杨红燕. 2007. 政府间博弈与新型农村合作医疗政策的推行.云南社会科学，27（1）：73-77.

杨建南，汪学军. 2005. 四川省城乡农村卫生系统反应性分析. 中国医院统计，12（1）：3-7.

杨珉，李晓松. 2007. 医学和公共卫生研究常用多水平统计模型.北京：北京大学医学出版社.

杨学来，徐凌忠，张銃辉. 2013. 卫生筹资系统公平性分析方法研究. 中国卫生经济，32(3):14-16.

杨展，胡晓，陈饶，等. 2017. 我国基层医疗卫生资源配置公平性研究. 中国卫生资源，20（2）：106-109,122.

姚强，姚岚，孙菊. 2015. 健康不平等测量方法研究. 中国卫生经济，34（12）：8-12.

姚中宝，张帆，孙玉凤，等. 2016. 某省居民卫生服务利用的公平性分析. 中国卫生事业管理，（7）：517-519，546.

尹冬梅，胡善联，程晓明，等. 1999. 贫困农村地区妇幼保健服务利用的公平性研究. 中国卫生资源，2（2）：17-18.

应晓华，陈文，黄丽君，等. 2004b. 卫生领域中的公平性和筹资公平性.中国卫生经济，23（1）：52-54.

应晓华，胡善联，江芹，等. 2004a. 家庭卫生筹资水平不公平与垂直不公平分析. 中华医院管理杂志，20（8）：454-456.

应晓华，江芹，刘宝，等. 2004. 灾难性支出家庭对卫生筹资公平性的影响.中华医院管理杂志，20(8):461-463.

应晓华，李国红，胡善联，等. 2004. 家庭卫生筹资公平性研究. 中华医院管理杂志，20(8):449-453.

应晓华，刘宝，胡善联，等. 2004b. 不同收入人群家庭筹资公平性研究. 中华医院管理杂志，20（8）：457-460.

应晓华. 2003. 我国卫生服务筹资公平性研究. 上海：复旦大学.

于达. 2016. 新医改以来河南省卫生资源配置公平性及利用效率评价. 郑州：郑州大学.

于菲，耿顺利，贾茜，等. 2018. 陕西省不同地区老年人卫生服务利用公平性研究. 卫生经济研究，（1）：34-38.

于浩，顾杏元. 1997. 贫困农村卫生服务利用的公平性研究. 中国卫生经济，16（4）：34-37.

于永红，刘英伟，李斌. 2005. 卫生筹资不公平性探究.中国卫生经济，24(6):27-30.

袁素维，危凤卿，刘雯薇，等. 2015. 利用集聚度评价卫生资源配置公平性的方法学探讨.中国医院管理，35（2）：3-5.

袁兆康，韩冰，方丽霖，等. 2011. 江西省新型农村合作医疗门诊补偿公平性研究. 中国卫生政策研究，4（8）：34-37.

云南年鉴社. 2013. 云南年鉴（2013）.昆明：云南年鉴社.

张芳玲. 2012. 我国卫生资源配置公平性与效率研究.重庆：重庆工商大学.

张磊. 2007. 我国地方公共卫生支出区域公平性实证研究. 重庆工商大学学报（西部论坛），17(4):90-94.

张鹭鹭，胡善联，魏颖，等. 2000. 医院医疗服务供给的经济学实证研究概述.中华医院管理杂志，16（5）：261-263.

张娜娜，高山，郑慧凌，等. 2018. 基于基尼系数和泰尔指数的江苏省卫生资源配置公平性分析.医学与社会，31(8)：11-13.

张楠，孙晓杰，李成，等. 2014. 基于泰尔指数的我国卫生资源配置公平性分析. 中国卫生事业管理，31(2):88-91.

张涛，孙立奇，刘肖肖，等. 2016. 我国村卫生室卫生资源配置公平性研究. 中国卫生统计，33(6)：1014-1016.

张天琦. 2016. 北京市医院卫生资源配置公平性与运行效率研究. 北京：北京中医药大学.

张晓磬，陈莹，崔文龙，等. 2013. 卫生系统反应性量表的信效度分析. 中国全科医学，16（12）：4068-4070.

张馨予，赵临，夏青，等. 2014. 运用集中指数评价法对我国省域卫生资源配置的公平性分析. 中华医院管理杂志，30(1)：2-5.

张雪莉，刘亨辉，王建生. 2012. 情景调查技术及其在卫生政策研究中的应用. 中国医药科学，2（7）：148-151.

张彦琦，唐贵立，玫昌，等. 2008. 基尼系数和泰尔指数在卫生资源配置公平性研究中的应用.中国卫生统计，25（3）：243-246.

张英. 2005. 公立医院产权制度改革的十个问题.现代医院，5（1）：9-10.

张毓辉，翟铁民，赵郁馨. 2011. 我国卫生筹资系统的历史沿革与分析. 中国卫生经济，30（4）：10-13.

张毓辉，赵郁馨，陶四海，等. 2004. 现金卫生支出贫困影响的分析方法研究.中国卫生经济，23(5):9-11.

张毓辉，赵郁馨，万泉，等. 2003. 政府卫生补助分配公平性研究——受益归属分析. 中国卫生经济，22（12）：10-12.

张毓辉. 2013. 中国卫生筹资公平性现状与挑战.卫生经济研究，33(8):3-8.

张振忠，王禄生，杨洪伟. 2008. 中国卫生发展绿皮书：中国卫生费用核算研究报告. 北京：人民卫生出版社.

赵东军. 2013. 某市卫生系统反应性评价及影响因素分析. 合肥：安徽医科大学.

赵晶，刘俊珍，王姗，等. 2016. 基于Gini系数和空间IDW插值法的山东省卫生资源配置公平性分析. 中国卫生统计，33(1)：56-58.

赵倩倩，杨永利，施学忠. 2011. 河南省卫生系统反应性影响因素多水平模型分析. 中国公共卫生，27（6）：762-764.

赵颖波，王建伟，尹畅，等. 2018. 基于洛伦兹曲线和基尼系数的我国卫生资源配置公平性研究. 中国医院，22（2）：22-25.

赵郁馨，谢小平，崔铁民，等. 2010. 2008年中国卫生总费用与卫生筹资战略. 中国卫生经济，29（3）：18-22.

赵郁馨，张黛辉，唐景霞，等. 2005. 卫生服务利用公平性案例研究. 中国卫生经济，24（7）：5-7.

赵郁馨. 1995. 发展中国家的卫生筹资. 国外医学（卫生经济分册），12(2):73-76.

周鹤娴，陈莹，孟琼，等. 2015. 鲁甸县农村居民慢性病卫生服务利用公平性分析.中国初级卫生保健，29（10）：4-6.

周侃，胡善联. 1999. 卫生总费用研究的进展. 卫生经济研究，（6）:14-16.

朱丰盛，张启华，章晓军，等. 2007. 三级医院住院病人反应性调查与影响因素分析. 中国医院管理，127（10）：14-16.

朱伟，田庆丰，朱洪彪. 2001. 河南省农村地区卫生服务公平性研究. 卫生经济研究，（1）：27-29.

邹钦培，钟晓妮，邓晶. （2014）1998～2012年重庆市卫生人力资源配置的公平性分析.重庆医学，43（9）：1104-1107.

左延丽. 2011. 英国、美国和德国医院筹资机制的比较.卫生经济研究，（8）:23-25.

Alicia N, Chunhuei C. 2013. Equity in health care utilization in Chile. International Journalfor Equity in Health，(12): 58.

Allin S, Grignon M, Le Grand J. 2010. Subjective unmet need and utilization of health care services in Canada: what are the equity implications?. Soc Sci Med，70(3):465-472.

Allin S. 2008. Does Equity in Healthcare Use Vary across Canadian Provinces?. Healthc Policy，3(4):83-99.

Amala D S, Christopher J L M, Nicole B V. 2000. Estimating responsiveness level and distribution for 191 countries: Methods and results. GPE discussion paper series:No.22，EIP/ GPE/FAR，Geneva：World Health Organization.

Amalade S. 1999. A framework for measuring responsiveness. Geneva: World Health Organization, GPE discussion paper. No.32.

Amaral P V, Rocha T A H, Barbosa A C Q, et al. 2017. Spatially balanced provision of health equipment: a cross-sectional study oriented to the identification of challenges to access promotion. Int J Equity Health，16(1):209.

Amartya S. 2002. Why should there be equity in health?. Revista Pan-American de Salud Publica，11(5-6):302-309.

Amemiya T. 1981. Qualitative Response Models: A Survey.Journal of Economic Literature，19(4): 1481-1536.

Armour C L, Bosnic-Anticevich S Z, Kritikos V, et al. 2007. Interactive small-group asthma education in the community pharmacy setting: a pilot study. The journal of asthma, 44(1):57-64.

Arrow K J. 1993. Uncertainty and the welfare economics of medical care. American Economic Review, 53:941-973.

Asante A D, Zwi A B. 2009. Factors influencing resource allocation decisions and equity in the health system of Ghana. Public Health，123(5): 371-377.

Askari R, Arab M, Rashidian A, et al. 2016. Designing Iranian Model to assess the level of health system responsiveness. Iran Red Crescent Med J，18(3):e24527.

Atkinson A B. 1970. On the measures of inequality. Journal of Economic Theory，2(3):244-263.

Augustine Asante, Jennifer Price, Andrew Hayen, et al. 2016. Equity in Health Care Financing in low-and middle-income countries: A systematic review of evidence from studies using benefit and financing incidence analyses. PLoS One，11（4）：e0152866.

Barnum H, Kutzin J, Saxenian H. 1995. Incentives and provider payment methods. Int J Health PlannManage，10(1):23-45.

Barnum K, Kutzin J. 1991. Public Hospitals in Developing Countries: Resource Use, cost, Financing. Baltimore. The John Hopkins University Press.

Beach C M, Richmond J. 1985. Joint confidence intervals for income shares and Lorenz curves. International Economic Review,26（2）: 439-450.

Becker G S. 1964. Human Capital. New York：Columbia University Press for the National Bureau of Economic Research.

Bishop J A, Formby J P, Thistle P D. 1992. Convergence of the south and non-south income distributions, 1969-1979. American Economic Review，82(1): 262-272.

Bleichrodt H, Crainich D, Eeckhoudt L. 2008. Aversion to health inequalities and priority setting in health care. Journal of Health Economics, 27(6):1594-1604.

Bleichrodt H, Filko M. 2008b. New tests of QALYs when health varies over. Journal of Health Economics, 27(5):1237-1249.

Bramesfeld A, Klippel U, Seidel G, et al. 2007. How do patients expect the mental health service system to act? Testing the WHO responsiveness concept for its appropriateness in mental health care. Soc Sci Med, 65(5):880-889.

Bramesfeld A, Wedegärtner F, Elgeti H, et al. 2007b. How does mental health care perform in respect to service users' expectations? Evaluating inpatient and outpatient care in Germany with the WHO responsiveness concept. BMC Health Serv Res, 7:99.

Chao J, Lu B, Zhang H, et al. 2017. Healthcare system responsiveness in Jiangsu Province, China. BMC Health Serv Res, 17(1):31-37.

Charles D, Christopher J I M, Nicole V, et al. 2000. Strategy on measuring responsiveness. GPE Discussion Paper Series: No. 23, EIP /GPE/FAR. Geneva: World Health Organization.

Chaudhuri A, Roy K. 2008. Changes in out-of-pocket payments for healthcare in Vietnam and its impact on equity in payments, 1992—2002. Health Policy, 88(1):38-48.

Collerton J, Davies K, Jagger C, et al. 2009. Health and disease in 85 year olds: baseline findings from the Newcastle 85+ cohort study. British Medical Journal, 339:b4904.

Collins E, Klein R. 1980. Equity and the NHS: Self-reported morbidity, access and primary care. British Medical Journal, 281: 1111-1115.

Cook R J. 2004. Exploring fairness in health care reform. Journal for Juridical Science, 29(3):1-27.

Coulter A, Jenkinson C. 2005. European patients' views on the responsiveness of health systems and healthcare providers. Eur J Public Health, 15(4):355-360.

Culyer A J, van Doorslaer E, Wagstaff A. 1993. Equity and equality in health and health care. Journal of Health Economics, 12(4): 431-457.

Daniel J F, Starfield B. 2003. Models of Population health: Their value for US public health practice, policy and research. American journal of public health, 93（3）: 366-9.

De La Torre A, Nikoloski Z, Mossialos E. 2018. Equity of access to maternal health interventions in Brazil and Colombia: a retrospective study. Int J Equity Health, 17(1):43.

De Silva A. 1999. A Framework for measuring responsiveness. GPE Discussion Paper No.32. Genera: WHO.

De Silva A. 2005. The health system responsiveness analytical guidelines for surveys in the multi-county survey study. Geneva: WHO.

Dei V, Sebastian M S. 2018. Is healthcare really equal for all? Assessing the horizontal and vertical equity in healthcare utilisation among older Ghanaians. Int J Equity Health, 17(1):86.

Dolan P, Tsuchiya A. 2005. Health priorities and public preferences: the relative importance of past health experience and future health prospects. Journal of Health Economics, 24 (4):703-714.

Dolan P, Tsuchiya A. 2006. Severity of illness and priority setting: worrisome criticism of inconvenient in ding? A reply to Erik Nord. Health Economics, 25(1):173-174.

Doris K G. 2009. Beyond needs-based health funding: Resource allocation and equity at the state and area health service levels in New South Wales – Australia. Thesis. UNSW: Public Health & Community Medicine, Faculty of Medicine.

Ebrahimipour H, Vafaei Najjar A, Khani Jahani A, et al. 2013. Health system responsiveness: a case study of general hospitals in Iran. Int J Health Policy Manag, 1(1):85-90.

Fernando GDM. 2007. Income inequality measures. J Epidemiol Community Health, 61(10): 849-852.

Fiorentini G, Robone S, Verzulli R. 2018. How do hospital-specialty characteristics influence health system responsiveness? An empirical evaluation of in-patient care in the Italian region of Emilia-Romagna. Health Econ, 27(2):266-281.

Folland S, Goodman A C, Stano M. 2011. The Economics of Health and Health Care (Seventh Edition). Pearson.

Fuller M, Lury D. 1977. Statistics Workbook for Social Science Students.Oxford, United Kingdom: Phillip Allan.

Garcia-Subirats I, Vargas I, Mogollón-Pérez A, et al. 2014. Inequities in access to health care in different health systems: a study in municipalities of central Colombia and north-eastern Brazil. International Journal for Equity in Health, (13):10.

Gemini M, Suzan M, Mariam A, et al. 2012. Who pays and who benefits from health care? An assessment of equity in health care financing and benefit distribution in Tanzania. Health Policy and Planning, 27 (suppl 1): i23-34.

Ghosh S. 2014. Equity in the utilization of healthcare services in India: evidence from National Sample Survey. Int J Health Policy Manag, 2(1):29-38.

Goldstein H, Browne W, Rasbash J. 2001. Partitioning variation in multilevel models. Understanding Statistics, 4(1):223-231.

Goldwag R, Rosen B. 2007. Responsiveness of the health care system: findings from the Israeli component of the World Health Survey. JDC-Brookdale Institute, Smokler Center for Health Policy Research.

Gwatkin D R, Rustein S, Johnson K, et al. 2003. Initial Country-level information about socio-economic differentials in health, nutrition and population,Volumes I and II. Washington, DC: World Bank Health, Population and Nutrition.

Henny J, Helfenstein M, Paulus A, et al. 2012. Relationship between the achievement of successive periodic health examinations and the risk of dying. Appraisal of a prevention scheme. J Epidemiol Community Health, 66 (12):1092-1096.

Heraclides A,Brunner E. 2010. Social mobility and social accumulation across the life course in relation to adult overweight and obesity: the Whitehall II study. Journal of Epidemiology and Community Health, 64(8):714-719.

Howes S. 1996. A new test for inferring dominance from sample data. Mimeo. WorldBank, Washington, DC.

Jamshidi L, Ramezani M, Razavi S S, et al. 2017. Equity in the quality of hospital services in Iran. Med J Islam Repub Iran, 31:109.

Jason N, Bleichrodt H, Miyamoto J, et al. 2004. A new and more robust test of QALYs. Journal of Health Economics, 23(2):353-367.

Jones AM, Rice N, Robone S, et al. 2011. Inequality and polarisation in health systems' responsiveness: a cross-country analysis. Journal of Health Economics, 30(4):616-625.

Kakwani N C, Wagstaff A, van Doorslaer E. 1997. Socioeconomic inequalities in health: measurement, computation and statistical inference.Journal of Econometrics, 77(1): 87-104.

Kakwani N C. 1977. Measurement of tax progressivity: An international comparison. Economic Journal, 87(345): 71-80.

Kakwani N C. 1980. Income inequality and poverty: Methods of estimation and policy applications. New York: Oxford University Press.

Kakwani NC. 1997. Application of Lorenz curves in economic analysis. Econometrica，45:719-727.

Karami tanha F, Moradi lakeh M, Fallah abadi H, et al. 2014. Health system responsiveness for care of patients with heart failure: evidence form a university hospital. Archives of Iranian Medicine，17(11):736-740.

Kavanagh J, Oliver S, Lorenc T. 2008. Reflections on developing and using progress plus. Equity Update，2(1)：1-3.

Kennelly B, O'Shea E, Garvey E. 2003. Social capital, life expectancy and mortality: across-national examination. Social Science & Medicine，56(12):2367-2377.

Keya K T, Bellows B, Rob U, et al. 2018. Improving access to delivery care and reducing the equity gap through voucher program in Bangladesh: Evidence From Difference-in-Differences Analysis. Int Q Community Health Educ，38(2):137-145.

King G, Murray C J L, Salomon J A. 2003. Enhancing the validity and cross-cultural comparability of measurement in survey research. American Political Science Review. 97(4):567-583.

Kumar A K, Chen L C, Choudhury M, et al. 2011. Financing health care for all: challenges and opportunities. Lancet, 377(9766):668-679.

Kuwawenaruwa A, Borghi J, Remme M, et al. 2017. An assessment of equity in the distribution of non-financial health care inputs across public primary health care facilities in Tanzania. Int J Equity Health，16(1):124.

Lagarde M, Palmer N. 2008. The impact of user fees on health service utilization in low-and middle-income countries: how strong is the evidence. Bull World Health Organ，86(11):839-848.

Lairson D R, Hindson P, Hauquitz A. 1995. Equity of health care in Australia. Social Science & Medicine，41: 475-482.

Le Grand J. 1978. The distribution of public expenditure：The case of health care. Economica，45: 125-142.

Liabsuetrakul T, Petmanee P, Sanguanchua S, et al. 2012. Health system responsiveness for delivery care in Southern Thailand. International Journal for Quality in Health Care，24(2):169-175.

Lofvendah S, Anna J, Ingemar F, et al. 2018. Income disparities in healthcare use remain after controlling for healthcare need:evidence from Swedish register data on psoriasis and psoriatic arthritis. Eur J Health Econ. 19:447-462.https://doi.org/10.1007/s10198-017 -0895-5.

Malhotra C, Do Y K. 2013. Socio-economic disparities in health system responsiveness in India. Health policy and planning， 28(2):197-205.

Mao Y, X F, Zhang M, et al. 2013. Equity of health service utilization of urban residents: data from a western Chinese city. Chin Med J，126(13): 2510-2516.

Mohammad H, Connelly L B. 2010. Equity of health care financing in Iran: the effect of extending health insurance to the uninsured. Oxford Development Studies，38:（4）：461-476.

Morris S, Sutton M, Gravelle H. 2005. Inequity and inequality in the use of health care in England: an empirical investigation. Social Science & Medicine，60(6): 1251-1266.

Murray C J L, Evans D B. 2001. Health system performance assessment: debates, methods and empiricism. Geneva：WHO.

Murray C J L，Knaul F，Musgrove P，et al. 2003. Defining and measuring fairness in financial contribution to the health system. GPE Discussion Paper No.24. Geneva：WHO.

Nicolaidis C, Mefarland B, Curry M. et al. 2009. Differences in Physical and mental health symptoms and mental health utilization associated with intimate-partner violence versus childhood abuse. Psychosomatics，50(4): 340-346.

Nielsen S S, Hempler N F, Waldorff F B, et al. 2012. Is there equity in use of healthcare services among immigrants, their descendents, and ethnic Danes? Scand J Public Health，40(3): 260-270.

Njeru M K, Blystad A, Nyamongo I K，et al. 2009. A critical assessment of the WHO responsiveness tool: lessons from voluntary HIV testing and counselling services in Kenya. BMC Health Serv Res，9:243.

O'Donnell O, van Doorslaer E, Rannan-Eliya R P, et al. 2007. The incidence of public spending on health care: comparative evidence from Asia.World Bank EconomicReview，21(1): 93-123.

O'Donnell O, van Doorslaer E, Rannan-Eliya R P, et al. 2008. Who pays for health care in Asia? Journal of Health Economics，27: 460-475.

Oliver S, Kavanagh J, Caird J, et al. 2008. Health promotion, inequalities and young people's health. A systematic review of research. EPPI-Centre.

Ouimet M J, Pineault R, Prudhomme A, et al. 2015. The impact of primary healthcare reform on equity of utilization of services in the province of Quebec: a 2003-2010 follow-up. International Journal for Equity in Health，(14):139.

Pauly MV. 1980. Doctors and their workshops: economic models of physician behavior. Chicago：University of Chicago Press.

Peltzer K, Phaswana-Mafuya N. 2012. Patient experiences and health system responsiveness among older adults in South Africa. Glob Health Action，27（5）：1-11.

Peltzer K. 2009. Patient experiences and health system responsiveness in South Africa. BMC Health Serv Res，9:117.

Perera W L S P, Mwanri L, de A Seneviratne R, et al. 2012. Health systems responsiveness and its correlates: evidence from family planning service provision in Sri Lanka. WHO South East Asia J Public Health，1(4):457-466.

Phnip M. 1986. Measurement of equity in health. World Health Statistic Quarterly，39(4):325-335.

Plotnick R. 1981. A Measure of horizontal inequity. Review of Economics and Statistics，63(2): 283-288.

Pratt B, Hyder AA. 2015. Reinterpreting responsiveness for health systems research in low-and middle-income countries. Bioethics, 29(6):379-388.

Rashidian A, Kavosi Z, Majdzadeh R, et al. 2011. Assessing health system responsiveness: a household survey in 17th district of Tehran. Iran Red Crescent Med J，13(5):302-308.

Reid A Y, Metcalfe A, Patten SB, et al. 2012. Epilepsy is associated with unmet health care needs compared to the general population despite higher health resource utilization——a Canadian population-based study. Epilepsia，53(2): 291-300.

Robone S, Rice N, Smith P C. 2011. Health systems' responsiveness and its characteristics: a cross-country comparative analysis.

Health Services Research，46(6):2079-2100.

Rocha G M, Martinez A M, Rios E V. 2004. Resource allocation equity in northeastern Mexico. Health Policy, 70(3):271-279.

Rockers P C, Laing R O, Wirtz V J. 2018. Equity in access to non-communicable disease medicines: a cross-sectional study in Kenya. BMJ Glob Health，3(3): e000828.

Röttger J, Blümel M, Fuchs S, et al. 2014. Assessing the responsiveness of chronic disease care: is the World Health Organization's concept of health system responsiveness applicable? Soc Sci Med，113:87-94.

Sahn D E, Younger S D, Simler K R. 2000. Dominance Testing of Transfers in Romania. Review of Income and Wealth，46(3): 309-327.

Sahn D E, Younger S D. 2000. Expenditure incidence in Africa: Microeconomic Evidence. Fiscal Studies，21(3): 321-348.

Sajjadi F, Moradi lakeh M, Nojomi M, et al. 2015. Health system responsiveness for outpatient care in people with diabetes mellitus in Tehran. Medical Journal of the Islamic Republic of Iran，(29):293.

Shorrocks A F. 1980. The class of additively decomposable inequality measures. Econometrica，48 (3): 613-625.

Somkotra T, Detsomboonrat P. 2009. Is there equity in oral healthcare utilization: experience after achieving Universal Coverage. Community Dent Oral Epidemiol，37(1):85-96.

Soumitra G. 2014. Equity in the utilization of healthcare services in India: evidence from National Sample Survey.International Journal Health Policy Management，2(1):28-38.

Stark W. 1954. Jeremy Bentham's economic writing. London and New York, Routldge Taylor & Francis Group.

Steenbergen M R, Bradford S J. 2002. Modeling multilevel data structures. American Journal of Political Science，46(1):218-237.

Stella M,Umuhoza, John E. 2018. Inequalities in health and health risk factors in the Southern African Development Community: evidence from World Health Surveys. International Journal for Equity in Health. https://doi.org/10.1186/s12939-018-0762-8

Stephen M, Matthew S, Hugh G. 2005. Inequity and inequality in the use of healthcare in England:an empirical investigation. Social Science & Medicine，60(6):125l-1266.

Stoline M R, Ury H K. 1979. Tables of the studentized maximum modulus distribution and an application to multiple comparisons among means.Technometrics，21(1):87-93.

Tandon A, Murray C J L, Salomon J, et al. 2001. Statistical Model for enhancing cross-population studies. Geneva：WHO.

Tao Y, Kizito H, Zou Q, et al. 2014. Methods for measuring horizontal equity in health resource allocation: a comparative study. Health Economics Review，4:10.

Trani J F, Barbou-des-Courieres C. 2012. Measuring equity in disability and healthcare utilization in Afghanistan. Med Confl Surviv，28(3):219-246.

Tuvia H, Irena P K, Dana B M. 2004. Trends in geographic disparities in allocation of health care resources in the US. Health Policy，68（2）: 223-232.

Ugurluoglu O, Celik Y. 2006. How responsive Turkish health care system is to its citizens: the views of hospital managers. J Med Syst，30:421-428.

Valentine N B, Bonsel G J, Murray C J. 2007. Measuring quality of health care from the user's perspective in 41 countries: psychometric properties of WHO's questions on health systems responsiveness. Qual Life Res，16(7):1107-1125.

Valentine N, Darby C, Bonsel G J. 2008. Which aspects of non-clinical quality of care are most important? Results from WHO's general population surveys of "health systems responsiveness" in 41 countries. Social Science & Medicine，66(9):1939-1950.

Valentine N, De Silva A, Murray C. 2000. Estimating responsiveness level and distribution for 191 countries: methods and results. Geneva：World Health Organization.

Valentine N, Verdes-Tennant E, Bonsel G. 2015. Health systems' responsiveness and reporting behaviour: Multilevel analysis of the influence of individual - level factors in 64 countries. Social Science & Medicine，138:152-160.

Valeria G, Subramanian SV. 2014. Equity in access to health care services in Italy. Health Services Research，49（3）: 950-970.

van der Kooy J, Valentine N B, Birnie E, et al. 2014. Validity of a questionnaire measuring the world health organization concept of health system responsiveness with respect to perinatal services in the Dutch obstetric care system. BMC Health Serv Res，14:622.

van der Wielen N, Andrew Amos Channon, Jane Falkingham. 2018. Does insurance enrolment increase healthcare utilization among rural-dwelling older adults? Evidence from the National Health Insurance Scheme in Ghana. BMJ Glob Health，3（1）: e000590.

van Doorslaer E, Jones A M. 2004. Income-related inequality in health and health care in the European Union. Health Economics，13(7): 605-608.

van Doorslaer E, Koolman X, Puffer F. （2002） Equity in the use of physician visits in OECD countries: has equal treatment for equal need been achieved? In Measuring Up: Improving Health Systems Performance in OECD Countries, OECD, Paris.

van Doorslaer E, Masseria C, Koolman X, et al. 2006. Inequalities in access to medical care by income in developed countries. Canadian Medical Association Journal，174(2):177-183.

van Doorslaer E, Wagstaff A 1992. Equity in the delivery of health care: some international comparisons. Journal of Health Economics，11(4):389-411.

van Doorslaer E, Wagstaff A, Bleichrodt H, et al. 1997. Income-related inequalities in health:some international comparisons.J Health Econ，16(1): 93-112.

van Doorslaer E, Wagstaff A, van der Burg H, et al. 1999. The redistributive effects of health care finance in twelve OECD countries. Journal of Health Economics，18(3): 291-313.

van Doorslaer E, Wagstaff A, van der Burg T, et al. 2000. Equity in the delivery of health care in Europe and the US. Journal of Health Economics，19: 553-583.

Wagstaff A, Paci P, van Doorslaer E. 1991. On the measurement of inequalities in health.SocSci &Med，33(5): 545-557.

Wagstaff A, van Doorslaer E, Paci P. 1989. Equity in the finance and delivery of health care: some tentative cross-country comparisons.Oxford Review of Economic Policy，5(1): 89-112.

Wagstaff A, van Doorslaer E, van der Burg H, et al. 1999. Equity in the finance of health care: some further international comparisons. Journal of Health Economics，18: 263-292.

Wagstaff A, van Doorslaer E, Watanabe N. 2003. On decomposing the causes of health sector inequalities, with an application to malnutrition inequalities in Vietnam.Journal of Econometrics，112(1): 219-227.

Wagstaff A, van Doorslaer E，Paci P. 1991. On the measurement of horizontal inequity in the delivery of health care. Journal of Health Economics，10:169-205.

Wagstaff A, van Doorslaer E. 1994. Measuring inequalities in health in the presence of multiple-category morbidity indicators. Health Economics，3: 281-291.

Wagstaff A, Watanabe N. 2003. What difference does the choice of SES make in health inequality measurement?Health Economics，12(10): 885-890.

Wagstaff A. 1989. Econometric studies in health economics: a survey of the British literature. Journal of Health Economics，8(1):1-51.

Wagstaff A. 2000. Socioeconomic inequalities in child mortality: comparisons across nine developing countries.Bulletin of the World Health Organization，78(1): 19-29.

Wagstaff A. 2002. Poverty and health sector inequalities.Bulletin of the World Health Organization，80(2): 97-105.

Waters H R. 2000. Measuring equity in access to health care. Social Science & Medicine，51(4): 599-612.

Whitehead M. 1992. The concepts and principles of equity and health. International of Health Services，22:429-445.

WHO. 1999. A framework for measuring responsiveness. GPE Discussion Paper No.32. Geneva：WHO.

WHO. 2000. Health systems: improving performance. Geneva: World Health Report.

WHO. 2000. The world health report 2000：health system：improving performance.

WHO. 2001. Report on WHO meeting of experts [on] responsiveness. Geneva: World Health Organization. http://www.who.int/iris/handle/10665/70476.

WHO. （1996） Equity in health and health care, a WHO/SIDA initiative. Geneva: WHO.

Williams A. 1996. QALYs and ethics: a health economist's perspective. Social Science and Medicine，43(12):1795-1804.

Wiseman V, Lagarde M, Batura N, et al. 2017. Measuring inequalities in the distribution of the Fiji Health Workforce. Int J Equity Health，16(1):115.

Witvliet M I, Stronks K, Kunst A E, et al. 2015. Linking health system responsiveness to political rights and civil liberties: A multilevel analysis using data from 44 countries. Int J Health Serv，45(4):622-642.

Wooldridge J M. 2002. Econometric analysis of cross section and panel data. Cambridge: MA:MIT Press.

Yakob B, Ncama B P. 2017. Measuring health system responsiveness at facility level in Ethiopia: performance, correlates and implications. BMC Health Services Research，17(1):263.

Yu C P, Whynes D K, Sach T H. 2008. Equity in health care financing: The case of Malaysia. International Journal for Equity in Health，7:15.

Zere E, Mandlhate C, Mbeeli T, et al. 2007. Equity in health care in Namibia: developing a needs-based resource allocation formula using principal components analysis. Int J Equity Health，6:1-3.

Zhou I, Su Y, Gao J, et al. 2013. Assessing equity assessing equity of healthcare utilization in rural China: results from nationally representative surveys from 1993 to 2008. International Journal for Equity in Health，12：34.

拓展阅读：相关卫生数据和调查问卷